Humanização Parapsíquica na UTI

Assistência Integral ao Paciente Crítico

1ª Edição – Tiragem regular de 1.000 exemplares.

Capa: Jaqueline Nahas.

Imagem da capa: Imagem do estetoscópio creditada à Freepik.com.

Revisão de confor: Pedro Fernandes, Sandra Tornieri.

Revisão de Língua Portuguesa: Erotide Louly, Helena Araújo
e Vera Lúcia Iria Machado.

Diagramação: Epígrafe Editorial.

Impressão: Edelbra.

Dados Internacionais de Catalogação na Publicação (CIP)

M149h Machado, Cesar

Humanização parapsíquica na UTI : assistência integral ao paciente crítico. / Cesar Machado e Stéfani Sabetzki; [prefácio de Pedro Fernandes]. -- Foz do Iguaçu : Editares, 2017.

326 p.

Inclui glossário.
Inclui bibliografia.
ISBN 978-85-8477-064-9

1. Conscienciologia. 2. Assistenciologia. 3. Humanização dos serviços de saúde. I. Sabetzki, Stéfani. II. Título.

CDU 133

Tatiana Lopes CRB 9/1524

EDITARES

Associação Internacional Editares
Av. Felipe Wandscheer, 6.200, sala 107, Cognópolis
Foz do Iguaçu, PR - Brasil - CEP: 85856-530
Tel/Fax: 45 2102 1407
E-mail: editares@editares.org *Website:* www.editares.org.br

Cesar Machado

Stéfani Sabetzki

Humanização Parapsíquica na UTI

Assistência Integral ao Paciente Crítico

EDITARES

Foz do Iguaçu

2017

Dedicatória

Dedicamos este livro aos assistidos
e assistentes, conscins e consciexes conviventes
nos ambientes de terapia intensiva, os quais
nos proporcionaram as experiências e os
conhecimentos relatados nesta obra.

Agradecimentos

Ao meu pai, Mardem de Almeida Machado, cujo esforço e incentivo me possibilitou o estudo da Medicina, favorecendo as vivências relatadas neste livro.

À minha mãe, Vera Lúcia Iria Machado, a quem agradeço a dedicação ao longo de todo o período até a formação médica e, mais uma vez, a criteriosa revisão de Língua Portuguesa em meus escritos.

À Stéfani Martins Sabetzki, companheira abnegada com quem tenho a oportunidade diária de convivência, aprendizado e um crescendo dentro da condição do duplismo evolutivo, exemplo de assistencialidade, cujas *inspirações* e *aspirações* a favor do tratamento digno e humanizado aos pacientes e consciências em geral possibilitaram o debate para o surgimento desta obra mentalsomática e sua *realização a dois,* chancelando a nossa coexistência profícua multiexistencial. Meus especiais e sinceros agradecimentos.

Cesar Machado

À minha mãe, Maria de Lourdes Martins Silva Sabetzki *(in memoriam),* pelo exemplo de assistência aos enfermos e por me proporcionar, na prática e com muita força, a vivência do real significado da humanização, reforçando ainda mais o sentido de minha *programação existencial.*

Ao meu pai, Antonio Sabetzki Sobrinho, pelo apoio, compreensão e, acima de tudo, companheirismo presente em todos os momentos da atual existência intrafísica.

À minha irmã, Caroline Martins Sabetzki, pela paciência amiga de me confortar nas ocasiões difíceis e, principalmente, pelo incentivo constante para que eu nunca desista de meus objetivos.

À minha tia, Terezinha Engel, pelo amparo, incentivo e positividade sempre presentes em momentos cruciais de minha formação, tanto na condição pessoal quanto profissional.

Ao meu tio, Jorge Sabetzki *(in memoriam)*, pela atenção e dedicação desinteressada prestada aos familiares e às pessoas à sua volta, um real exemplo de assistencialidade.

À professora Eronildes Miranda Martins, por ter despertado em mim o gosto pela leitura e pela escrita, contribuindo decisivamente em muitas conquistas evolutivas, inclusive as que deram origem a esta obra.

À professora Adriana Lopes, pelo exemplarismo diário de serenidade e ponderação, postura que, mesmo à distância, em circunstâncias de conflito pessoal, me ampara tal qual um *Holopensene Terapêutico*.

À professora Camila de Lima Cicotoste, que me proporcionou primeiramente a oportunidade de atuar no grande universo que compreende a UTI e, principalmente, por seu exemplo de sensibilidade, dedicação e humanização aos pacientes, qualidades tão imprescindíveis ao verdadeiro profissional da saúde.

Ao querido companheiro de dupla evolutiva, trabalho e autorado, Cesar Iria Machado, pelo *exemplarismo contagiante* quanto à importância da escrita e, principalmente, pelo carinho, paciência e dedicação diários, oferecendo-me apoio e suporte para novas conquistas evolutivas, a exemplo desta obra em conjunto, tão importante nessa caminhada seriexológica, hoje e amanhã.

Stéfani Sabetzki

Estes autores também agradecem

Às equipes da Editares e Epígrafe, por todo o acompanhamento da obra até a impressão e publicação, enfatizando o árduo trabalho de revisão e diagramação.

À Sandra Tornieri, pelas apropriadas e coerentes críticas e sugestões de revisão realizadas nos originais deste livro.

À querida Jaqueline Nahas, pela prestimosidade ao confeccionar a capa deste livro e, acima de tudo, pela sensibilidade ao expressar na arte o sentido desta obra.

À Helena Araújo e à Erotides Louly, pela revisão final de Língua Portuguesa.

Ao Pedro Fernandes, antiga amizade evolutiva em comum, companheiro multiexistencial de assistência e escrita, de grande erudição e *élégance* no trato às palavras, agradecemos pelo prefácio.

Aos amparadores extrafísicos, maiores interessados na ampliação da capacidade interassistencial das consciências, pelo auxílio técnico na atuação profissional dentro da UTI e pelas inspirações oportunas a favor da escrita desta obra.

Ao professor Waldo Vieira *(in memoriam),* a consciex Zéfiro, pelo exemplarismo constante de assistencialidade realizada de todas as formas, nos mais variados momentos e, sobretudo, por fazer parte de nossa caminhada evolutiva ao longo dos séculos, sempre nos direcionando para o melhor caminho e, especialmente, por fazer parte da história desta dupla de escritores, expressamos nossa eterna gratidão.

Sumário

Prefácio

UTI E A MEDICINA DA ALMA

Memória. Desde o momento em que Florence Nightingale (1820–1910), precursora da moderna Enfermagem, decidiu juntar os feridos de guerra mais graves em um ambiente específico a fim de lhes dar mais atenção, o mundo médico passou a observar a diferença positiva que o zelo ininterrupto, inclusive ao longo da madrugada, acarretaria na sobrevida de tais pacientes.

Método. Desse simples método logístico-assistencial nasceria as bases da complexa central de tratamento continuado capaz de monitorar o doente pelas 24 horas do dia através de multiparâmetros fisiológicos, a chamada *Unidade de Terapia Intensiva* (UTI) dos dias atuais.

Efeito. A acelerada evolução tecnológica aplicada à Medicina do Século XX permitiu amplos saltos na recuperação da saúde e longevidade humanas, sendo a UTI talvez o grande símbolo dessa conquista. Por outro lado, trouxe a reboque o efeito colateral da impessoalização e automatização excessivas no cuidado dedicado a outrem em função de inúmeros fatores, dentre eles a grande proximidade / dependência das máquinas e a alta rotatividade / especialismo dos plantonistas.

Amortecimento. Com isso, fomos pouco a pouco nos afastando dos preceitos humanitários tão em voga no berço da Medicina de Hipócrates (460–372 a.e.c.), na Escola Médica de Alexandria e nas primeiras escolas médicas medievais, ao modo de Salerno (Itália) e Montpellier (França), dentre tantas outras, as quais preconizavam a dedicação ao doente em primeiro lugar (e não somente à doença), priorizando o temperamento, as emoções, as expectativas pessoais e as atividades diárias do doente.

Expansão. O exemplar que o leitor ou leitora tem em mãos trata, em síntese, não só da necessidade de nos aproximarmos mais dos doentes, resgatando a devotada benevolência exemplificada pelos grandes nomes da *História da Cuidadologia Humana,* mas também de qualificar a *Terapêutica Moderna* ao defender a importância de assumirmos em nosso cotidiano profissional a realidade das parapercepções com fins assistenciais. Nos contatos interpessoais, cada homem ou mulher pode ser fonte inesgotável de energias benfazejas. Basta querer.

Relevância. Por isso, ***Humanização Parapsíquica na UTI – Assistência Integral ao Paciente Crítico*** constitui obra da mais alta relevância para todas as pessoas interessadas em melhorar o próprio nível de interassistencialidade parapsíquica, notadamente os integrantes da equipe multidisciplinar de intensivistas. Vale lembrar que, ao longo da vida, todos somos assistentes e assistidos, a depender do contexto ou momento evolutivo em foco.

Encruzilhada. Estar na UTI é, em geral, estar em um ambiente de *transição interdimensional.* Apesar dos medos, tabus e desinformações relacionados a esse *set terapêutico,* a fisioterapeuta cardiopulmonar Stéfani Sabetzki e o médico Cesar Machado, casal com vasta experiência intensivista, conseguem nos demonstrar que a UTI pode se transformar em cenário menos frio e impessoal através da reciclagem no *modus operandi* da equipe local a partir sobretudo do conhecimento de procedimentos parapsíquicos técnicos e acessíveis a qualquer interessado.

Multidimensionalidade. Nas escolas médicas e nas demais áreas da Saúde, tão carentes de atenção em nosso país, não se costuma ensinar o que Stéfani e Cesar estão propondo neste livro. De modo geral, as atuais instituições de ensino, além de não insistirem no exercício da humanização, tão pouco dão atenção às milenares realidades multidimensionais presentes em qualquer relação interpessoal, sendo ainda mais sérias quando uma das partes encontra-se enferma, fragilizada e em condições limítrofes à vida, como é o caso de grande número dos pacientes das UTIs.

Assistencialidade. Tendo por base a vasta experiência obtida junto ao leito com doentes em fase crítica, o casal de autores inversores expõe, de modo elegante, envolvente e esclarecedor, sem *carregar nas tintas,* as entranhas do processo assistencial multidimensional em jogo no *binômio saúde-doença* abarcando não só os pacientes ali internados, mas toda a equipe multidisciplinar responsável pela recuperação somática e melhoria do ânimo daqueles que porventura são obrigados a lidar, incluindo os familiares dos pacientes internados.

Ineditismo. Trata-se de compêndio com abordagem original não só perante a Literatura Médica Ocidental, mas também no pomar conscienciológico de frutos tarísticos da *Comunidade Conscienciológica Cosmoética Internacional* (CCCI). Os autores propõem a união sinérgica da *postura benfeitora profissional* com a *abordagem intrépida desassediadora* por parte do profissional intensivista objetivando a assunção do *status* de *cuidador holossomático autoconsciente,* traço marcante do *Homo sapiens interassistens.*

Parapercuciência. Ao debater, de modo acessível ao grande público, a realidade acerca das Energias Conscienciais (ECs), da interação entre o ambiente (holopensene) e as pessoas presentes no contexto da UTI e da atuação das consciências extrafísicas (consciexes) amparadoras e assediadoras, além de inúmeros outros conceitos conscienciológicos de ponta, os autores demonstram avançado nível de conhecimento teórico e experiência prática (teática) na *Arte de Saber Cuidar.*

Técnicas. Quando o profissional da Saúde se assenhora das técnicas parapsíquicas propostas neste livro, incluindo o domínio do *Estado Vibracional* (EV), do mapeamento da *Sinalética Energética Parapsíquica,* da *Assimilação Simpática* (assim) diagnóstica e do papel da *Tarefa Energética Pessoal* (tenepes), ele passa a cooperar ombro a ombro com os amparadores paraterapeutas, isto é, a equipe extrafísica de trabalho vinculada àquele setor, ao paciente ou ao próprio profissional (amparo de função), com óbvios resultados positivos para os indivíduos e para o ambiente de trabalho (holopensene).

Diagnóstico. O livro ainda expõe e propõe abordagem cirúrgica ao abscesso que é a *frieza antiassistencial* ou a indiferença-padrão envolvendo muitos profissionais de saúde que, sob os efeitos da *síndrome de burnout* (fadiga crônica), agravados pela azáfama hodierna *(síndrome da pressa),* encontram-se incapazes de estabelecer contato minimamente empático, cortês, atencioso, cândido, enfim, *humano* com outro ser humano.

Máquinas. Influenciados pelo monopólio da Biotecnologia, tais colegas acabam deixando-se levar por certo nível de robotização tornando-se, na prática diária, meras *máquinas de prescrever*, quando o ideal seria se pudéssemos ver predominar *máquinas de acolher*, especialmente nos ambientes inóspitos das UTIs.

Profissional. Não sou intensivista, mas tanto em meus plantões de acompanhamento a um familiar ou amigo internado na UTI como em meu cotidiano de médico radiologista, no qual sou levado a interagir com pacientes em ambientes de assistencialidade fronteiriça à vida ao modo das UTIs (Geral, Coronária e Neonatal), Prontos-Socorros (PA; PS) e Centros Cirúrgicos, vejo rotineiramente a enorme diferença que um profissional engajado, empático, sincero e competente exerce na reconquista do bem-estar psicobiofísico e energético do doente.

Marco. Por essas e outras qualidades, considero que esta *gestação consciencial a 2* (díptico evolutivo) candidata-se a marcar indelevelmente a História da UTI em geral, e da relação médico-paciente em particular, em função não só do vasto e profundo conteúdo abordado, mas sobretudo da forma viva, autêntica e despojada com que os autores expuseram as próprias experiências interassistenciais. As ideias trazidas sobre o parapsiquismo no contexto da UTI tendem a revolucionar o *palco intensivista* através da reperspectivação do papel que tais profissionais exercem na vida e na morte de diversas pessoas.

Resgate. No ambiente que bem poderia se chamar *Unidade de Trabalho Interdimensional*, temos a chance de praticar não só os ensinamentos do final do Século XIX de *Miss* Nightingale, mas de ir mais longe, exemplificando o antigo lema de trabalho gravado em um dos pórticos da famosa Biblioteca de Alexandria: *Medicina Animi*, ou seja, A Medicina da Alma.

Votos de boa leitura.

Dr. Pedro Fernandes
Médico radiologista

Foz do Iguaçu, 11 de julho de 2015

Introdução

I. Argumentações Preliminares

Basicamente e, pode-se dizer, prioritariamente, *humanização é interassistência.* Entretanto, cabe aqui gerar um questionamento inicial: quais são os meios ideais para se atingir esse fim tão nobre, aparentemente simples, porém, sob a ótica da *Intensivismologia,* ao mesmo tempo tão complexo?

Quando se pensa em humanizar o processo de saúde, o primeiro aspecto trazido à tona é a necessidade de sensibilização dos profissionais da área para um atendimento acolhedor, fraterno e voltado ao bem-estar e à felicidade dos pacientes. Entretanto, o assunto torna-se mais complicado quando se analisa, na prática, possíveis medidas para sua implementação.

Se formos falar, por exemplo, sobre saúde pública no Brasil, a situação torna-se ainda menos clara. Quais os níveis reais de investimento na área? Quais são os interesses políticos verdadeiros no que concerne às melhorias nas condições de trabalho e atendimento à população?

Existem pessoas bem-intencionadas, buscando repensar os modos de assistir os doentes, realizando debates filosóficos e pesquisas de campo em humanização; entretanto, há mínima consideração dos gestores para modificações genuínas nas políticas de saúde pública. Basta, para isso, analisar as dificuldades enfrentadas nas marcações de consultas e exames, as estruturas hospitalares sucateadas, as enormes filas enfrentadas pelos pacientes e as inúmeras denúncias relacionadas a contratos e licitações irregulares na esfera da saúde.

Como será visto neste livro, a humanização na saúde é um processo dependente de diversos fatores, indo desde o interesse real dos funcionários à adequação do ambiente físico, presteza dos setores administrativos vinculados aos serviços de saúde e, de vital importância, à diligência dos legisladores e executivos políticos.

Porém, não se pode *esperar sentado* ou de *braços cruzados,* aguardando a melhoria nas questões político-administrativas e financeiras para se alcançar um atendimento humanizado. Afinal, humanização depende, essencialmente, de *humanos assistindo a outros humanos.*

A assistencialidade, em tese, deveria ser algo ínsito, já internalizada ou inerente a todos aqueles trabalhando com pessoas adoecidas. Talvez isso fosse algo quase generalizável no passado, principalmente nos períodos antigos ou, de acordo com registros históricos, quando a profissão na área da saúde se iniciou de modo mais caracterizado.

Tal fato se manteve durante longo tempo. Porém, como veremos nesta obra, com o início dos processos científicos e, principalmente, o desenvolvimento tecnológico, muito se perdeu em termos de atendimento humanizado. Por exemplo, a relação médico-paciente tornou-se mais distante, e, nas UTIs, a interação entre os profissionais e enfermos transformou-se em algo frio, importando muito mais a rotina burocrática e os dados emitidos pelos equipamentos eletrônicos.

Conforme ainda será mostrado neste livro, não se pode negar, é claro, os grandes avanços na área da saúde advindos do desenvolvimento de tecnologias, por exemplo os aparelhos para diagnóstico e manutenção da vida, assim como não podem ser esquecidas as descobertas realizadas no campo da *Microbiologia,* da *Imunologia* e da *Farmacologia.*

Além disso, é óbvio que, assim como nos períodos antecedentes ao desenvolvimento técnico-científico, existem aquelas personalidades possuidoras de um senso extremo de humanização. Para essas pessoas, o conforto e a dignidade do paciente prevalecem em meio às conexões, cabos, tubos e aparatos tecnológicos de todos os tipos.

Entretanto, de acordo com o sugerido nos trabalhos científicos atuais, essas pessoas mostram-se minoria em meio ao *oceano da desumanização.* Essa condição é ainda mais exacerbada dentro de uma UTI.

Mas o que seria a desumanização? Afinal, se temos um corpo biológico de *Homo sapiens sapiens,* continuamos sendo humanos. Contudo, por que as relações interpessoais têm se tornado tão distantes, principalmente em um meio no qual elas são de maior importância?

Lógico, a primeira coisa na qual um paciente vai pensar é no fato de querer melhorar sua saúde e ter o seu problema, a sua doença, curada ou resolvida. Mas, talvez, este mesmo paciente, em seu dia a dia, não seja também consciência sensibilizada e altruística.

Afinal, o desenvolvimento tecnológico atinge pessoas em todas as esferas da sociedade, e a área da saúde é apenas uma delas. Basta olhar para o lado, nas ruas, nas mesas de restaurante, nos *cafés* ou mesmo em encontros familiares. A atenção está muito mais voltada, por exemplo, para o mundo do entretenimento fútil, televisivo e *cybernético,* para a comunicação eletrônica e para a imagem a ser mostrada nas redes sociais virtuais, ao invés de se valorizar a convivialidade *olho no olho* e o diálogo livre de falsidades e dissimulações. Em outras palavras, a humanidade tem se tornado mais fria e distante. *Desumanização é robotização.*

Por outro lado, não se pode criticar o desenvolvimento tecnocientífico pois, sem dúvida alguma, trouxe muitos benefícios palpáveis. A evolução da humanidade acompanha o crescimento tecnológico.

Hoje, podemos nos comunicar de modo muito mais rápido: em função de aplicativos e dispositivos eletrônicos, é possível falar com parentes e amigos distantes, *ao vivo e a cores;* o acesso à informação e acontecimentos ao redor do globo terrestre é muito maior, até mesmo em *tempo real;* os deslocamentos tornaram-se mais velozes e as possibilidades de cura das doenças amplificaram-se exponencialmente, quando equiparadas aos períodos antecedentes à Revolução Científica e à Industrial.

Contudo, a qualidade das relações humanas deteriorou-se e passa, cada vez mais, por um processo de superficialização, frieza e distanciamento. Obviamente, esse fato é mais observável em centros urbanos maiores.

Perante a *Conscienciologia,* a essa condição denomina-se robotização existencial (robéxis). Consciências sendo engolidas por suas rotinas. Da casa para o trabalho, do trabalho para casa. A tecnologia contribuindo para esse processo. Em muitos casos, a tecnologia *ensimesmando* a consciência, tornando-a fechada no mundo pessoal. E assim, a existência vai sendo vivida mediante repetições diárias, sem momentos para reflexões mais profundas sobre o motivo de se estar vivenciando a quadridimensão do planeta Terra.

Não diferentemente esses fatos deixarão de ocorrer com os trabalhadores na área de saúde. Humano, do mesmo modo que todas as demais pessoas, quem trabalha com a saúde alheia para obter seu sustento está suscetível aos resultados negativos do desenvolvimento tecnocientífico, caso esteja predisposta ou influenciável para esses fatores.

Contudo, atender a pessoas doentes é algo diferenciado em relação às demais profissões. Doença traz não apenas desconforto físico, mas, muitas vezes, origina também desestabilização social, ansiedade, angústia e medos diversos, incluindo a própria morte biológica.

Nesses momentos, principalmente em um ambiente crítico tal qual a UTI, a desumanização pessoal, ocasionada pelo corre-corre no dia a dia, perde força em função do adoecimento. Como já dizia o filósofo grego Heráclito (540–470 a.e.c.), o mundo é a vivência dos opostos. Desse modo, nada melhor que a doença para mostrar a importância da própria saúde para a existência.

Ao mesmo tempo, o adoecer torna-se um modo de fazer as pessoas saírem de sua rotina robotizada, permitindo-lhes (re)pensar a respeito dos motivos os quais as trouxeram para esta vida intrafísica. Afinal, a tanatofobia ou o medo da morte ainda é algo generalizável e impactante ocasionando, mesmo instintivamente, a busca pelo adiamento dessa situação.

Portanto, ao entrarem em uma UTI, naturalmente pacientes e familiares anseiam por atenção, sensibilidade de quem os atende, proximidade, afetividade e empatia. Conforme comentado, querem a cura da doença; porém, desejam também o atendimento dos aspectos emocionais e existenciais.

Estar no *fio da navalha,* muitas vezes *entre a vida e a morte,* ou, na perspectiva dos familiares, sob o risco de findar-se uma relação em função da morte biológica de seu parente doente tende a torná-los mais carentes de interações mais humanizadas e não superficiais.

Idealmente, o mais interessante seria o despertar de toda a humanidade para a importância da interassistencialidade. Se cada um se importasse mais com as pessoas ao redor de si, procurando estar atento aos detalhes das necessidades individuais e interpessoais, respeitando direitos alheios e, ao mesmo tempo, sabendo dos limites dos próprios direitos, a convivência seria menos fria e superficial e, assim, mais humanizada.

Entretanto, não se pode cobrar dos outros algo além de seus limites de compreensão. Se o desenvolvimento moral e, algumas vezes, psíquico e intelectual de certas pessoas é restrito, não cabe àqueles os quais conseguem ir além do trivial para os dias atuais, *enxergando além do perceptível*, exigir manifestações mais fraternas ou sensibilizadas de seus pares.

Por outro lado, sendo a atuação na área de saúde essencialmente assistencial, importa, sim, a cada profissional desse meio, voltar a atenção para si mesmo, para o próprio ego, visando analisar o quanto se tem manifestado de modo frio, burocrático e desumano em relação aos seus pacientes.

Apesar da modernidade influenciar as consciências na direção da robotização existencial, para quem trabalha na área de saúde torna-se fundamental não se deixar levar por esse *fluxo de alheamento grupal* quanto às razões da vida humana e, também, como demonstram as pesquisas científicas, em relação à existência de aspectos *psicossocioespirituais* nas inter-relações.

Afinal, nos momentos de fragilidade, as pessoas tendem a necessitar de interações mais humanizadas; logo, sendo a área de saúde assistencial em sua essência, cabe aos seus profissionais, antes de mais nada, buscarem o desenvolvimento pessoal para atingirem tal fim.

Aliás, dentro das pesquisas sobre a atualmente denominada "espiritualidade na humanização", possivelmente é onde se encaixa melhor a questão da *Conscienciologia* e do parapsiquismo, este chamado também, em outras abordagens, de paranormalidade ou capacidade extrassensorial.

Humanização deriva do *Humanismo* e refere-se à valorização do homem e daquilo dito "valor humano", em detrimento, por exemplo, da tecnologia, dos cifrões e, inclusive, da transcendentalidade. Portanto, falar no papel do parapsiquismo em humanização ou cuidados humanizados mostra-se uma aparente contradição ou paradoxo.

Parapsiquismo é realidade transcendente. Valorizá-lo, perante a *Conscienciologia*, é dar importância à multidimensionalidade: o ser humano passa a ser extrafísico ou não físico; vivendo não apenas na dimensão física, ou seja, multidimensionalmente; tendo experimentado uma série de vivência humanas ou experiências terrestres anteriores e, sendo das questões mais importantes ou valiosas para si mesmo, a qualidade das relações interpessoais.

Porém, quando a consciência renasce e adquire um novo corpo humano, aprofunda-se na realidade intrafísica. A vivência da diuturnidade prepondera sobre a extrafisicalidade, passando-se, muitas vezes, a se pensar ser apenas o corpo humano, quando na realidade se é uma consciência muito maior. Contudo, tal distorção da realidade não significa que a vida deixa de ser multidimensional.

Ou seja, assim como existem consciências tais quais nós mesmos, no estado intrafísico de manifestação, munidos de um corpo humano (conscin), existem aquelas vivendo, neste exato momento, com a ausência desse veículo biológico, na condição de consciências extrafísicas (consciex). Desse modo, cada ser humano interage com outros seres humanos e, ao mesmo tempo, com consciências as quais não são perceptíveis aos sentidos físicos, tornando a vida multidimensional.

Um outro aspecto importante, quando se fala em multidimensionalidade, é a existência das energias conscienciais. Conforme será aprofundado ao longo do livro, cada um de nós, incluindo profissionais, pacientes, familiares e consciências extrafísicas, emite, através de seus pensamentos e sentimentos, energias as quais irão impregnar os ambientes, formando uma espécie de *bolsão energético* nos locais (holopensene).

Essas energias podem influenciar a todos; em função disso, saber perceber e lidar com as energias emitidas pelos outros, assim como qualificar as próprias emissões energéticas, mostrar-se-á ponto importante para o tratamento dos doentes e melhoria dos processos de humanização.

Se o ato de humanizar requer atenção aos detalhes, ao conforto e à dignidade do paciente e dos familiares, e se os próprios pensamentos e emoções podem gerar *resíduos energéticos* passíveis de interferir no bem-estar dos enfermos, nada mais lógico que estar atento a essas questões para tornar a interação e os cuidados mais humanizados.

Outra condição a ser considerada, quando se estuda a humanização na UTI, é a terminalidade e a morte. Um dos equívocos ao se pensar em UTI é a asserção "local de morrer". Antes de mais nada, *o centro de terapia intensiva é para se curar ou recuperar pacientes graves.* Obviamente, muitas consciências intrafísicas vivenciam a morte biológica (*dessoma* – descarte do soma ou corpo físico) nesse ambiente. Sabe-se que a taxa global de mortalidade na UTI atinge até 33% dos pacientes internados (V. **Oliveira,** Ana B. F.; *et al.; **Fatores Associados à Maior Mortalidade e Tempo de Internação Prolongado em uma Unidade de Terapia Intensiva de Adultos;*** *RBTI;* 2010; página 250).

Porém, trabalhar em um ambiente hospitalar crítico é lidar com a dessoma constantemente ou "conviver cotidianamente com a presença da morte" (V. **Varella,** Drauzio; ***Por um Fio;*** *Companhia de Letras;* 2013; página 20). Como manter um sentimento de humanização em tal situação?

Uma tendência observada no cotidiano da terapia intensiva é a tentativa de quem trabalha em UTI de se distanciar emocionalmente de familiares e pacientes. Porém tal reação apresenta uma ambiguidade: a *frieza assistencial,* técnica, é necessária para se realizar a melhor conduta em momentos críticos; mas o afastamento emocional, em caráter de autodefesa, insensibiliza o profissional, torna frio o clima interpessoal, muitas vezes dificultando a estadia dos pacientes e acinzentando a vivência dos familiares, os quais necessitam de acolhimento.

Para quem fica, a morte, em geral, é vista como perda. A ausência do parapsiquismo também traz incertezas em relação ao período *post-mortem.* O que acontece após? Para onde vamos? Tudo acaba? A vida continua?

Já para os materialistas, pensar na continuidade da vida é apenas uma tentativa desesperada daqueles que buscam evitar a frustração da perda; com isso, mantém-se a esperança no reencontro para aplacar a tristeza, eximindo-se da necessidade de se trabalhar o desapego.

A *Conscienciologia,* mediante o parapsiquismo, desconstrói a visão materialista. Por exemplo, a sinalética energética, a clarividência, as assimilações simpáticas de energias e a projetabilidade lúcida para fora do corpo humano são realidades disponíveis para quem tem abertura na autoexperimentação multidimensional. *A lucidez parapsíquica desfaz frustrações.* Logicamente, isso não exime a personalidade humana de trabalhar o desapego em relação a quem partiu para uma dimensão não física.

Desse modo, além das vantagens comentadas anteriormente, o conhecimento multidimensional contribui para a humanização na UTI, auxiliando o profissional de saúde a lidar melhor com a morte biológica (dessoma), eliminando a necessidade da frieza emocional patológica e autodefensiva. Com isso, possibilita-se tornar o clima interpessoal, no que se refere ao *trinômio profissional de saúde–paciente–familiares,* mais sadio, aberto, afetivo, acolhedor e assistencial.

Para muitos, a morte física é simplesmente sofrimento. Ao se extrapolar seu entendimento para o paradigma consciencial, ou seja, sob a análise da *Conscienciologia,* ela pode deixar de ter essa conotação. Assim, para os pacientes de UTI, findar-se esta vida humana pode, em muitos casos, tornar-se pacificação, tanto para si quanto para seus familiares. De qualquer maneira, mediante o parapsiquismo, restará a certeza da continuidade extrafísica, pois a consciência não morre (V. capítulo 04 – A Morte e o Morrer na Visão da Conscienciologia).

Por outro lado, humanização refere-se também à benevolência, solidariedade e fraternismo, colocando a qualidade das relações interpessoais acima de tudo. Do mesmo modo, o desenvolvimento do parapsiquismo está associado à interassistencialidade e depende do teor da interação entre as consciências.

Logo, *parapsiquismo requer humanização.* Quando o assistente raciocina utilizando-se do parapsiquismo, naturalmente irá precisar, antes de mais nada, de higidez mental e equilíbrio emocional para, em seguida, haver maior conexão com o assistido. Porém, para conectar-se ao assistido, há a necessidade de interação, interesse, abertura e *rapport.* Portanto, o parapsiquismo, para ser desenvolvido, requer humanização e fraternismo.

Nesse sentido, quando trazemos a relação da humanização com o parapsiquismo, um dos pontos fundamentais é a própria interassistencialidade. Entretanto, pelo fato do parapsiquismo remeter à multidimensionalidade, e a humanização aos "valores ou processos humanos", o deslindamento desse paradoxo se faz mediante a proposição do seguinte conceito: a *humanização parapsíquica.*

A *humanização parapsíquica,* portanto, é a ação de a conscin, homem ou mulher, atuante na área de saúde, integrar nas condutas assistenciais profissionais o cuidado humanizado e o parapsiquismo, elevando o processo de valorização e dignidade do ser humano para além da intrafisicalidade, mediante abordagem integral, considerando a consciência multidimensional, holossomática e multiexistencial.

Parapsiquismo exige gostar de pessoas ou consciências e traz à tona a necessidade de se aprofundar nas relações interpessoais. Não se desenvolve o parapsiquismo sem isso. E sem assistencialidade, o parapsiquismo perde valor e sentido, principalmente no campo da atenção à saúde humana.

Eis, então, a *interação humanização-parapsiquismo:* a valorização da pessoa muito além de seu *corpo de carne,* mas em seu conteúdo emocional, social e consciencial (ou espiritual), neste último considerando-se o aspecto multidimensional ou a relação intra-extrafísica de cada indivíduo.

Humanização é dar valor aos detalhes relacionados a cada personalidade, seus gostos, tendências, ideais e necessidades *biopsicossocioespirituais,* condições a serem ampliadas e melhor entendidas a partir do parapsiquismo. Interessar-se pelo desenvolvimento parapsíquico é importar-se com a humanização. No sentido inverso, para tornar-se mais humanizado, o parapsiquismo torna-se instrumento favorecedor e de grande validade.

AO PROFISSIONAL DE UTI, IMPORTA DESENVOLVER *A HUMANIZAÇÃO PARAPSÍQUICA,* ***ISTO É, A*** *INTERFUSÃO* ***ENTRE AS*** *VIVÊNCIAS PARAPERCEPTIVAS* ***E A*** *INTERASSISTENCIALIDADE* ***APLICADA AOS*** *PACIENTES CRÍTICOS.*

II. Visão Geral do Livro

Conscienciologia se faz no dia a dia. Ou seja, todos os aprendizados pessoais auridos das interações ambientais e interconscienciais podem gerar pesquisas e escritos conscienciológicos, havendo interesse e vontade do pesquisador para tal finalidade. Afinal, é justamente isso o responsável por tornar esta ciência tão prática, experimental e vivencial. *Conscienciologia é autopesquisa.*

Partindo dessa premissa, os autores desta obra, um médico e uma fisioterapeuta, ambos com 7 anos de experiência na atuação em UTI (Ano-base: 2016), viram em suas vivências com o parapsiquismo e humanização no ambiente de Terapia Intensiva uma oportunidade de pesquisa e escrita.

A humanização na saúde, conforme será visto, é um tema de interesse mundial há algumas décadas. Inúmeros estudos vêm sendo realizados, muitos deles no Brasil, aproximando o assunto da realidade nacional. Em nosso país, entretanto, ganhou repercussão maior apenas a partir do início do século XXI, com a Política Nacional de Humanização (PNH).

Em nossa experiência pessoal, as ações humanizadas dentro das UTIs ainda deixam a desejar. Existem profissionais atentos e sensibilizados às necessidades dos assistidos, porém não são a maioria; além disso, falta vontade político-administrativa.

Em geral, preza-se muito mais a aparência e a moldura das estruturas hospitalares, as tecnologias e o saber científico e, muito menos, a ação voltada para o conforto e a diginidade dos pacientes e seus familiares, os quais são considerados afortunados quando recebem a assistência direta dos membros da equipe de saúde considerados mais assistenciais.

Ao mesmo tempo da realização das observações anteriores, começamos a registrar uma série de parapercepções relacionadas ao ambiente de UTI. O mais interessante foi que, quando confrontadas ao holopensene de humanização, as percepções extrafísicas somavam-se e mostravam-se importantes para um atendimento mais acolhedor, empático e assistencial. Surgiu, assim, o interesse na escrita desta obra.

O *brainstorming* inicial para a elaboração deste livro se deu no início de 2014. Observou-se que as experiências pessoais eram um laboratório a ser utilizado para auxiliar nos esclarecimentos aos colegas atuantes nos ambientes de UTI.

Desse modo, este livro tem por objetivo principal o aprofundamento nos estudos sobre humanização nas Unidades de Terapia Intensiva (UTI), a partir de ferramentas parapsíquicas, com a finalidade de ampliar a visão a respeito da assistência interconsciencial nesses ambientes críticos.

A obra inicia-se mostrando uma visão panorâmica sobre a história da UTI, desde as suas origens até os dias atuais, priorizando a evolução teórico-prática da humanização nesse local. O histórico da humanização é abordado no capítulo seguinte, especificando sua filosofia e aplicações no ambiente de terapia intensiva.

Na sequência, no capítulo 3, realiza-se um breve histórico da *Conscienciologia* e são descritos seus principais conceitos para o leitor e a leitora não habituados aos neologismos poderem melhor compreender as bases dessa ciência, facilitando a leitura e entendimento dos demais capítulos. Para todos os casos, um glossário de neologismos foi proposto ao final do livro visando justamente favorecer a apreensão das informações.

No capítulo 4, a questão da morte e do morrer na visão da Conscienciologia é abordada, incluindo um panorama sobre a *Experiência da Quase Morte* (EQM). Apesar de o tema dessoma ser discutido em diversas passagens do livro, procura-se dar uma visão geral e inicial do assunto.

Em seguida, é realizada, em capítulos diferentes, uma análise quanto às energias conscienciais do paciente crítico, assim como uma visão da importância da valorização de seu conforto subjetivo.

Procede-se, então, nos demais capítulos, à análise da utilização do *parapsiquismo interassistencial* na rotina diária dos profissionais de terapia intensiva e do seu papel potencializador da assistência humanizada ao paciente gravemente enfermo.

Para esse fim, alguns capítulos descrevem o papel do *Intensivista Assistencial Parapsíquico,* seus atributos e atribuições, e as ferramentas do parapsiquismo de utilidade prática na UTI, por exemplo o Estado Vibracional (EV), a Sinalética Energética, a Assim Diagnóstica, o contato com o Amparador de Função e a Tenepes.

Na sequência dos capítulos, são relatadas as interações parapsíquicas com os familiares buscando analisar a importância de ambos, família e parapsiquismo, para o bem-estar, conforto, recuperação e dignidade dos pacientes graves.

Nos capítulos finais, é abordada a importância da comunicação no ambiente de UTI do ponto de vista verbal, não verbal e parapsíquico, tanto com pacientes e familiares, quanto entre a própria equipe multidisciplinar, visando ações mais humanizadas.

Para os leitores e leitoras desconhecedores da terminologia na área de saúde, vemos uma oportunidade de aprendizagem e informação em relação às práticas interassistenciais e parapsíquicas na UTI. Em função disso, elaboramos também um glossário de termos da área da saúde para facilitar a compreensão do texto.

Importa frisar o objetivo deste livro de propor o parapsiquismo na condição de ferramenta para implementação e amplificação da humanização na UTI. Porém, independentemente da abertura dos leitores e leitoras com relação à vivência parapsíquica, esperamos estar contribuindo para o desenvolvimento da *Interassistenciologia* enquanto especialidade a ser praticada nos serviços de saúde, em especial nos ambientes muitas vezes frios e desumanizados das Unidades de Terapia Intensiva.

De qualquer modo, na opinião destes autores, mesmo sendo o posicionamento da maioria dos profissionais dentro de uma UTI mais voltado para o academicismo e fisicalismo, o foco principal e final da atuação em *Terapia Intensiva* será sempre a assistência parapsíquica humanizada.

O holopensene geral deste livro é o da atuação na terapia intensiva e o papel do parapsiquismo, ou seja, a *Intensivismologia* e a *Paraperceptiologia.* O materpensene desta obra, porém, é o da humanização ou assistência integral aos pacientes críticos, isto é, a *Interassistenciologia.*

Os Autores

Foz do Iguaçu, 14 de fevereiro de 2015

E-mail: cesar.uniescon@yahoo.com.br
stefanisabetzki@hotmail.com

01. História da UTI

Tudo que é relativo à evolução da humanidade envolve o progresso e o desenvolvimento do conhecimento. Em se tratando da compreensão sobre os cuidados dispensados à saúde e à doença, a situação não é diferente, e no caminhar da necessidade humana, ao longo dos séculos, nasce a *Terapia Intensiva*.

Se analisarmos a *Medicina* enquanto uma ciência muito antiga e presente na história da humanidade, constataremos que a especialidade conhecida como *Terapia Intensiva* é ainda muito jovem e, mesmo se apresentando muito avançada devido aos progressos tecnológicos incorporados nas últimas décadas, ainda se encontra em fase de aperfeiçoamento e entendimento de seu próprio papel de atuação.

Atualmente, a realização dos cuidados intensivos vive o paradoxo de poder trabalhar munido por aparelhos e tecnologias e, ao mesmo tempo, de resgatar a essência dos cuidados prestados às consciências enfermas. Ou seja, atuar de maneira humanizada, tornando-se este o maior desafio da atualidade e, com isso, um dos maiores objetos de estudos dentro da terapia intensiva no momento, lembrando sempre o fato de o trabalho em UTI ser multidisciplinar, isto é, representar a união de vários profissionais focados em um mesmo objetivo.

Desse modo, talvez esse seja um dos motivos da importância de se entender e praticar a humanização dentro de um ambiente tão crítico pois, por mais que se avance do ponto de vista tecnológico, sempre serão pessoas cuidando de pessoas, cada qual com o seu grau de necessidades, estejam elas na posição de assistente ou assistido. E a UTI, mais do que qualquer outro lugar, deve representar um local de acolhimento para todos aqueles com os quais ali tenham algum contato.

Devido a isso, podemos dizer, quanto às Unidades de Terapia Intensiva, por mais avançadas que sejam em termos de resolução de doenças, ainda se encontram em processo de reavaliação de valores, estes principalmente ligados ao indivíduo, ao ser humano em sua essência, seja ele paciente, familiar ou profissional.

Mas, para chegarmos até aqui, ao ponto de discutirmos sobre humanização, a trajetória foi longa e representa o somatório das pesquisas de várias personalidades as quais contribuíram com suas ideias renovadoras e intervenções positivas nos momentos de necessidade do homem ao longo da história.

Ao analisarmos o surgimento e o desenvolvimento da *Terapia Intensiva,* observamos existirem 5 fases bem marcantes em seu processo de refinamento e aplicação das técnicas apreendidas.

A primeira fase, considerada o marco para os cuidados em *Terapia Intensiva,* surgiu somente em meados do século XIX, com *Florence Nightingale* (1820–1910). Seu interesse pelos mais necessitados e sua disponibilidade em aprender os cuidados dispensados aos doentes fizeram com que, no ano de 1854, Florence fosse convidada para ajudar a cuidar dos soldados feridos na Guerra da Criméia.

Ficou conhecida como a Guerra da Criméia o conflito ocorrido entre o Império Russo e o Império Otomano, atual Turquia, a qual se uniu com a França, a Grã-Bretanha e o Reino da Sardenha desejando conter a expansão russa na região do Mar Negro e assegurar as rotas de comércio já existentes. O conflito iniciou-se em 1853, duraria quase 3 anos, tendo seu término somente em 1856 (V. **Wright**, Edmund; & **Law**, Jonathan; ***Dicionário de História do Mundo;*** *Autêntica*; 2013; página 317).

Depois de quase um ano de conflitos, o número de soldados mortos era exorbitante. Não só nos campos de batalha, mas principalmente em consequência da falta de cuidados adequados aos ferimentos de guerra. Nesse contexto surge a personalidade de Florence Nightingale, a qual em 1854, juntamente a uma equipe de 38 mulheres selecionadas por ela mesma, partiu para Scutari, na Turquia, onde se encontrava o hospital do exército.

Lá chegando, Florence e suas companheiras depararam-se com uma situação de caos e total falta de princípios para qualquer tipo de cuidado à saúde. No hospital, o ambiente físico era sombrio, fechado, sem qualquer tipo de ventilação adequada para quem ali respirava. As enfermarias eram enormes, com leitos encostados uns aos outros, sem seleção de pacientes, com paredes ensanguentadas, envoltas por muita sujeira, muito mais parecidas com um *entulho de corpos semimortos* (V. **Bassi,** M. A.; ***Florence Nightingale: A Dama da Lâmpada;*** *Fundação Escola de Enfermagem R. W. Johnson;* 2002; página 21).

Naquela época, ainda não se conheciam as descobertas de Louis Pasteur (1822–1895) sobre a disseminação de germes, muito menos a de Joseph Lister (1827–1912) sobre o uso de antissépticos. E assim, em meio a essa condição, encontravam-se pacientes sujos, em leitos raramente trocados, cheios de piolhos, onde todos os tipos de infecções prevaleciam.

Os procedimentos como, por exemplo, os cirúrgicos e até os de curativos, em vez de ajudar os pacientes, acabavam por piorar sua situação. Mediante o uso de bisturis e materiais contaminados, as ações dos cirurgiões nada mais podiam fazer, além de causar ainda mais dor e espalhar infecções (V. **Bassi,** M. A.; ***Florence Nightingale: A Dama da Lâmpada;*** *Fundação Escola de Enfermagem R. W. Johnson;* 2002; página 21).

Perante essa situação, Florence percebeu a necessidade de modificações básicas, as quais fariam toda a diferença nos cuidados prestados àqueles soldados. Estes, devido às condições precárias, faziam parte de uma estatística na qual o índice de óbitos ultrapassava os 40%. Porém, após as reestruturações aplicadas por Florence e sua equipe, essa taxa passou a ser de 2%.

Dessa maneira, em meio à guerra nasceu um esboço do que seria a importância da Unidade de Terapia Intensiva, partindo de uma necessidade logística na qual Florence, através da observação e da seleção dos pacientes mais graves, colocava-os em situação favorecedora da atenção constante e dos cuidados imediatos. Assim, foi iniciada a primeira unidade de monitoração a pacientes graves.

A segunda fase, também decisória nessa trajetória de cuidados intensivos, é consequência da contribuição de um hábil neurocirurgião chamado Walter Dandy (1886–1946). Este período também ficou conhecido como “Era Dandy”.

Walter Dandy foi um neurocirurgião estadunidense que muito contribuiu para a história da *Medicina*. Por 40 anos dedicou-se à profissão e, durante toda a sua atuação, buscou a inovação e o aprimoramento das técnicas cirúrgicas. Ele é considerado um dos pais da *Neurocirurgia* e a ele são creditadas inúmeras descobertas e técnicas neurocirúrgicas. Dentre suas inúmeras contribuições estão a descrição da circulação do líquido cefalorraquidiano no cérebro, o tratamento cirúrgico para hidrocefalia, a descrição da endoscopia cerebral e, através de suas técnicas, o conhecimento necessário para o nascimento da neurocirurgia vascular cerebral.

Sendo assim, em vista de suas técnicas cirúrgicas altamente arriscadas e delicadas, no ano de 1926, no Hospital Johns Hopkins, em Boston, nos EUA, ele dá inicio à configuração mais próxima do que hoje se denomina UTI.

Em um local individualizado e com apenas 3 leitos, eram encaminhados e monitorados os pacientes provenientes de suas cirurgias para serem acompanhados e assistidos com maior intensidade. Nesse período, já se observava o papel imprescindível dos cuidados pós-cirúrgicos para o sucesso do procedimento como um todo.

Outra situação, nesse caso não planejada, mas também considerada um vislumbre da terapia intensiva, ocorreu na década de 1940, especificamente no ano de 1942, em Boston, nos EUA. Um incêndio de grandes proporções em um *nightclub* denominado *Cocoanut Grove* acabou matando 492 pessoas. Porém, em consequência de muitos feridos terem sobrevivido ao incidente, surgiu uma unidade isolada de queimados críticos.

Outro episódio muito marcante para o desenvolvimento dos cuidados intensivos aconteceu em 1947, em decorrência da *Epidemia de Poliomielite*. Essa doença alastrou-se pelos Estados Unidos e a Europa. Nesse período, fizeram-se necessários estudos os quais aprofundassem o entendimento e a manutenção com relação ao suporte ventilatório. Esses estudos obtiveram bons resultados nos tratamentos dos pacientes acometidos, levando então ao desenvolvimento dos primeiros ventiladores artificiais, posteriormente conhecidos pelo nome de "pulmão de aço". Essa invenção ocorreu no ano de 1950, com Philip Drinker (1894–1972), e foi amplamente utilizada em UTIs (V. **Moritz,** Rachel Duarte; *et al.; **Análise das UTIs do Estado de Santa Catarina e Avaliação do Perfil dos Pacientes Internados nesses Setores;** Arquivos Catarinenses de Medicina;* 2010; página 52).

Na Dinamarca, em 1952, também devido ao surto de poliomielite, surgiu o conceito de *Terapia Intensiva* em função da necessidade de ventilação mecânica. Esse conceito foi expandido, mais tarde, para os cuidados voltados aos pacientes de pós-operatório das diversas cirurgias e também àqueles os quais precisassem de atendimentos específicos que uma unidade de internação comum ou uma sala de recuperação anestésica pudessem não atender prontamente (V. **Sarmento,** George J. V.; Org.; ***Fisioterapia em UTI;*** *Atheneu*; 2010; página 3).

No ano de 1947, Claude Schaeffer Beck (1894–1971), outro estadunidense inventa o primeiro desfibrilador cardíaco, instrumento também amplamente utilizado nos atendimentos emergenciais em UTI.

A partir dessa época, surgiam as *Unidades de Terapia Intensiva (UTIs)* propriamente ditas, comprovando-se a maior eficiência dos cuidados e o acompanhamento de pacientes graves e em ventilação mecânica, quando agrupados em um local específico, com monitoramento contínuo.

Outros fatos históricos os quais também contribuíram de alguma forma para a dinâmica da assistência intensiva foram a Segunda Guerra Mundial, com o início da utilização de antibióticos, e a Guerra da Coréia. Em ambas as situações, as experiências com o trauma nos conflitos armados foram implementadas no tratamento dos civis. O sentimento de sofrimento, a intensidade e a necessidade do resgate à vida iniciam a era do tratamento aos pacientes críticos, possibilitando, na década seguinte, o surgimento das unidades de choque nos hospitais estadunidenses.

A década de 1950 foi um período muito produtivo para o afloramento dos cuidados intensivos. O surgimento de novas tecnologias, tais qual o *pulmão de aço,* e as experiências adquiridas nas manobras realizadas na Segunda Guerra Mundial, por exemplo, a preconização da reposição volêmica, contribuíram ricamente para a utilização de futuras condutas terapêuticas, criando-se já nesse período as conhecidas unidades respiratórias.

A partir desse momento, muitos estudos se aprofundaram, e no ano de 1962 é criada a primeira UTI em Baltimore, nos EUA, pelo austríaco Peter Safar (1924–2003), e a primeira disciplina de *Critical Care Medicine* (Medicina Intensiva) na Universidade de Pittsburgh, também nos EUA. Peter Safar era médico anestesista e, depois de vivenciar a experiência de permanecer preso em um campo de concentração nazista, passa a estimular e preconiza o atendimento aos cuidados de urgência e emergência, sendo reconhecido na condição de primeiro médico intensivista da história.

Ainda na década de 50, Peter Safar formula o ABC primário dos atendimentos de emergência, no qual cria a técnica de ventilação artificial *boca a boca* e a técnica de massagem cardíaca externa. Em suas últimas contribuições aos cuidados intensivos, além de ser precursor dos estudos sobre hipotermia, também elaborou os projetos de construção das ambulâncias para transporte de pacientes críticos. Fundou também a *Associação Mundial de Medicina de Emergência* e participou na condição de co-fundador da SCCM – *Society of Critical Care Medicine*, da qual foi presidente em 1972.

No Brasil, a Terapia Intensiva começou a ser implemetada na década de 1970 em Hospitais do Rio de Janeiro e São Paulo (V. **Knobel,** Elias; ***Memórias Agudas e Crônicas de uma UTI;*** *Atheneu;* 2010; página 9).

O surgimento das UTIs no Brasil teve como finalidade reunir, no mesmo ambiente físico, pacientes recuperáveis, com suporte tecnológico e recursos humanos capacitados aos cuidados críticos e a observações constantes. A *Terapia Intensiva* se desenvolveu em um contexto de auge do milagre econômico no país, quando as técnicas curativas eram mais importantes em comparação às preventivas e de promoção da saúde.

A partir dessa época, o avanço tecnológico e científico proporcionou o prolongamento da vida e, acima de tudo, a reversão de doenças até então sem prognósticos satisfatórios. Os aparelhos utilizados, tais quais monitores, respiradores e bombas de infusão, passaram a ficar cada vez mais sofisticados, e a necessidade de se manter espaços isolados nos grandes hospitais contribuíram para o rótulo de unidades frias e desumanas onde, cheias de "máquinas", só caberia o raciocínio científico, estando a resolução da doença acima do próprio ser humano. (V. **Ribeiro**, Cristina Gomes; *et al.*; ***O Paciente Crítico em uma Unidade de Terapia Intensiva: Uma Revisão da Literatura;*** *REME;* 2005; página 372).

Em meio á tal cenário, as unidades intensivas foram se ampliando e se espalhando pelo país. Dessa época para a atualidade, o número quantitativo de unidades cresceu muito, entretanto, não ainda o suficiente para suprir toda a demanda existente por número de habitantes. Segundo o censo realizado pela Associação de Medicina Intensiva Brasileira (AMIB), no ano de 2010 o Brasil apresentava uma estimativa de 2.342 unidades (V. **AMIB – Associação de Medicina Intensiva Brasileira; *Censo AMIB;*** página 9; disponível em: <www.amib.org.br/fileadmin/CensoAMIB2010.pdf>; acesso em: 03.03.2015; 21h30).

Em vista de toda essa trajetória em busca do aperfeiçoamento ao cuidado do paciente crítico, observamos muita evolução, principalmente em questões relacionadas diretamente aos processos de diagnóstico e tratamento. Muito se conhece sobre os mecanismos básicos das doenças graves. Hoje, devido ao conhecimento especializado e à alta tecnologia, conseguimos manter as funções fisiológicas do paciente até a reversão da origem do problema, situação certemente utópica há algumas décadas.

Porém, não só de tecnologia se faz o cuidado. Atualmente, crescem as perspectivas para o desenvolvimento de novos testes laboratoriais, novos medicamentos e novas tecnologias. Contudo, ampliam-se também as preocupações com o resgate do entendimento e o aprofundamento do cuidar e do agir humanizado dentro desse ambiente o qual, ao longo da história, distanciou-se da sua essência, ou seja, da busca pelo bem-estar integral do ser humano.

DIANTE DA *HISTORIOGRAFIA*, ***A*** *UTI* ***APRESENTA-SE EM*** *CONSTANTE EVOLUÇÃO* ***NOS CUIDADOS EM*** *SAÚDE*, ***TORNANDO-SE A CADA DIA*** *SINÔNIMO DE VIDA E ESPERANÇA, SUPERANDO* ***A CONDIÇÃO DE AMBIENTE*** *FRIO* ***E*** *OBSCURO*.

02. Humanização: Histórico, Fundamentos e Aplicações na UTI

A história da humanização nos cuidados em saúde é uma trajetória de idas e vindas. A abordagem humanizada, a qual era incorporada à assistência na saúde desde a antiguidade, sofreu desvios ou retrocessos entre os séculos XVII e XX. A análise desse processo, entretanto, evidencia aspectos positivos, por exemplo, os avanços no diagnóstico e tratamento das doenças decorrentes do desenvolvimento tecnocientífico.

Porém, nos últimos 40 anos, no mundo Ocidental, há um retorno aos ideais outrora considerados básicos no ato de assistir as pessoas em estado de enfermidade. Conforme será visto neste capítulo, no Brasil os estudos técnicos na *área de Humanização* são um pouco mais recentes, tendo por marco as políticas públicas voltadas para a humanização hospitalar em 2001.

Quando se analisa as pesquisas e estudos relativos ao conceito de humanização, nota-se o aspecto de polissemia a ele inerente. Não há, entre os estudiosos do assunto, um consenso a respeito da melhor definição, tornando difícil, muitas vezes, a implantação de políticas humanizadas em serviços de saúde.

Dentre as abordagens à questão da humanização, existe, inclusive, um debate e certa polêmica quanto ao fato de as análises sobre o assunto não passarem de mero modismo. Afinal, supõe-se que um profissional da saúde tenha incorporado ou introjetado em sua personalidade o papel assistencial e benevolente, tal qual uma vocação para os cuidados (V. **Deslandes,** Suely Ferreira; Org.; ***Humanização dos Cuidados em Saúde: Conceitos, Dilemas e Práticas;*** *Editora Fiocruz;* 2011; página 33).

Entretanto, as discussões recentes, estabelecidas nas últimas décadas, extrapolam a visão da humanização para além do simples papel assistencial dos profissionais de saúde. Logicamente, humanizar o serviço de saúde requer, prioritariamente, a sensibilização daquele responsável pelo cuidado direto dos pacientes, dentro de sua responsabilidade moral e profissional, voltada à preservação da vida. Mas apenas isso não basta.

Por exemplo, o esforço constante do profissional atencioso e disponível assistencialmente, dentro de um ambiente de trabalho degradado e sem condições adequadas para realização do serviço, pode levar ao esgotamento físico e psíquico e consequente frieza no contato com o paciente.

Dentre outras questões relacionadas ao conceito de humanização, além da sensibilização do profissional de saúde ao lidar com o enfermo, sabe-se serem importantes: a atenção, interação e participação dos familiares, os quais precisam ser acolhidos e inseridos no processo de tratamento do doente; o bem-estar dos próprios funcionários, os quais também devem estar atendidos em suas necessidades biopsicossociais para melhor disposição no trato com os pacientes; as políticas públicas e práticas administrativas voltadas para tornar os ambientes de saúde favoráveis e adequados a esse processo de humanização.

A partir dessas análises iniciais, pode-se definir, então, a *humanização* ou o *cuidado humanizado* como a condição da manifestação assistencial empática, acolhedora e sensibilizada à singularidade de cada paciente visando o respeito e a dignidade do indivíduo, priorizando *todos os meios éticos necessários* para se atingir seu conforto físico, psíquico, social e espiritual (consciencial) de maneira integral.

Sob a ótica da *Historiografia,* há estreita correlação entre a história da atenção em saúde e a da *Medicina.* Nesse sentido, nem sempre a humanização foi esquecida. Na Índia, por exemplo, o sistema médico *Ayurveda* (do Sânscrito, "ciência da vida"), há 3.500 anos, considerava como parte de seus estudos e aplicações não apenas o componente físico, mas as questões emocionais, mentais e espirituais do paciente. O mesmo evidencia-se na China, onde, há 3.000 anos, importava, além dos componentes anteriormente relacionados, o conhecimento do *Qi* – ou "energia" (V. **Rooney,** Anne; ***A História da Medicina: Das Primeiras Curas aos Milagres da Medicina Moderna;*** *M.Books;* 2013; páginas 18 a 20).

Em relação aos cuidados em saúde no Ocidente, importa ressaltar aquele considerado o pai da *Medicina Moderna,* o médico e filósofo grego Hipócrates (460–372 a.e.c.). Ele desconsiderava a intervenção divina na origem e cura das doenças, embasando suas práticas diagnósticas na observação e razão. Além disso, registros mostram a sua compreensão e profundo sentimento de compaixão pelo sofrimento dos doentes, tendo feito dos cuidados aos pacientes um aspecto central de sua filosofia (V. **Rooney,** Anne; ***A História da Medicina: Das Primeiras Curas aos Milagres da Medicina Moderna;*** *M.Books;* 2013; página 24).

O termo *humanização,* ao que tudo indica, deriva de *humanismo,* do idioma Latim *humanus,* "próprio do homem, bondoso, erudito, instruído nas humanidades". Surgiu em 1877.

O *Humanismo,* enquanto linha filosófica, teve seus antecedentes na Grécia Antiga, e os estudiosos atribuem sua origem a Sócrates (469–399 a.e.c.). Entretanto, floresceu durante a era do Renascimento, na Europa, após séculos de obscurantismo imposto pelos excessos do cristianismo e da Igreja Católica, mediante a valorização da liberdade do indivíduo, da razão, das oportunidades e do direito (V. **Deslandes,** Suely Ferreira; Org.; ***Humanização dos Cuidados em Saúde: Conceitos, Dilemas e Práticas;*** *Editora Fiocruz;* 2011; páginas 24 e 25).

Paradoxalmente, a desumanização na atenção em saúde começou a se caracterizar no século XVII, a partir das ideias e teorias do filósofo francês René Descartes (1596–1650). Considerado o pai da *Filosofia Moderna,* o seu dualismo, relativo à separação entre mente e corpo, e o reducionismo, referente à divisão do objeto de estudo em partes menores para então se chegar ao entendimento do todo, contribuíram diretamente para o afastamento dos ideais inicialmente preconizados nos cuidados aos pacientes (V. **Papineau,** David; Org.; ***Filosofia: Grandes Pensadores, Principais Fundamentos e Escolas Filosóficas;*** *PubliFolha;* 2009; páginas 44 a 49).

Posteriormente, a síntese científica sobre a natureza do mundo físico realizada por Isaac Newton (1642–1727), a comparação do ser humano às máquinas, além da associação dessas ideias com a *Filosofia Materialista,* levou à concepção do paradigma denominado *cartesiano-newtoniano-materialista.*

Todas essas mudanças nos rumos do pensamento humano, pertencentes à Revolução Científica iniciada no século XVII, contribuíram, de algum modo, para a desumanização dos cuidados em saúde. Em seguida, a Revolução Industrial dos séculos XVIII e XIX, mediante o desenvolvimento tecnológico, somou-se aos avanços no pensamento científico, favorecendo a perda da atenção humanizada aos enfermos. Tal fato contribuiu para tornar os profissionais mais distantes, interessados prioritariamente no diagnóstico, tratamento e busca pela cura das doenças e, em menor grau, pelos próprios pacientes (V. **Marques,** Isaac Rosa; & **Souza,** Agnaldo Rodrigues de; ***Tecnologia e Humanização em Ambientes Intensivos;*** *REBEn;* 2010; página 141).

No século XX, o educador estadunidense Abraham Flexner (1866–1959) publicou, em 1910, um documento conhecido pelo nome de Relatório Flexner *(Flexner Report),* visando a reformulação radical, porém necessária, do relapso ensino médico nos EUA. A situação era caótica: escolas médicas podiam ser abertas indiscriminadamente, sem nenhuma padronização, estando ou não vinculadas a instituições universitárias, com ou sem equipamentos, com critérios de admissão e tempo de duração diferentes e de modo independente da fundamentação teórico-científica (V. **Pagliosa,** Fernando Luiz; & **Da Ros,** Marco Aurélio; ***O Relatório Flexner: Para o Bem e para o Mal;*** *Revista Brasileira de Educação Médica;* 2008; páginas 493 e 494).

Tal documento repercutiu de modo importante na formação médica e na *Medicina* mundial. Foi responsável pela estruturação das escolas médicas e a divisão do ensino em um período inicial teórico, seguido de uma fase posterior de prática clínica. Entretanto, o *método flexneriano* não priorizou a questão da humanização, da atenção aos aspectos *psicossociais* e da formação ética do médico, e sim, a instrução técnico-científica dentro de padrões acadêmicos. Desse modo, apesar de trazer credibilidade ao ensino e à formação médica, contribuiu para a desumanização das práticas em saúde (V. **Moritz,** Rachel Duarte; Org.; ***Cuidados Paliativos nas Unidades de Terapia Intensiva;*** *Atheneu;* 2013; S.P.).

Obviamente, não se pode criticar de modo simplista o caminho seguido nos cuidados em saúde em função dessas ocorrências históricas. Afinal, foi a partir do Renascimento, do Iluminismo e da Revolução Científica e Industrial que a humanidade passou a valorizar a razão e a racionalidade em detrimento da emoção e da obscuridade vivenciada em toda a Idade Média, quando se permaneceu sob o domínio da Igreja Católica e de seu poder sobre o Estado.

Os avanços na área da saúde, após a Idade Média, são inquestionáveis. Dentre as descobertas, podem ser citadas: os micro-organismos e os modos de prevenção das contaminações e transmissões, os antibióticos e as vacinas.

Importa citar o desenvolvimento dos modernos equipamentos na área de diagnóstico, além da introdução de instrumentos cada vez mais sofisticados para a realização dos atos cirúrgicos (V. **Marques,** Isaac Rosa; & **Souza,** Agnaldo Rodrigues; ***Tecnologia e Humanização em Ambientes Intensivos;*** *REBEn;* 2010; página 142).

Cabe também ressaltar, mais especificamente no ambiente de terapia intensiva, toda a tecnologia responsável pelo tratamento, recuperação e manutenção da vida humana.

Contudo, o principal desafio, dentro da questão da humanização, não deve ser centralizado na necessidade de *mais ou menos ciência e tecnologia*, e sim, na ampliação da integração entre os fundamentos, procedimentos e resultados das tecnociências da saúde e a valorização da assistência integral aos pacientes, de acordo com suas *necessidades biopsicossocioespirituais* (V. **Deslandes,** Suely Ferreira; Org.; ***Humanização dos Cuidados em Saúde: Conceitos, Dilemas e Práticas;*** *Editora Fiocruz;* 2011; página 54).

Importa lembrar também não ser a humanização uma simples questão de mudança de instalações físicas, mas, principalmente, a mudança de comportamento em relação aos pacientes, familiares e à própria equipe (V. **Souza,** Raquel Pusch de; Org.; ***Manual: Rotinas de Humanização em Medicina Intensiva;*** *Atheneu;* 2010; S.P.).

É válido dizer, ainda nesse contexto, ser a desumanização, antes de mais nada, produto dos próprios seres humanos, mesmo levando em consideração, em muitos casos, as dificuldades estruturais, administrativas e políticas (V. **Campos,** Gastão Wagner de Souza; ***Humanização na Saúde: Um Projeto em Defesa da Vida?;*** *Interface;* 2005; página 399).

Ou seja, humanizar a saúde é um processo dependente da sensibilização dos profissionais da área, seja ele do setor administrativo ou atuante na assistência direta aos pacientes; porém, para isso, irá requerer a capacidade para entender a si mesmo, nas próprias necessidades, habilidades e dificuldades perante a vida, buscando tornar-se uma pessoa melhor. Afinal, como se interessar pelo outro se não houver, antes de mais nada, o interesse pelo autoconhecimento?

Logicamente, nos estudos sobre humanização, não basta apenas o *conhecimento pelo conhecimento* de si mesmo. Humanizar as próprias condutas, em se tratando de elevar a capacidade de atender aos enfermos, implica em melhorar a habilidade pessoal de convivência, interação e inter-relação. Se não vivo bem comigo mesmo, naturalmente irei apresentar relações conturbadas com os demais, incluindo membros da equipe multiprofissional, pacientes e seus familiares.

A *Medicina,* de certa forma, sempre foi considerada uma arte. A eficácia e a efetividade, por outro lado, não eram em nível alto e, quando uma doença mais séria acometia uma pessoa, dificilmente conseguia ser revertida. O empirismo no diagnóstico e terapêutica tem limitações importantes. A ausência de um método científico rigoroso para conduzir a saúde das pessoas, apesar de tornar o contato com o doente de maior proximidade, proporcionava a utilização de adivinhações e curandeirismos, embasados em teorias muitas vezes obscuras e sem racionalidade.

O desenvolvimento da pesquisa científica possibilitou novas perspectivas para o campo das ciências médicas, conforme mencionado, trazendo descobertas importantes. Nesse período, entretanto, apesar de haver discussões em congressos e até capítulos em tratados de *Medicina* quanto à "arte do diagnóstico" ou à "arte da Medicina", a proximidade entre o profissional de saúde e o paciente se perdeu ou se desviou.

Obviamente, apesar da inexistência do determinismo mesológico ou ambiental, existe a influência do modo como está caracterizada a formação médica, induzindo comportamentos nos futuros médicos. Logo, a abordagem educacional quanto ao desenvolvimento ético, principalmente voltada a profissionais de saúde (de qualquer área) com ausência de humanização ou carentes de fraternismo, poderia trazer saldos positivos nos cuidados aos pacientes.

A cientificidade, a qual separou mente e corpo, consciência e matéria, distanciando o processo de saúde do contexto psíquico, social e existencial dos enfermos, acabou tornando mecanizada a relação *profissional de saúde–paciente.* Entretanto, mesmo perante as ciências médicas, mesmo existindo fatores determinantes na genética ou influências mesológicas geradoras de distúrbios físicos, não se pode esquecer o papel dos aspectos *psicossocioespirituais* no desenvolvimento das patologias.

Realmente, em alguns casos a abordagem direta da patologia é prioritária, realizada *sem rodeios,* sendo a resolução objetiva; porém, em inúmeros outros, se não a maioria deles, a responsabilidade dos profissionais de saúde é ajudar o paciente a buscar dentro e fora de si condições para iniciar uma vida diferente, a qual se situa além das doenças orgânicas.

Ao que tudo indica, com o tempo, pacientes e familiares ressentiram-se desse afastamento emocional daqueles responsáveis por seu tratamento. O aumento populacional, a vida insalubre nas cidades, as diferenças de tratamento em razão do gênero ou etnia, a exclusão social e as dificuldades de acesso dos mais pobres levaram alguns profissionais da área mais sensibilizados ao questionamento quanto à qualidade do atendimento prestado e à *relação paciente-máquina* estabelecida.

Nesse ponto, a ausência da visão afetiva, holística, integral e humanizada no trato com os doentes começou a mostrar sinais de insuficiência. Apenas a relação tecnocientífica da saúde não bastava. Ademais, a convivência entre as pessoas requer, dentre outras coisas, a interação, a atenção, a empatia, o afeto, o respeito mútuo e a cordialidade.

Para um cientista, tais questões podem ser caracterizadas muito mais como pensamento filosófico e sem grande relevância. Na prática, porém, podem fazer toda a diferença para o tratamento e a recuperação dos doentes, seja ele atendido no nível primário, secundário ou terciário dos serviços de saúde.

Conforme visto no capítulo 1, já na segunda metade do século XIX, relatos da enfermeira Florence Nightingale (1820–1910) mostram uma visão sobre o ser humano compreendendo componentes físicos, intelectuais, emocionais, sociais e espirituais. Ela buscava ver a todos de modo igual, indo além das diferenças biológicas, classes econômicas, credos e doenças. Além do enfoque nos processos físicos, apresentou ideias sobre a psicologia do sofrer (V. **Carraro,** Telma Elisa; ***Enfermagem e Assistência: Resgatando Florence Nightingale;*** *AB Editora;* 2001; página 21).

Vale a pena citar o papel do médico de origem canadense William Osler (1849–1919) nessa retomada do Humanismo e da humanização na área da saúde, especificamente, nesse caso, na Medicina. Na segunda metade do século XIX, ficou conhecido além das fronteiras do Canadá em função de sua conduta frente aos pacientes, o que lhe propiciou a direção do Hospital Johns Hopkins, nos EUA, um dos mais prestigiados do mundo. Criou uma verdadeira "escola" de pensamentos e atitudes em *Medicina* denominada *Oslerian Tradition* (V. **Lopes,** Anselmo Dantas; & **Lichtenstein,** Arnaldo; ***William Osler;*** *Revista de Medicina;* 2007; página 186).

Apesar de ser favorável aos avanços científicos, os quais procurava incorporar ao seu trabalho, possuía grande habilidade em diagnosticar e priorizava o contato com os pacientes nas enfermarias. Conforme os relatos biográficos, demonstrava compreender muito bem as pessoas, além das doenças; entendia o sofrimento humano e os respeitava; buscava olhar os enfermos de modo integral e possuía um intrínseco e genuíno otimismo e grande compaixão (V. **Luz,** Protásio L. da; ***Nem só de Ciência se faz a Cura;*** *Atheneu;* 2004; páginas 149 a 159).

O resgate do processo de humanização propriamente dito, entretanto, iniciou-se em meados do século XX, quando se pode identificar a descrição de um conjunto de práticas, lógicas e interações caracterizadas na condição de fatores de desumanização. Ressalta-se aqui a investigação realizada em 1961 a respeito dos intensos processos de despersonalização ocorridos nos hospitais psiquiátricos ou *instituições totais* (V. **Deslandes,** Suely Ferreira; Org.; ***Humanização dos Cuidados em Saúde: Conceitos, Dilemas e Práticas;*** *Editora Fiocruz;* 2011; página 35).

O marco dessa retomada, entretanto, é considerado o simpósio americano intitulado *Humanizing Health Care* (Humanizando o Cuidado em Saúde), ocorrido em São Francisco, EUA, em 1972, do qual derivou uma publicação com a mesma denominação (V. **Deslandes,**

Suely Ferreira; Org.; ***Humanização dos Cuidados em Saúde: Conceitos, Dilemas e Práticas;*** *Editora Fiocruz;* 2011; página 34).

No Brasil, desde a década de 1960, mediante o movimento feminista, o tema humanização já estava em pauta nos debates a respeito da saúde da mulher. Esse assunto, porém, ganhou força a partir de 1970 e 1980, quando se desenvolveram as discussões sobre a criação do Sistema Único de Saúde (SUS). Praticamente, um tema confunde-se com o outro, ou seja, não tem como se falar em SUS sem mencionar a questão da humanização dos serviços de saúde (V. **Benevides,** Regina; & **Passos,** Eduardo; ***Humanização na Saúde: Um Novo Modismo?;*** *Interface;* 2005; páginas 390 a 392).

O SUS foi implantado, porém o processo de humanização prossegue timidamente. No ano 2000, o tema foi levado à XI Conferência Nacional de Saúde (CNS) com o título "Acesso, qualidade e humanização na atenção à saúde com controle social".

De 2000 até 2002, foi iniciado o Programa Nacional de Humanização da Atenção Hospitalar (PNHAH), com ações em hospitais para se criar comitês de humanização visando a melhoria da qualidade da atenção aos pacientes e funcionários.

Em 2003, foi elaborada a Política Nacional de Humanização (PNH), atingindo todos os setores de atendimento à saúde, diante da ideia de uma assistência capaz de promover acolhimento e resolutividade (V. **Benevides,** Regina; & **Passos,** Eduardo; ***Humanização na Saúde: Um Novo Modismo?;*** *Interface;* 2005; página 389).

Na unidade de terapia intensiva, entretanto, o que por um lado favorece o paciente em função das tecnologias avançadas a favor da vida humana, por outro tende a tornar as relações humanas mais distantes, frias e, muitas vezes, indiferentes aos pequenos detalhes, os quais podem repercutir no conforto e na qualidade da estadia do paciente na UTI.

Ou seja, atende-se muito mais às solicitações e informações emitidas pelas máquinas e menos ao próprio doente. Esquece-se, porém, o fato de a máquina jamais substituir o contato humano ou de consciência para consciência.

No universo dos serviços de saúde, é inquestionável o fato de as UTIs serem um local de concentração de tecnologias de ponta e consequente saber científico especializado e fragmentado. Em função dessa condição, pacientes e familiares acabam, muitas vezes, destituídos de sua humanidade (V. **Costa,** Silvio Cruz; *et al.*; ***Humanização em Unidade de Terapia Intensiva Adulto (UTI): Compreensões da Equipe de Enfermagem;*** *Interface;* 2009; página 572).

Por isso, discussões, debates, pesquisas e planejamentos voltados à humanização nos ambientes de terapia intensiva encontraram seu lugar em meio a esse retorno atual, relativo ao desenvolvimento de uma atenção mais integral e humanizada àqueles padecendo de alguma enfermidade.

Nesse contexto, torna-se fundamental a abertura dos profissionais para a renovação do paradigma inicialmente implantado. Em um período inicial, o modo de conduzir a atenção aos pacientes graves, sendo separados dos demais doentes, incluindo os seus familiares, para um cuidado mais eficaz e efetivo, foi fundamental. Entretanto, mostra-se claro nos dias atuais que a visão sobre a atenção a esses pacientes, centrada muito mais na equipe e nos equipamentos, está superada.

Logicamente, não há como falar em humanização na UTI sem falar do *cuidar de quem cuida,* ou seja, da atenção às necessidades da própria equipe.

Dia após dia, o profissional de terapia intensiva é submetido a uma enorme quantidade de estímulos emocionais, os quais podem influenciar e modificar suas atitudes, por exemplo estas 8, enumeradas a seguir na ordem alfabética (V. **Souza,** Raquel Pusch de; Org.; ***Manual: Rotinas de Humanização em Medicina Intensiva;*** *Atheneu;* 2010; página 77):

1. **Agilidade.** A solicitação intermitente de decisões rápidas e precisas.

2. **Cobranças.** O ato de conviver com limitações técnicas, pessoais e materiais em contraponto ao alto grau de expectativas e cobranças lançadas sobre si pelos pacientes, familiares e instituição hospitalar.

3. **Descanso.** A quase inexistência de pausas para descanso ao longo do dia.

4. **Intimidade.** A atitude de lidar com a intimidade emocional e corporal do paciente.

5. **Jornadas.** A vivência de jornadas prolongadas e ritmo acelerado de trabalho.

6. **Odores.** O aprendizado de suportar os odores e excreções dos pacientes.

7. **Recursos.** A desumana tarefa de "selecionar" qual paciente utilizará este ou aquele equipamento, frente a escassez de recursos para a quantidade de situações emergenciais.

8. **Responsabilidade.** A intensa responsabilidade em cada tarefa, diante da pressão em se ter *uma vida nas mãos.*

Como formas de enfrentar essas situações desgastantes, os profissionais de saúde precisam buscar a manutenção adequada não apenas da própria saúde física, mas também da higidez emocional, a ser propiciada mediante, por exemplo: as trocas de conhecimentos entre si; o autoconhecimento; a interajuda; a realização de programas de prevenção da *síndrome de burnout* e o apoio entre os membros da equipe (V. **Souza,** Raquel Pusch de; Org.; ***Manual: Rotinas de Humanização em Medicina Intensiva;*** *Atheneu;* 2010; página 78).

De qualquer modo, torna-se evidente que a eficácia da humanização nas UTIs deve considerar a equipe enquanto um fator a ser cuidado e entendido em suas necessidades dentro e fora do ambiente de trabalho, buscando medidas educacionais e motivacionais. Não se esquecendo, contudo, de abrir espaço para ouvi-los em relação às dificuldades encontradas por eles na Unidade de Terapia Intensiva (V. **Souza,** Raquel Pusch de; Org.; ***Manual: Rotinas de Humanização em Medicina Intensiva;*** *Atheneu;* 2010; páginas 83 e 85).

De fundamental importância, também, é a adequação e otimização do ambiente físico para favorecer o processo de humanização. Nesse quesito, deve-se considerar pelos menos estas 3 dimensões, enumeradas a seguir na ordem alfabética:

1. **Familiares:** estrutura física adequada para recepção dos mesmos, com sala de espera favorecendo conforto mínimo, ambiente para

conversas isoladas mais críticas, além da possibilidade de boxes individualizados os quais favoreçam a permanência maior da família ao lado dos pacientes (V. **Schettino,** Guilherme; Org.; ***Paciente Crítico: Diagnóstico e Tratamento;*** *Manole;* 2012; página 71).

2. **Pacientes:** condições estruturais favorecedoras do bem-estar, da preservação da intimidade e da recuperação dos pacientes, por exemplo, melhorando o espaço e disposição dos boxes, possibilitando a presença dos familiares e a redução da iluminação e dos ruídos, além de facilitar a comunicação com a equipe de saúde (V. **Bergamini,** Andrea C. A. G.; ***Humanização em uma UTI-Adulto no Distrito Federal;*** *UNB;* 2008; páginas 72 a 77).

3. **Profissionais:** prover espaços adequados para descanso, alimentação, higiene pessoal e para guardar os próprios pertences (V. **Souza,** Raquel Pusch de; Org.; ***Manual: Rotinas de Humanização em Medicina Intensiva;*** *Atheneu;* 2010; página 83).

Estudos têm evidenciado, porém, a importância prioritária de uma atenção diferenciada aos familiares no ambiente de UTI, principalmente em relação à comunicação e à presença dos mesmos no local. Historicamente, esses estudos tiveram início na década de 1970, nos EUA (V. **Schettino,** Guilherme; Org.; ***Paciente Crítico: Diagnóstico e Tratamento;*** *Manole;* 2012; página 72).

Tem-se demonstrado, cada vez mais, o fato de a restrição à visita e o isolamento do paciente apresentar impactos negativos tanto para os doentes quanto para os familiares.

Em uma pesquisa realizada em 43 UTIs francesas, durante o ano de 2001, identificou-se em 73% dos familiares e 84% dos cônjuges dos pacientes sintomas de estresse, depressão e ansiedade relacionados à baixa qualidade da relação médico-paciente. Mudanças têm sido apresentadas e realizadas com o intuito de reduzir a percepção do ambiente de terapia intensiva como um local frio, pouco acolhedor e de grande sofrimento, porém as mesmas ainda são consideradas um tanto tímidas (V. **Soares,** Márcio; ***Cuidando da Família de Pacientes em Situação de Terminalidade na Unidade de Terapia Intensiva;*** *RBTI;* 2007; página 482).

Apesar da verificação da importância dos familiares estarem presentes ao lado do paciente, outro estudo a respeito das políticas e práticas de visitação nas UTIs dos EUA, realizado no ano de 2008, evidenciou em 89% delas a restrição na visitação. Esse restringimento estava relacionado, principalmente, à quantidade de momentos destinados a tal finalidade e ao número e idade dos familiares permitidos, apesar de 94% das UTIs aceitarem exceções (V. **Liu,** Vicent; *et al.*; ***Visitation Policies and Practices in US ICUs;*** *Critical Care;* 2013; página 3).

Tende-se a pensar ser a responsabilidade pelos familiares na UTI apenas de determinadas profissões, mais especificamente psicólogos e assistentes sociais. Entretanto, na realidade, o cuidado às famílias dos pacientes é incumbência de todos.

As pesquisas sobre acompanhantes de doentes graves e terminais em unidades de terapia intensiva evidenciam taxas elevadas de estresse, distúrbios de humor e ansiedade, as quais se mantêm após a morte do paciente. Logo, estratégias voltadas aos familiares, tais quais melhoria da comunicação, prevenção de conflitos e suporte consciencial (espiritual) resultam em maior satisfação e percepção positiva da qualidade da assistência prestada na UTI (V. **Soares,** Márcio; ***Cuidando da Família de Pacientes em Situação de Terminalidade Internados na Unidade de Terapia Intensiva;*** *RBTI;* 2007; página 482).

Em última análise, não se deve perder o foco do cuidado direto aos doentes críticos. Importa observá-los em suas necessidades, atendendo-os com o devido respeito, principalmente por encontrarem-se em condição de tamanha fragilidade, não apenas física, mas também psíquica ou emocional.

Nesse sentido, além do abordado ao longo do capítulo quanto à atenção aos pacientes, torna-se de fundamental importância a reflexão sobre a condição da terminalidade.

UTI não pode ser taxada simplesmente como se fosse um "local para se morrer" e também não é um *depósito* de doentes prontos para perderem a vida ou terminarem sua existência. Antes de mais nada, é um ambiente para se recuperar pacientes em estado grave, utilizando-se de todos os benefícios advindos da ciência e da tecnologia.

Mas, mesmo assim, a UTI também pode ser um local para se finalizar a vida humana. Doentes graves morrem; logo, em uma unidade de terapia intensiva, tal tema é vivenciado cotidianamente. Desse modo, não há como fugir ao assunto da morte e da terminalidade.

Convém ressaltar que 70% dos óbitos ocorrem de modo institucionalizado, ou seja, dentro de uma unidade hospitalar, sendo a maioria na UTI. Desse modo, aspectos relevantes para a humanização dentro da questão da terminalidade, por exemplo a comunicação com pacientes e familiares, as decisões diante do paciente terminal e as estratégias para implementação de cuidados/ações paliativas na UTI, vêm sendo mais amplamente discutidas (V. **Moritz,** Rachel Duarte; *et al.; **Terminalidade e Cuidados Paliativos na Unidade de Terapia Intensiva;*** *RBTI;* 2008; página 422).

Por essa razão, temas como distanásia, ortotanásia, paciente em estado terminal, futilidade terapêutica, limitação terapêutica e cuidados paliativos não podem ser negligenciados, tanto em conversas dentro da equipe quanto com familiares e pacientes. Isto com vistas à manutenção máxima da dignidade humana em ambientes intensivos quando em confronto com as inúmeras possibilidades tecnocientíficas voltadas ao prolongamento da vida.

HUMANIZAR É SENSIBILIDADE ***PARA*** *VER* ***O*** *PACIENTE* ***TAL QUAL ELE PRECISA: TEMPORARIAMENTE DESTITUÍDO DE SUAS APTIDÕES FÍSICAS; MAS, ACIMA DE TUDO, UMA*** *CONSCIÊNCIA* ***MERECEDORA DE*** *ATENÇÃO INTEGRAL* ***E*** *FRATERNA.*

03. Conscienciologia

A fim de facilitar o entendimento das abordagens quanto ao papel do parapsiquismo nas UTIs, assim como a sua relação com o processo de humanização, faremos aqui um breve histórico sobre a ciência *Conscienciologia* e abordaremos alguns de seus principais conceitos.

A *Conscienciologia* tem suas origens no ano de 1981. Foi quando seu propositor, o médico, odontólogo e pesquisador da consciência Waldo Vieira (1932–2015) lançou o livro *Projeções da Consciência – Diário de Experiências Fora do Corpo Físico.* Tal obra foi embasada em vivências extrafísicas pessoais obtidas por ele, mediante o fenômeno de projeção extracorpórea, no ano de 1979.

A partir do impacto inicial gerado por essa obra, o pesquisador, maxidissidente do Espiritismo, iniciou um grupo de estudos e pesquisas acerca do parapsiquismo e da evolução consciencial em sua própria casa denominado *CCC – Centro da Consciência Contínua.*

Nesse período, criou massa crítica a respeito do assunto, possibilitando o lançamento, em 1986, do seu primeiro tratado, o *Projeciologia – Panorama das Experiências da Consciência Fora do Corpo Humano.* Essa obra apresenta mais de 1.000 páginas e 1.907 referências bibliográficas, fruto de mais de 3 décadas de pesquisa sobre o tema da projeção da consciência, incluindo os fenômenos parapsíquicos correlatos.

Com o lançamento do tratado *Projeciologia,* em 1988 partiu para uma nova empreitada: fundou o *IIP – Instituto Internacional de Projeciologia,* instituição de ensino e pesquisa, sem fins lucrativos, embasada no vínculo de voluntariado, voltada para a divulgação e aprofundamento do tema. Nesse momento, começou a atrair novos interessados no assunto, os futuros voluntários, professores e pesquisadores dos fenômenos parapsíquicos.

Mas Waldo Vieira não se limitou a esses empreendimentos. Em 1994, lança seu segundo tratado, o *700 Experimentos da Conscienciologia,* fundamentando as bases dessa nova ciência. O antigo IIP passa a se chamar, então, *IIPC – Instituto Internacional de Projeciologia e Conscienciologia,* adquirindo o formato atual.

Hoje, a ciência *Conscienciologia* concentra suas atividades no *CEAEC – Associação Internacional do Centro de Altos Estudos da Conscienciologia*, em Foz do Iguaçu, Paraná, Brasil. Entretanto, realiza atividades em todo o Brasil, além do exterior. Possui mais de 20 instituições diferentes, realizando trabalho de ensino e pesquisa em diversas subespecialidades, e conta com 1705 voluntários ativos (Ano-base: 2013).

Conforme indicado nesse breve histórico da Conscienciologia e Projeciologia, ambas as ideias foram propostas ao modo de ciências, ou seja, elas têm por base o processo científico de pesquisa, experimentação e refutação.

Estudar fenômenos parapsíquicos é algo, até certo ponto, subjetivo, pois a experiência tende a ser individual e não pode ser provada dentro das bases do modelo mecanicista-fisicalista. Entretanto, para quem vivencia tais fenômenos, o subjetivo torna-se objetivo, sendo algo totalmente concreto.

Inúmeras outras linhas de conhecimento estudaram ou estudam tais fenômenos. Por exemplo, a projeção fora do corpo humano é também conhecida por expressões como viagem astral, desdobramento e experiência extracorpórea. O mesmo acontece com o chamado parapsiquismo impressivo, relacionado, por exemplo, à sensibilidade para perceber as energias conscienciais (também chamada de fluido vital, magnetismo pessoal, energia íntima, chi, prana, dentre outros) e até mesmo a percepção da presença de consciências extrafísicas (ou não físicas) nos ambientes.

O parapsiquismo, denominado também, em outras linhas, como paranormalidade, é a condição da consciência humana ou intrafísica (conscin) ser capaz de vivenciar parapercepções além dos sentidos do corpo físico (soma), incluindo aí as parapercepções energéticas da própria conscin, das projeções conscienciais (projetabilidade lúcida) e das consciências extrafísicas (V. **Vieira,** Waldo; ***Parapsiquismo;*** *Enciclopédia da Conscienciologia; EDITARES/CEAEC;* 8ª Ed. Eletrônica; 2013; página 8.131).

Existe ampla variedade de fenômenos parapsíquicos além da projeção consciencial, por exemplo: clarividência, clariaudiência, precognição, psicometria, retrocognição e telepatia, apenas para citar alguns.

Ao longo do livro, serão abordados diversos assuntos relacionados às parapercepções dos autores e suas vivências na área da *Parapercepciologia,* subespecialidade da *Conscienciologia,* responsável pelo estudo dos fenômenos parapsíquicos. Tais experiências, vivenciadas em ambientes de UTI, receberão constantemente enfoques específicos à humanização nesses locais visando ampliar a qualidade do tratamento aos pacientes graves.

Nosso objetivo, entretanto, não é o do convencimento dos leitores. Muito pelo contrário, é informar a respeito de tais ocorrências visando despertar o interesse de novos profissionais de UTI para o estudo e pesquisa do assunto.

Ciência se faz com pesquisa. Entretanto, pela subjetividade das percepções, um tema de estudo dentro da *Conscienciologia,* principalmente na área do parapsiquismo, só poderá ser ampliado mediante novos estudos, de novos pesquisadores, com troca de informações e consensos grupais. A partir daí se caminhará até o ponto de tornar-se possível o estabelecimento de bases mais concretas e generalizáveis para a implementação de protocolos, nesse caso, dentro da humanização nos ambientes de terapia intensiva.

Em função dessas questões, na *Conscienciologia* trabalha-se com o conceito denominado *Princípio da Descrença.* A base desse princípio é justamente o não convencimento, a ausência de doutrinação, a inexistência da coerção, mas, ao contrário, o estudo científico e pesquisístico dos assuntos (V. **Vieira,** Waldo; ***Princípio da Descrença;*** *Enciclopédia da Conscienciologia; EDITARES/CEAEC;* 8ª Ed. Eletrônica; 2013; página 8.798).

Por esse motivo, o leitor sempre encontrará em todas as obras da *Conscienciologia,* assim como em suas salas de aula, os seguintes dizeres, bem expostos e visíveis:

NÃO ACREDITE EM NADA. NEM MESMO NO QUE LHE INFORMAREM NOS LIVROS OU INSTITUIÇÕES DA CONSCIENCIOLOGIA. EXPERIMENTE. TENHA SUAS EXPERIÊNCIAS PESSOAIS.

Em decorrência de seu caráter científico e embasado no princípio da descrença, a *Conscienciologia* traz a denominada *verpon* ou *verdade relativa de ponta.* Ou seja, aquilo de mais avançado em termos de *neoideias* ou *neoconceitos,* não se caracterizando, entretanto, em verdades absolutas e rígidas, mas passíveis de serem modificadas ou transpassadas a partir de novas descobertas (V. **Vieira,** Waldo; ***Verpon;*** *Enciclopédia da Conscienciologia; EDITARES/CEAEC;* 8ª Ed. Eletrônica; 2013; página 10.852).

Obviamente, por tratar-se de assuntos os quais extrapolam as questões puramente adstritas à *Física* ou à matéria, torna-se necessária a fundamentação de suas bases em um novo modelo ou paradigma.

Um paradigma de pesquisa é um conjunto de leis ou regras direcionadoras da interpretação da realidade. Ele viabiliza a produção de pesquisas científicas; quando ultrapassado, porém, irá dificultar o desenvolvimento da ciência. Isso leva à necessidade de sua reformulação, à medida que são geradas novas *verpons.*

De acordo com as ciências ditas convencionais ou mecanicistas, todos os fenômenos os quais não podem ser explicados por seu paradigma tendem a ser descartados. O mesmo acontece com o parapsiquismo. Para alguns casos levantam hipóteses fisicalistas; já para aqueles inexplicáveis do ponto de vista materialista ou de acordo com seu paradigma, eliminam do rol de possibilidades de pesquisa.

Toda renovação ou revolução científica exigirá mudança dos parâmetros de avaliação da qualidade das pesquisas. As evidências a favor do parapsiquismo e o fato de o paradigma científico vigente não conseguir abarcar e explicar esses fenômenos, demonstra o mesmo encontrar-se ultrapassado e necessitar ser superado (V. **Kuhn,** Thomas S.; ***A Estrutura das Revoluções Científicas;*** *Perspectiva;* 2009; páginas 14 e 24).

Em função dessa condição, evidenciou-se a necessidade da elaboração de um novo modelo para embasar as pesquisas conscienciológicas, o qual pudesse abarcar a fenomenologia relativa aos processos parapsíquicos: o *Paradigma Consciencial* (V. **Vieira,** Waldo; ***O Que é a Conscienciologia;*** *Editares;* 2012; páginas 18 e 19).

Mediante essas bases paradigmáticas, pôde-se então começar a defesa das pesquisas a respeito dos fenômenos parapsíquicos dentro de metodologia científica, contudo em moldes diferentes daqueles considerados pelas ciências convencionais.

Enumerados na ordem alfabética, eis 7 itens básicos inerentes ao paradigma consciencial, permitindo ao leitor a compreensão da amplitude das pesquisas na ciência *Conscienciologia:*

1. **Autoexperimentação.** O princípio da autoexperimentação, sendo a própria consciência a cobaia de si mesma, propiciando autovivência no *megalaboratório* do planeta Terra, elevando o nível de autocrítica quanto às ideias apreendidas.

2. **Cosmoética.** A ética máxima, universalista e cósmica, além da moral humana, intrafísica ou social, determinando a conduta da consciência nas diversas dimensões de manifestação.

3. **Energossomática.** A vivência energética da consciência, a partir de seu veículo energético – o energossoma – na dimensão intrafísica, e as consequências nas inter-relações e na saúde consciencial.

4. **Multidimensionalidade.** A existência de múltiplas dimensões, além da dimensão física, nas quais a consciência pode manifestar-se por intermédio de seu holossoma ou veículos de manifestação.

5. **Multiexistencialidade.** A evolução contínua da consciência, através de múltiplos corpos e múltiplas vidas intrafísicas, estudada com base no *princípio da seriéxis,* também designada de multisserialidade.

6. **Multiveicularidade.** A existência de 4 veículos de manifestação da consciência, os quais em conjunto são denominados *holossoma* e permitem a atuação em diferentes dimensões, por exemplo mediante a projeção consciente ou experiência fora do corpo, sendo eles: o soma ou corpo físico, o energossoma ou corpo energético, o psicossoma ou corpo emocional, e o mentalsoma ou corpo das ideias.

7. **Universalismo.** Conjunto de ideias derivadas da universalidade das leis básicas da Natureza e do Universo que, através da evolução natural da consciência, torna-se inevitavelmente a sua filosofia dominante; cosmismo.

A questão da existência de outras dimensões de manifestação da consciência, associada à existência de outros veículos de manifestação consciencial é o que, de certa forma, embasa a Projeciologia.

A existência de múltiplas dimensões de manifestação da consciência torna possível a sua atuação em diferentes estados, enumerados a seguir na ordem alfabética:

1. **Extrafísico:** na condição de consciência extrafísica (recebendo a denominação de "consciex"), no período anterior ao renascimento (ou "ressoma" – *re* + *soma* – ou *re*nascimento *somá*tico) ou posterior ao descarte do corpo biológico ou morte física (ou "dessoma" – *des* + *soma* – ou *des*ativação *somá*tica).

2. **Intrafísico:** na condição de consciência intrafísica (recebendo a denominação de "conscin"), quando renasce e adquire um novo corpo humano, ao qual denominamos "soma", passando a viver na dimensão intrafísica.

3. **Projetado:** na condição de consciência projetada, quando a conscin deixa temporariamente seu corpo físico através do psicossoma, vivenciando experiências extrafísicas ou se relacionando com consciexes.

A *Projeciologia,* então, é o ramo da *Conscienciologia* voltado para o estudo da projeção da consciência para fora do corpo humano e também de todos os fenômenos relacionados à experiência extracorpórea. Ou seja, a possibilidade de uma pessoa deixar conscientemente seu corpo físico nesta dimensão física e ter vivências em uma dimensão não física ou extrafísica.

A partir dessa condição, foi formulada a *hipótese do corpo objetivo.* Esta tem por base a existência de um segundo veículo de manifestação consciencial além do corpo humano, ao qual chamamos *psicossoma* ou *paracorpo emocional.* Esse veículo é que permite a cada pessoa deixar o corpo físico inerte nesta nossa dimensão humana e ter experiências lúcidas nas dimensões extrafísicas (V. **Vieira,** Waldo; ***Projeciologia: Panorama das Experiências da Consciência Fora do Corpo Humano;*** *Editares;* 2009; páginas 973 a 975).

Já a *Conscienciologia* é a Ciência voltada para o estudo da consciência em todas as suas formas de manifestação e em suas inter-relações, de um modo inteiro, considerando seu holossoma (os 4 veículos de manifestação consciencial citados anteriormente), as diversas dimensões, os períodos intermissivos (ou entre-vidas, quando vivemos na condição imaterial ou extrafísica, antecedendo o renascimento humano ou após a morte biológica – "dessoma") e as múltiplas vidas ou existências intrafísicas anteriores a esta atual. Consequentemente, a *Conscienciologia* abarca a *Projeciologia* (V. **Vieira**, Waldo; ***O Que é a Conscienciologia;*** *Editares;* 2012; páginas 11 e 12).

Do ponto de vista da *Conscienciologia,* existem basicamente duas realidades no universo: a consciência e a energia.

A consciência é cada um de nós, tanto os autores deste livro, quanto vocês leitores. Em outras linhas de conhecimento, também foi denominada alma, *self,* personalidade ou espírito, apenas para dar alguns exemplos. A consciência é quem controla os veículos de manifestação citados anteriormente, incluindo o corpo humano e, por isso, é capaz de deixá-lo inerte e exteriorizar-se, por exemplo, com o psicossoma, atuando em dimensões não físicas e mais sutis.

Apesar de estudar estas realidades transcendentais, tais quais a projeção lúcida e os fenômenos parapsíquicos, a *Conscienciologia* se incumbe de entender as ações da consciência nesta dimensão humana buscando auxiliá-la a manifestar-se de um modo cada vez mais saudável. À saúde da consciência, denomina-se, de certo modo, evolução.

Neste ponto, o leitor pode estar se questionando qual o objetivo de renascer inúmeras vezes nesta dimensão, correto? Perante a *Conscienciologia,* o objetivo é a evolução gradual da consciência, adquirindo níveis cada vez mais saudáveis de manifestação emocional e cognitiva, até o momento de não mais precisar de um novo corpo físico, eliminando de vez a necessidade de retornar a esta dimensão humana.

Nesse sentido, as ações da consciência são analisadas, estudadas, destrinchadas, propondo-se formas melhores ou mais saudáveis de atuação e de convivência durante o período de existência na dimensão humana. Ou seja, de um certo modo, a *Conscienciologia* trabalha com técnicas voltadas para se viver bem visando a evolução pessoal.

Em função disso, nos estudos dessa ciência se faz necessário também o aprofundamento na questão da eticidade nas manifestações. Evolução ou saúde consciencial não implicam apenas aperfeiçoamento emocional e cognitivo, mas também quanto à ética pessoal.

Ética, entretanto, ainda é uma condição puramente humana, variando conforme a cultura ou a geopolítica. Algo considerado ético por certos grupos, outros podem não considerar. Pela *Conscienciologia*, importa muito mais a *cosmoética*, também denominada ética cósmica ou moral cósmica, a qual engloba a ética humana, mas, muito além, a transcende, extrapolando o conceito de eticidade para uma avaliação multidimensional (V. **Pereira,** Jayme; ***Princípios do Estado Mundial Cosmoético;*** *Editares;* 2013; páginas 151 a 154).

Ou seja, a *cosmoética* abarca as ações da consciência em todas as formas de manifestação, mesmo as puramente adstritas ao pensamento, e também as ligadas às múltiplas dimensões de atuação consciencial, incluindo as relações com as consciências extrafísicas.

Cabe aqui um adendo sobre os tipos básicos de consciências extrafísicas com as quais podemos nos relacionar. Elas são divididas genericamente em 3, enumeradas a seguir na ordem alfabética:

1. **Amparador:** consciex auxiliadora de uma conscin ou de várias conscins; benfeitor extrafísico. Expressões equivalentes, arcaicas, desgastadas e envilecidas pelo emprego continuado: *anjo da guarda; anjo guardião; anjo de luz; guia; mentor.* Com relação à UTI, o assunto será aprofundado em capítulo específico, relativo ao amparador extrafísico de função (V. capítulo 14 – Amparador de Função na Unidade de Terapia Intensiva).

2. **Assediador:** consciex promotora da condição patológica da assedialidade extrafísica, ação negativa ou perseguição insistente, direta ou indiretamente, de qualquer natureza, sobre outras consciências. Em geral, possui relação antiga com suas vítimas, de problemas interpessoais oriundos de outras existências.

3. **Guia extrafísico amaurótico:** consciex amoral ou inexperiente que ajuda outra consciência de modo anticosmoético, segundo os seus interesses egoicos do momento, em detrimento de outras. Muitas vezes tem boa intenção para com o seu assistido, porém falta-lhe discernimento e age de modo tendencioso e sectário. Comum nas religiões ou linhas e ideologias antiuniversalistas.

A segunda realidade referida anteriormente, além da consciência, é a energia. Quando falamos em energia, não nos referimos apenas à energia física, relativa à matéria densa e palpável, por exemplo a presente nos objetos físicos em geral. Estamos nos referindo a energias mais sutis, não perceptíveis aos sentidos humanos ou aos equipamentos tecnológicos.

A palavra *energia* provém do idioma Francês, *énergie,* derivada do idioma Latim, *energia,* e esta do idioma Grego, *energéia,* "força em ação". Surgiu em 1563.

Esta nossa vida é energossomática ou energética. O tempo todo estamos em interação, seja com pessoas, consciências extrafísicas, objetos, animais, plantas ou ambientes. A base dessa interação é a troca de energia. O energossoma (veículo energético citado anteriormente) é o intermediário entre a consciência e a dimensão intrafísica. É a ponte unindo a dimensão extrafísica à intrafísica.

Tanto nós, autores, quanto vocês, leitores, na qualidade de seres intrafísicos, somos obrigatoriamente um centro de energia vital. Cada ser vivo tem energia vital ou consciencial única, personalíssima. É impossível viver sem o emprego das energias, mesmo esse emprego sendo frequentemente inconsciente: a vida é energia em movimento.

Basicamente, existem 2 tipos de energia (V. **Vieira,** Waldo; ***Projeciologia: Panorama das Experiências da Consciência Fora do Corpo Humano;*** *Editares;* 2009; páginas 575 a 577; 580 a 584):

1. **Energia imanente (EI):** energia primária, vibratória, invisível, essencial e multiforme, totalmente impessoal, dispersa em todos os objetos ou realidades físicas, interpenetrando tudo no Universo. Portanto, universalmente difusa ou onipresente, ainda indomada pela consciência humana, e demasiadamente sutil para ser identificada pelos atuais instrumentos tecnológicos. Também chamada de acasa (hindus), chi (acupuntura), força vital [Hahnemann (1755–1843)], entre outros.

A energia imanente não pode ser criada nem destruída, mas avaliada, concentrada, bloqueada, dispersa, transferida, captada, transformada, modulada, emitida e projetada pelas estruturas do subconsciente, influindo nos fenômenos parapsíquicos e na projetabilidade dos seres humanos, bem como em todas as suas pensenizações.

Essa energia é fenômeno universal, identificado em épocas, locais e civilizações diferentes, desde as antigas tradições esotéricas e pré-científicas.

Está presente em todo lugar, toda parte, todas as dimensões. É a realidade mais aproximada daquilo chamado de perfeição ou não entropia.

2. **Energia consciencial (EC):** aquela energia imanente utilizada pela consciência em suas manifestações ou pensenizações em geral. Ou seja, é a energia imanente informatizada. É também chamada de autoenergia, energia anímica, energia interior, magnetismo pessoal, entre outros.

O conjunto das energias conscienciais, estruturadoras das conexões entre o *psicossoma* (corpo emocional) e o *soma* (corpo físico) da consciência intrafísica (que somos cada um de nós) irão formar o *energossoma* ou veículo energético.

O energossoma é o invólucro vibratório, energético, luminoso, vaporoso e provisório que coexiste estruturalmente e circunvolve o corpo humano, estreitamente ligado à exteriorização de energias, ao cordão de prata (conexão energética entre o psicossoma e o soma) e aos chacras.

O chacra é o núcleo ou campo limitador de energia consciencial, cujo conjunto constitui basicamente o *energossoma,* fazendo a junção ao psicossoma, atuando como ponto de conexão pelo qual a EC flui de um veículo consciencial para outro. Portanto, o bloqueio do fluxo das energias em algum dos chacras pode causar perturbações nos demais veículos de manifestação consciencial e, até mesmo, doenças físicas (V. capítulo 16 – Saúde Holossomática do Assistente e a Intencionalidade Fraterna).

Eis, enumerados na ordem funcional, os 7 chacras básicos componentes do energossoma de qualquer conscin e sua respectiva localização (V. **Vieira,** Waldo; ***Projeciologia: Panorama das Experiências da Consciência Fora do Corpo Humano;*** *Editares;* 2009; páginas 299 a 309):

1. **Coronochacra:** no topo da cabeça.

2. **Frontochacra:** na testa ou região frontal do crânio.

3. **Laringochacra:** na região da garganta.

4. **Cardiochacra:** no tórax, correspondendo à projeção da área cardíaca.

5. **Esplenicochacra:** na região correspondente à localização do baço.

6. **Umbilicochacra:** na região umbilical.

7. **Sexochacra:** na região perineal.

A maior senha de identidade pessoal é a energia consciencial da personalidade humana. Infelizmente, a maioria dos componentes da Humanidade não sabe ainda decifrá-la. O energossoma, na condição de veículo energético, permanece invisível à vista do homem ou mulher comum.

O energossoma, tal qual a energia consciencial, ainda é totalmente desconhecido para a Medicina convencional, alopática, sendo, no entanto, utilizado na *Medicina Chinesa* e para explicar os mecanismos de funcionamento da *Homeopatia,* da *Acupuntura,* do *Do-in* ou *Digitopressura* e do *Shiatsu.*

Conforme será analisado em uma série de capítulos ao longo deste livro, a compreensão e capacidade de discriminação das energias conscienciais no ambiente de UTI reveste-se de extrema importância no que concerne à questão da humanização. As consciências interferem o tempo todo uma nas outras, mediante as exteriorizações de suas energias conscienciais.

Um profissional de UTI humanizado, conforme será visto, precisa saber dominar suas energias para evitar interferências negativas em seus pacientes. Além disso, seria de grande relevância ele ser capaz de perceber as sutilezas nas manifestações energéticas dos pacientes, não perceptíveis aos sentidos do corpo humano (V. capítulo 5 – Energia Consciencial do Paciente).

Todas as ações conscienciais, mesmo sem a emissão de palavras, ou seja, adstritas apenas ao pensamento, têm como resultante final a exteriorização de um determinado padrão de energia no ambiente, influenciando as demais consciências presentes naquele local.

Desse modo, imagine você, leitor e leitora, profissional de saúde atuante em uma UTI, o quanto pode estar sendo influenciado pelas energias do paciente? Ou dos seus colegas de trabalho? Ou das consciências extrafísicas (consciexes) presentes nesse ambiente? Esse assunto será aprofundado em capítulo específico mais a frente.

Importa a você, porém, refletir que até a palavra mental torna-se transparente para quem sabe ler a personalidade por intermédio do olhar, do gestual ou da simples exteriorização de energias conscienciais.

Assim, pode-se ampliar a *cosmovisão,* ou seja, a condição da personalidade humana quando capaz de enxergar além das ocorrências ou interesses banais da cotidianidade diuturna, à distância, por cima, sobrepairando o trivial dentro das ocorrências à sua volta (V. **Vieira,** Waldo; ***Cosmovisão Humana;*** *Enciclopédia da Conscienciologia; EDITARES/CEAEC;* 8ª Ed. Eletrônica; 2013; página 3.604).

A análise da questão das energias leva-nos a um outro conceito de vital importância nos estudos da *Conscienciologia:* o *pensene.*

O pensene é uma unidade indivisível, formada pela união de 3 aspectos: pensamento (pen), sentimento (sen) e energia (ene). Ou seja, tudo aquilo pensado por você, recebe alguma carga emocional, tendo como resultado final a emissão de um padrão de energias. O mesmo acontece com qualquer pessoa (V. **Vieira,** Waldo; ***Nossa Evolução;*** *Editares;* 2013; página 75).

O pensene, portanto, não é algo falado, necessariamente. A fala pode ser o resultado final de um pensene; entretanto, uma pessoa pode emitir um pensene sem se manifestar fisicamente, ou seja, apenas energeticamente. Nesse caso, pode-se afirmar o *pensene ser ação,* pois por si só poderá influenciar quem não conhece e não consegue discriminar padrões energéticos.

Essa condição nos leva à seguinte reflexão: a qualidade dos pensenes e da energia consciencial de uma personalidade indicarão o nível de saúde consciencial e, consequentemente, de evolução pessoal. Assim, quanto mais equilibrada do ponto de vista dos pensenes e das próprias energias é uma consciência, mais saudável ela deverá ser.

Voltando ao ambiente de UTI, imagine, então, profissionais, familiares e pacientes emitindo seus pensenes, com toda sua carga de preocupação, problemas e sofrimentos. As energias resultantes se unirão e formarão o *holopensene* ou conjunto de pensenes desse local.

Apesar de uma UTI ser um ambiente de tratamento e cura, é óbvio haver muito sofrimento ali dentro. Como veremos neste livro, a desatenção ou falta de experiência parapsíquica pode levar o profissional de saúde a se contaminar energeticamente, resultando em desequilíbrio em seu energossoma e possíveis doenças em seu corpo físico.

Tal fenômeno decorre de duas condições (V. **Vieira,** Waldo; ***200 Teáticas da Conscienciologia;*** *IIPC;* 1997; páginas 23 e 32):

1. **Acoplamento áurico:** a interfusão temporária entre as energias de duas ou mais consciências, consequência da interação ou contato entre elas. Exemplificando: a interação fisioterapeuta-paciente; psicólogo-familiares; médico-paciente; dentre várias outras possibilidades no ambiente de terapia intensiva.

2. **Assimilação simpática de energias (assim):** decorrência do aprofundamento do acoplamento áurico, podendo, inclusive, chegar a assimilações com sensações físicas e favorecer, por exemplo, a identificação exata do ponto, órgão ou sistema do corpo humano do paciente apresentando problemas ou disfunções (V. capítulo 13 – *Assim* Diagnóstica).

O conhecimento e domínio energético tornam-se matérias de maior importância dentro da *Conscienciologia.* Por isso, oferecem-se técnicas visando ampliar a percepção energética pessoal, além de propiciar a correta limpeza do próprio energossoma após acoplamentos áuricos e assimilações simpáticas de energias, visando evitar contágios energéticos e possíveis doenças orgânicas em profissionais de saúde.

Basicamente, sugerimos 3 procedimentos visando a manutenção da higidez das próprias energias e, até mesmo, a autodefesa energética (V. **Vieira,** Waldo; ***200 Teáticas da Conscienciologia;*** *IIPC;* 1997; páginas 584 a 594):

1. **Circulação fechada das energias:** consiste em mobilizar as próprias energias, pela vontade, levando-as da cabeça até os pés, trazendo-as de volta dos pés até a cabeça, estabelecendo um circuito fechado. Esta manobra objetiva levar o experimentador à instalação do

estado vibracional (EV) e visa a desassimilação, além de promover a autodefesa quanto a padrões nocivos de energia (V. capítulo 11 – Estado Vibracional no Contexto da UTI).

2. **Exteriorização das energias:** fundamenta-se no ato de lançar as próprias energias "para fora", ou seja, expandi-las para além do energossoma ou veículo energético pessoal. Auxilia nas desassimilações, na autodefesa e na soltura do energossoma pessoal, favorecendo fenômenos parapsíquicos.

3. **Absorção das energias:** resume-se na atitude de trazer para si as energias do ambiente, incorporando-as em seu energossoma. Objetiva a recomposição das energias pessoais, além de ser útil quando se deseja realizar intencionalmente o acoplamento áurico ou a assimilação simpática de energias.

Levando-se em conta os objetivos da *Conscienciologia* quanto, por exemplo, à qualificação da saúde consciencial e da evolução pessoal, à melhoria nas inter-relações e à apresentação de técnicas voltadas para se viver melhor, nada mais lógico, dentre suas propostas, encontrar-se a condição da assistência entre as consciências ou da interassistencialidade.

Ou seja, as teorias e técnicas desenvolvidas nessa ciência visam, de modo prioritário, assistir a quem estuda e pesquisa os assuntos para cada um tornar-se uma consciência mais assistencial, altruísta, fraterna ou, conforme proposto no tema deste livro, humanizada. Nesse sentido, vale a pena citar a técnica assistencial da tarefa energética pessoal (V. capítulo 15 – Tenepes e o Paciente Crítico).

A partir das ideias apresentadas neste capítulo, em confronto com as necessidades nos ambiente de *Terapia Intensiva,* estes autores propõem, na condição de subespecialidade da *Conscienciologia,* a *Intensivismologia:* Ciência aplicada ao estudo e pesquisa teática (teórico-prática) da consciência atuante em unidade de terapia intensiva (UTI), seja na condição de assistente ou assistido, além da análise puramente intrafísica, levando em consideração as inter-relações conscienciais de modo integral, multidimensional, holossomático e multiexistencial.

Para finalizar, importa esclarecer que a *Conscienciologia,* hoje (Ano-base: 2016), encontra-se em fase de crescimento, tanto em número de instituições quanto de voluntários, pesquisadores, professores e escritores. Para se ter uma ideia, já existem quase 60 autores de livros conscienciológicos, os quais compõem a *Uniescon – União Internacional de Escritores da Conscienciologia,* instituição com sede no *CEAEC,* em Foz do Iguaçu. Além disso, nesta mesma cidade, segue o projeto da *Enciclopédia da Conscienciologia,* a qual já é composta por mais de 500 verbetógrafos, doadores de seu conhecimento e pesquisas em benefício da assistencialidade.

Portanto, caso seja do interesse do leitor, recomendamos aprofundar sua leitura sobre a *Conscienciologia* em outras obras, algumas citadas no início deste capítulo, outras disponíveis no *website* da *Editares,* a editora dos livros da Conscienciologia (V. www.editares.org.br).

A** CONSCIENCIOLOGIA, **COM SUA** ABORDAGEM PARAPSÍQUICA, **TRANSCENDE A OBVIEDADE NOS ESTUDOS DA** HUMANIZAÇÃO **EM** UTI, **TRAZENDO MAIOR** COSMOVISÃO **NA** ASSISTÊNCIA **AOS PACIENTES CRITICAMENTE ENFERMOS.

04. A Morte e o Morrer na Visão da Conscienciologia

Trabalhar em uma Unidade de Terapia Intensiva é lidar com a questão da morte constantemente. Para o profissional de saúde responsável por esse ambiente, um melhor entendimento da morte e do morrer o tornará mais capacitado para enfrentar tal situação e atuar de modo mais humanizado com os pacientes e familiares.

Para lidar com o estresse sempre presente em uma UTI, é comum para aqueles que trabalham nesse setor desenvolver uma atitude de distanciamento técnico, caracterizando, às vezes, uma certa frieza, não necessariamente patológica, a qual vai facilitar a atuação com o paciente crítico e seus familiares. Entretanto, tal distanciamento pode tornar o assistente alheio aos sentimentos dessas pessoas.

Entre as principais causas desse distanciamento, pode-se dizer que a morte é das mais importantes, condição muito comum e, até certo ponto, intimamente relacionada à UTI. Conforme foi mencionado, a Unidade de Terapia Intensiva *não é* local de se morrer, mas de se tratar pacientes em estado crítico. Entretanto, nesse ambiente encontram-se pacientes graves e, em consequência desse fato, a morte e a terminalidade da vida biológica é assunto recorrente.

Crenças errôneas ou tabus culturais podem fazer com que a discussão de temas voltados ao entendimento da morte e do morrer sejam evitados. Ao longo da história humana, nota-se como tendência geral a negação da mesma, sendo a ideia da morte comumente abominada e repelida (V. **Kübler-Ross,** Elisabeth; ***Sobre a Morte e o Morrer;*** *Martins Fontes;* 2008; página 6).

Pelo que se demonstra em pesquisas sobre a sociedade contemporânea, tal fato vem se aprofundando em decorrência da superficialização das relações humanas, do aumento e incentivo ao consumismo e da busca e priorização cada vez maior da vivência de emoções fugazes, passageiras e com sentido apenas material (V. **Santos,** Franklin Santana; Org.; ***Cuidados Paliativos: Discutindo a Vida, a Morte e o Morrer;*** *Atheneu;* 2009; páginas 1 e 2).

Ao mesmo tempo, o processo da morte e do morrer, que até a primeira metade do século XX era considerado um evento social permitindo reencontros e despedidas, no qual o paciente era cercado de atenções e cuidados da família, do médico, dos amigos e da comunidade, agora é entregue à Medicina e ao cuidado hospitalar, principalmente à UTI, distante da atenção das pessoas queridas (V. **Santos,** Franklin Santana; Org.; ***Cuidados Paliativos: Diretrizes, Humanização e Alívio dos Sintomas;*** *Atheneu;* 2011; página 175).

Em função disso, torna-se importante trazer a perspectiva da *Conscienciologia* visando tornar o profissional mais apto para lidar com esses temas e, ao mesmo tempo, capacitar-se para abordar familiares e pacientes ligados ao ambiente de terapia intensiva.

O assunto morte, sob o neologismo *dessoma,* será abordado a partir de diferentes ângulos ao longo desta obra. Neste capítulo, daremos uma visão geral sobre o tema, estabelecendo algumas correlações para facilitar o entendimento por parte do leitor no restante do livro.

Perante a *Conscienciologia,* portanto, a morte não implica em finitude. Sem dúvida, término da vida humana ou biológica. Entretanto, a consciência, a qual controla o corpo físico, conforme comentado no capítulo 3, prossegue na dimensão extrafísica ou não física mediante o psicossoma ou paracorpo emocional.

A realidade do psicossoma pode ser vivenciada por toda conscin pelo fenômeno da projeção consciencial ou experiência fora do corpo humano. Inúmeras técnicas são descritas na história da Humanidade, muitas delas trazidas no tratado *Projeciologia – Panorama das Experiências Fora do Corpo Humano.*

Outro conceito importante a ser lembrado é o da serialidade ou seriéxis (séries existenciais). A consciência, portanto, não finda, não termina, não se extingue. A vida segue em um ciclo, ora na dimensão humana (na condição de conscin ou consciência intrafísica, portando um corpo biológico), ora na dimensão extrafísica (na condição de consciex ou consciência extrafísica, sem o corpo biológico). A realidade das vidas passadas pode ser vivenciada mediante o fenômeno da retrocognição.

É óbvio que nem todas as pessoas estão abertas para esses conceitos e nem possuem interesse em estudar o tema. As realidades anteriores podem ser vivenciadas individualmente utilizando-se técnicas as quais podem ser aplicadas na própria casa do pesquisador. Entretanto, o fato de se conhecer tais assuntos não implica em abordá-los abertamente com qualquer conscin, sob o risco de se cometer *estupros evolutivos,* situações nas quais informações são trazidas para pessoas que não estão preparadas para recebê-las, podendo gerar muito mais confusão do que elucidação e tranquilidade íntima.

Conhecer tais conteúdos, porém, torna o profissional ou até mesmo o familiar de um paciente crítico mais apto para lidar com a morte biológica daquele paciente.

Um aspecto importante a ser entendido é o próprio termo "morte". Tal vocábulo vem carregado de um conteúdo emocional e informacional, incluindo a condição de finitude da vida, e não favorece o entendimento do assunto de acordo com os conceitos conscienciológicos. Em função disso, optou-se pelo neologismo "dessoma" (*des*ativação + *somá*tica), ou seja, a morte nada mais é do que a desativação do soma ou corpo humano atual. Do mesmo modo, o renascimento humano é chamado de "ressoma" (*re*ativação + *somá*tica), o que significa a aquisição de novo corpo biológico.

Diante da *Dessomatologia,* do ponto de vista técnico a dessoma pode ser classificada em 3 tipos, enumerados a seguir na ordem alfabética (V. **Vieira,** Waldo; ***Dessomática;*** *Enciclopédia da Conscienciologia; EDITARES/CEAEC;* 8ª Ed. Eletrônica; 2013; página 3.997):

1. **Primeira:** a primeira dessoma ou desativação somática, também chamada de morte biológica, quando ocorre o descarte do corpo humano. A *Tanatologia* é o estudo desse processo, o qual gera a tanatofobia (medo da morte) em diferentes graus.

2. **Segunda:** a segunda dessoma ou desativação energossomática, também denominada bitanatose, quando ocorre a eliminação

dos resquícios das energias do energossoma ou paracorpo energético e a consequente desativação desse veículo de manifestação consciencial. Ocorre após cada desativação somática, com tempo diferente para cada consciência.

3. **Terceira:** a terceira dessoma ou desativação psicossomática, também conhecida por trinatatose, quando ocorre o descarte do psicossoma ou paracorpo emocional, direcionando a consciência para um novo ciclo existencial, sem a necessidade de nova ressoma ou retorno à dimensão intrafísica, passando para a condição de Consciex Livre. A manifestação consciencial, nesse caso, se dá a partir do mentalsoma.

Importa deixar claro que, ao se utilizar uma nova denominação para a palavra morte, não se está querendo negá-la. Nas análises sobre terminalidade e cuidados paliativos, algumas pessoas podem entender que isso seja apenas mais uma forma de negar o término da vida humana, o que na realidade não é.

O que se pretende apenas é evitar conotações negativas ligadas a tal terminologia, desenvolvidas ao longo da história e de acordo com o senso comum. Ao mesmo tempo, pelo fato de a *Conscienciologia* trazer uma análise científica a partir de abordagem não materialista a esse acontecimento natural a todos os seres vivos, nada melhor do que um neologismo que defina de modo mais apropriado esse acontecimento.

Além do mais, conforme foi explicitado anteriormente, a consciência não morre, apenas seu corpo biológico, o qual é desativado ou descartado. Em nosso entendimento, portanto, falar em morte torna-se até certo ponto errôneo em razão da continuidade da vida da consciência na dimensão extrafísica.

Outro aspecto importante a ser clareado é que, ao se abordar o conceito de morte sob o neologismo *dessoma,* inserindo a continuidade da vida em outra dimensão imaterial ou extrafísica e, além disso, trazendo importante conceito voltado para a multiplicidade de existências na intrafisicalidade, não se tem a intenção espúria ou simplista de consolar aqueles que irão permanecer na dimensão intrafísica. Se esta fosse nossa intenção, sem dúvida estaríamos contribuindo para a desinformação e dificultando o aprendizado no que se refere à morte e ao morrer.

Como explicitado no início deste capítulo, nosso objetivo é o de esclarecer a respeito de tais realidades e mostrar ser possível vivenciar e trabalhar a *tanatofobia* ou o medo da morte mediante técnicas voltadas para o desenvolvimento do parapsiquismo, as quais podem permitir o acesso às dimensões extrafísicas durante a vida humana.

Considerando-se o ponto de vista do paciente, abordar o conceito de morte sob o termo *dessoma* pode parecer, para os estudiosos do assunto, que se está querendo apenas tranquilizá-lo e evitar que o mesmo aceite a condição pessoal de terminalidade ou, por outro lado, incutir nova crença para amortecer os medos relacionados ao fenômeno da morte biológica e facilitar esse processo. Tal afirmação, porém, também é equivocada.

No capítulo 3 buscamos deixar claro que a *Conscienciologia* é uma Ciência e, como tal, não tem a intenção de convencer ninguém. O que a difere das chamadas ciências convencionais é justamente a necessidade de se estudar as realidades extrafísicas e parapsíquicas com a participação do próprio pesquisador, ou seja, a pesquisa sempre é participativa. A ênfase, portanto, é na descrença e na experimentação, pois caso contrário, realmente se tornaria tão somente uma linha mística ou religiosa.

Por esse motivo, comentamos que o fato de um profissional de saúde ser estudioso e pesquisador desses assuntos não significa que irá abordar esses temas com todo e qualquer paciente ou familiar. Há de se ter criticidade para saber se existe espaço, abertura e necessidade de entrar em tal discussão, pois além de se prezar pela pesquisa e descrença, deve-se considerar e respeitar as convicções íntimas e o momento evolutivo dos pacientes e familiares presentes na UTI.

É válido enfatizar que as crenças pessoais, no que se refere à espiritualidade, vêm sendo mais amplamente estudadas, pois pesquisas têm identificado um papel importante e positivo tanto na recuperação de pacientes quanto no entendimento da terminalidade da vida humana, favorecendo a aceitação quanto ao processo de finitude do corpo biológico, da morte e do morrer (V. **Santos,** Franklin Santana; Org.; ***Cuidados Paliativos: Diretrizes, Humanização e Alívio dos Sintomas;*** *Atheneu;* 2011; página 176).

Dentro desse quesito, a abordagem conscienciológica, a qual traz a possibilidade da experimentação das realidades extrafísicas mediante o desenvolvimento do parapsiquismo, vem contribuir e somar com os estudos científicos sobre a espiritualidade e a morte. Nesse sentido, vai tornar tanto o profissional de saúde quanto o paciente e seu familiar, mais lúcidos quanto ao processo da dessoma e, consequentemente, mais tranquilos, dirimindo medos, ilusões e ansiedades quanto ao período posterior ao descarte do corpo biológico.

Com a finalidade de ampliar a conexão entre a abordagem sobre a dessoma segundo a *Conscienciologia* e aquela trazida pelas ciências convencionais, tema de fundamental importância é o da *Experiência de Quase Morte* (EQM). Tal acontecimento, relatado por muitos pacientes que passaram pela condição de morte clínica ou chegaram próximo a ela, demonstra a existência das dimensões extrafísicas e da continuidade da vida após a dessoma.

A EQM pode ser definida como a ocorrência projetiva, involuntária ou forçada por circunstâncias humanas críticas, da consciência intrafísica, comum a doentes terminais, pacientes morituros e sobreviventes da morte clínica (V. **Vieira,** Waldo; ***Projeciologia: Panorama das Experiências da Consciência Fora do Corpo Humano;*** *Editares;* 2009; página 141).

Tem na condição de sinônimos: crise da quase-morte; encontro íntimo com a morte; experiência da fronteira da morte; experiência da morte iminente (EMI); experiência da *quase-dessoma;* experiência da segunda vida; *near-death experience (NDE);* entre outras.

O assunto foi difundido e passou a ser de maior interesse de cientistas a partir de 1975, quando o médico estadunidense Raymond Moody (1944–) cunhou o termo EQM em livro intitulado *Vida depois da Vida* (V. **Anjo,** Paula Rodrigues; ***EQM – Explicando o Inexplicável?;*** *Revista Bioethikos;* 2011; página 456).

Dentre as características gerais que definem a EQM, podem ser consideradas as seguintes descrições de pacientes: inefabilidade, ouvir o anúncio da própria morte, envolventes sentimentos de paz, ouvir um ruído, ver um túnel, sentir estar fora do corpo, encontrar-se com seres não físicos, um "ser de luz", realizar uma revisão da vida, retornar à vida, passar pela experiência de contar aos outros sobre essa vivência, ter novas visões da morte e a comprovação de conhecimentos não adquiridos por meio da percepção normal (V. **Greyson,** Bruce; ***Experiências de Quase Morte: Implicações Clínicas;*** *Revista Psiquiatria Clínica;* 2007; página 117).

Conforme a própria literatura médica, mais especificamente a *Medicina Paliativa,* os eventos descritos anteriormente são vivenciados não apenas em situações nas quais o paciente foi considerado em morte clínica por seu médico.

Outros tipos de doentes graves que, por exemplo, estiveram em coma profundo, encontravam-se em condições de terminalidade da vida biológica ou passaram por situações de grande risco à vida (acidentes ou traumas em que a morte parecia inevitável), relataram sensações e percepções semelhantes, as quais podem ser caracterizadas como EQM (V. **Santos,** Franklin Santana; Org.; ***Cuidados Paliativos: Diretrizes, Humanização e Alívio dos Sintomas;*** *Atheneu;* 2011; página 187).

Uma das características consideradas mais relevantes em relação ao fenômeno da EQM é o fato de a conscin enferma se manter lúcida durante o processo, mesmo não apresentando qualquer atividade cerebral demonstrável em um eletroencefalograma (EEG).

Em pacientes considerados em morte clínica ou em parada cardiorrespiratória (PCR), condições nas quais uma EQM pode ocorrer, o cérebro não vai estar funcionante. Entretanto, os relatos dos pacientes durante a experiência de quase morte demonstram que os mesmos continuam pensando ou o fazem ainda com maior clareza do que em estado de vigília física normal, sugerindo a não dependência da consciência em relação ao corpo físico e ao cérebro (V. **Santos,** Franklin Santana; Org.; ***Cuidados Paliativos: Discutindo a Vida, a Morte e o Morrer;*** *Atheneu;* 2009; página 295).

Por ser condição impactante e de repercussão social, o fenômeno da EQM costuma aparecer na mídia, seja televisiva ou impressa. A revista *SuperInteressante,* por exemplo, trouxe em sua edição de número 213, de maio de 2005, uma reportagem na qual consta o relato de personalidades artísticas que afirmam terem passado pela experiência de quase morte, enumeradas a seguir na ordem alfabética de assuntos

(V. **SuperInteressante;** Redação; ***Morte: A Um Passo do Fim do Túnel;*** Maio, 2005; disponível em: <http://super.abril.com.br/comportamento/morte-a-um-passo-do-fim-do-tunel>; acesso em: 15.12.2015):

1. **Anafilaxia.** A atriz Jane Seymour (1951–), aos 36 anos de idade, apresentou reação anafilática após utilizar penicilina, necessitando ser ressuscitada. Durante o processo, refere ter flutuado para fora do corpo biológico e observado as pessoas tentando reanimá-la.

2. **AVC.** A atriz Sharon Stone (1958–), em 2002, sofreu uma hemorragia cerebral que a deixou próxima da dessoma. Foi submetida a uma neurocirurgia e, ao final, relatou experiências típicas de pacientes que vivenciam uma EQM, tais como ter passado por um túnel de luz, sensação de paz e serenidade e o encontro com parentes dessomados.

3. **Cirurgia.** A atriz Elizabeth Taylor (1932–2011) relatou que, em 1959, durante uma cirurgia, apresentou-se clinicamente morta durante 5 minutos, nos quais refere ter-se encontrado com seu ex-marido morto em um acidente aéreo no ano anterior. Segundo conta, o mesmo lhe disse para retornar e cumprir a missão que lhe restava. Ela só trouxe a história à tona quando se envolveu em campanhas contra a AIDS, visando confortar pacientes terminais.

4. **Meningite.** O ator Donald Sutherland (1935–), em 1979, relatou uma EQM quanto contraiu meningite. Disse que teve a morte clínica constatada e, durante esse período de tempo, percebeu-se flutuando fora do corpo cercado por uma luz azul-clara e, após percorrer um longo túnel, acabou retornando para o corpo físico.

A tendência de muitos cientistas fisicalistas é de buscar explicações reducionistas para o fenômeno da EQM, porém sem levar em consideração todo o conjunto de conteúdos relatados pelos pacientes e sem aprofundamento na pesquisa das hipóteses levantadas.

As pesquisas sobre a experiência de quase morte vêm demonstrando haver outra realidade além da dimensão material, e a transcendentalidade ou a existência de uma dimensão extrafísica de manifestação da consciência não pode ser descartada. Eis, enumeradas na ordem alfabética, 6 condições as quais sugerem a necessidade de extrapolação do estudo da EQM para além do mecanicismo e do reducionismo (V. **Fenwick,** Peter; ***As Experiências de Quase Morte (EQM) podem Contribuir para o Debate sobre a Consciência?;*** *Revista Psiquiatria Clínica;* 2013; páginas 203 a 207):

1. **Cegueira:** os relatos de cegos de nascença ou que perderam a visão antes dos 5 anos de idade e, em função disso, não possuem capacidade para imaginação visual, entretanto, apresentaram-se capazes de utilizar essa função durante a EQM.

2. **Fenomenologia:** a existência de estados de consciência ampliados ou fenomenologias supraculturais, ou seja, que se repetem em culturas diversas. Isso difere, por exemplo, das alucinações, as quais são influenciadas pelo indivíduo e o meio no qual vive.

3. **Mecanismo:** a falta de um único mecanismo cerebral para explicar as ocorrências na EQM.

4. **Projeção:** as inúmeras descrições de experiência projetivas ou fora do corpo humano durante a EQM, as quais, em função da complexidade de suas ocorrências, não podem ser explicadas nem mesmo pela hipótese de haver alguma mínima área cerebral funcionante durante a morte clínica ou a parada cardíaca.

5. **Transformação:** o paciente que passou por EQM tende a apresentar-se mais equilibrado e com mudanças de impacto positivo sobre a vida pessoal, além de maior relato de experiências parapsíquicas, diferentemente daqueles que tiveram algum trauma sem EQM.

6. **Veracidade:** a confirmação, por testemunhas independentes, de percepções sensoriais do tipo visual, olfativa, auditiva, cinestésica, dentre outras, vivenciadas pelo paciente durante a EQM.

Ainda contradizendo as explicações puramente materialistas, eis outros 4 argumentos a favor da existência das dimensões extrafísicas e da continuidade da vida fora do corpo humano, segundo os estudos sobre EQM, enumerados a seguir na ordem alfabética (V. **Greyson,** Bruce; ***Experiências de Quase Morte: Implicações Clínicas;*** *Revista Psiquiatria Clínica;* 2007; páginas 117 a 125):

1. **Alucinação.** O fato de, durante uma alucinação, o paciente mostrar-se desorientado, ocorrendo o oposto na EQM, ou seja, o paciente sabe o que está acontecendo e consegue discernir o que é físico do que é não físico.

2. **Crianças.** O padrão de relatos em crianças, mesmo não possuindo condicionamento cultural em relação à morte, ser equivalente ao dos adultos.

3. **Personalidade.** O fato de a EQM integrar a personalidade de modo saudável e construtivo, ao contrário da alucinação e do delírio, que desintegram a personalidade.

4. **Precognição.** A obtenção de informações que irão ocorrer no futuro, distantes do local em que se encontram, as quais, posteriormente, são confirmadas.

Apesar das evidências sobre a continuidade da vida após a morte, as polêmicas persistem e, para os cientistas fisicalistas-reducionistas, a existência de uma dimensão extrafísica não passa de fruto da imaginação ou resultado de alterações cerebrais de cunho neuroquímico, neuro-hormonal e metabólico.

Entretanto, a *Conscienciologia,* mediante técnicas visando a projeção consciencial, traz a possibilidade da vivência da experiência fora do corpo humano sem a indução por mecanismo de trauma, substâncias entorpecentes, adoecimento físico ou auxílio de terceiros.

Diante da *Projeciologia,* a projetabilidade lúcida é condição de *minimorte temporária,* permitindo a vivência da realidade extrafísica ainda em vida, e pode ser obtida espontaneamente por qualquer pesquisador interessado que invista, de modo determinado, em seu desenvolvimento.

Importa considerar, também, que as experimentações parapsíquicas e projetivas são recursos racionais para a superação da tanatofobia, pois tornam a conscin autoconsciente quanto à extrafisicalidade.

A morte biológica, infelizmente, ainda é assunto considerado tabu, evitado pela maioria e permeado de suposições, misticismos e fantasias. Porém, todos iremos passar por este fenômeno em algum momento no curso da atual existência intrafísica.

Para quem atua em uma Unidade de Terapia Intensiva, o fato de lidar com pacientes em estado grave o coloca frente a frente com a questão da morte e do morrer quase diariamente, sendo imperativo o aprofundamento no estudo desses temas visando a qualificação pessoal para o atendimento mais humanizado aos enfermos e seus familiares.

Importa ressaltar, por parte destes autores, a ausência de intenção na persuasão dos leitores quanto aos assuntos argumentados. Deve-se atentar, sempre, para a necessidade e importância da manutenção da criticidade pessoal e da atuação pelo princípio da descrença (V. capítulo 3 – Conscienciologia), além da busca pela experimentação e vivência pessoal no campo do parapsiquismo.

AO** ENTENDER **O REAL SIGNIFICADO DA** MORTE BIOLÓGICA, **O** ASSISTENTE **DE UTI CAPACITA-SE PARA** COMPREENDER **AS** ANGÚSTIAS **DOS** PACIENTES **E FAMILIARES. DESSOMAR NÃO É MORRER. INEXISTE FINITUDE CONSCIENCIAL.

05. Energia Consciencial do Paciente

Energia consciencial compreende toda a energia imanente empregada pela consciência em suas pensenizações e manifestações de maneira geral. Pode ser denominada também: *magnetismo pessoal*, *energia interior*, *vontade pessoal* ou *voliciolina*. É, portanto, a impressão consciencial inerente a cada indivíduo.

Para ficar mais fácil o entendimento, podemos dizer ser a energia consciencial a energia íntima a qual move a consciência. É a força de vontade de cada personalidade. A energia consciencial pode ser interpretada na condição de reflexo da própria consciência, pois representa a forma na qual esta se manifesta em suas ações e, consequentemente, como essas ações reverberam no ambiente à sua volta.

A forma de pensar, falar e agir, e a maneira de posicionar-se perante os percalços da vida, assim como o modo de tomar decisões, são todas manifestações movidas pela energia consciencial do indivíduo. E ao mesmo tempo, essa energia consciencial é empregada e impregnada nas manifestações da consciência de fato, sejam elas equilibradoras ou não, boas ou ruins.

Outro aspecto importante de se ressaltar para a compreensão da energia consciencial é relativo ao nível da qualidade da mesma, pois seu padrão, quando exteriorizada, coloca-nos automaticamente em afinidade e sintonia com energias idênticas.

Fazendo-se uma analogia, a afinização energética funciona ao modo das ondas de uma estação de rádio, as quais se aproximam e interagem com as ondas do rádio de um avião. Por apresentarem a mesma frequência, acabam sintonizando-se. Assim acontece com as energias pessoais manifestadas durante o dia a dia. As energias exteriorizadas e alimentadas pelos nossos pensamentos e sentimentos são idênticas àquelas atraídas para nós, sejam elas positivas ou não.

Tal manifestação energética nos explica muito a questão das afinidades. Afinal, não são os opostos a se atraírem, mas, sim, os semelhantes. Quando paramos para analisar nosso círculo de relacionamentos interpessoais, é fato o nosso envolvimento mais prolongado, produtivo e harmonioso com as pessoas com as quais apresentamos maior afinidade.

Maior afinidade significa maior entrosamento, maneira de pensar semelhante, objetivos em comum e assim por diante. Podemos não perceber, mas tais envolvimentos possuem relação estreita com as energias conscienciais de cada um, as quais, ao apresentarem frequências parecidas, entram em sintonia e acabam por manifestar-se em forma de afinidades.

Certamente, uma pessoa preocupada com questões assistenciais, ao trabalhar em uma unidade de terapia intensiva com visão humanizada, terá dificuldades para afinizar-se com o colega de trabalho apresentando uma visão puramente técnica da prática da assistência. E vice-versa. Isso porque ambos estão em sintonias diferentes. Tal situação pode, muitas vezes, atrapalhar o trabalho e gerar conflitos quando não bem administrada e, consequentemente, prejudicar o paciente, pois o ideal é uma equipe em sintonia. *Equipe em sintonia é sinônimo de amparo de função ampliado* (V. capítulo 14 – Amparador de Função na Unidade de Terapia Intensiva).

Nosso objetivo é deixar bem claro neste capítulo o fato das energias conscienciais existirem, interferirem nas manifestações pessoais e interpessoais do cotidiano e, acima de tudo, exercerem total influência nos ambientes os quais nos manifestamos.

Isso torna ainda mais imprescindível o entendimento sobre as energias em um ambiente de UTI, por se tratar de um local onde várias consciências intrafísicas e extrafísicas se relacionam com objetivo de um bem comum, bem este representado pelo paciente satisfatoriamente assistido. Tal questão ressalta a importância da *energia consciencial do paciente* enquanto peça chave no desenvolvimento desse objetivo coletivo.

Como já vimos, todos possuem energia consciencial e se manifestam através dela. O padrão de *energia consciencial do paciente* representa a sua forma de posicionar-se e encarar o momento delicado pelo qual está passando. São suas atitudes e escolhas.

Cabe, portanto, a nós, profissionais humanizados da saúde, observarmos essas manifestações e ajudarmos da maneira mais digna e assistencial a passagem por esse momento.

Quando entramos em contato com o paciente, no momento de sua chegada à unidade de terapia intensiva, não devemos nunca esquecer a consciência complexa à nossa frente, construída com muitas experiências, vivências, sonhos e objetivos. Sonhos e objetivos muitas vezes interrompidos abruptamente por uma doença inesperada.

Seja essa doença consequência de suas próprias atitudes ou não, sua manifestação será sempre reflexo dessa bagagem de vivências pretéritas. Essa condição pode levar o paciente a manifestar-se energeticamente de modo positivo, contribuindo para o seu tratamento, ou energeticamente negativo, proporcionando dificuldades ao andamento de seus cuidados.

Ao longo da experiência profissional, observamos 2 tipos ou perfis clássicos de pacientes internados na UTI: o paciente enfermo, mas energeticamente forte e determinado, o qual faz de tudo para sua melhora, e aquele paciente visivelmente apático energeticamente, almejando sair da UTI, porém não apresentando o empenho energético para tal resolução. Vamos analisar tais perfis detalhadamente.

No primeiro perfil, observamos aquele apresentando energia consciencial forte, decidida e envolvente. É o paciente determinado, com postura positiva apesar da situação na qual se encontra e, com isso, contagia todos à sua volta. Ele escolhe a posição antivitimizada e atua de maneira a atingir um único objetivo: vencer sua doença.

Geralmente são pacientes com objetivos fortes na vida. São consciências as quais deixaram do lado de fora do hospital pessoas importantes para si mesmas, objetivos de vida indispensáveis, tornando-se a razão para sua continuidade nesta dimensão. São situações fortalecedoras da responsabilidade do indivíduo perante o andamento da própria vida, fora da UTI.

Pensamentos como esses são *voliciolina* no tratamento de doentes internados. Sob o conceito da *Conscienciologia,* a *voliciolina* é a energia consciencial haurida pela consciência, a partir da energia imanente, funcionando na condição de combustível, motor ou agente de atuação da vontade sobre as forças e fluxos do Cosmos (V. **Vieira,** Waldo; ***Voliciolina;*** *Enciclopédia da Conscienciologia; EDITARES/CEAEC;* 8ª Ed. Eletrônica; 2013; página 10.971).

Sendo assim, a voliciolina é a vontade máxima apresentada pelo indivíduo canalizando todas as suas energias conscienciais para determinado objetivo, nesse caso, a melhora da saúde e o retorno à sua vida habitual. *A voliciolina move a evolução da consciência, seja ela enferma ou não.*

Conforme comentamos anteriormente, as energias as quais exteriorizamos refletem no ambiente, contagiando o local e as pessoas ali presentes, e é exatamente isso que acontece com pacientes detentores do perfil energético forte e determinado.

Por apresentarem um posicionamento proativo e, consequentemente, exteriorizarem uma energia mais positiva, empática e aberta, acabam por influenciar todos os envolvidos em seu atendimento.

As pessoas na posição de assistentes sentem-se cada vez mais responsáveis e envolvidas com o paciente, ampliando os próprios esforços para ajudá-lo.

Certa vez, na condição de fisioterapeuta, acompanhei o caso de 2 pacientes os quais nos fizeram vivenciar intensamente essa situação.

Na verdade, os 2 não tinham, a princípio, nenhuma relação entre si, não se conheciam e apresentavam histórias de vida totalmente diferentes. As únicas coisas em comum entre esses pacientes eram sua força de vontade inabalável e o tempo de internação e permanência na UTI e, depois, na enfermaria do hospital.

O primeiro paciente tinha 37 anos de idade, deu entrada no hospital por insuficiência respiratória aguda, sendo necessária sua intubação orotraqueal imediata (introdução de 1 tubo na traqueia para facilitar a respiração). Encaminhado à UTI, permaneceu sedado, respirando com o auxílio de aparelhos por mais de uma semana, porque desenvolveu rapidamente uma complicação respiratória severa, chamada Síndrome da Angústia Respiratória Aguda (SARA).

Devido a essa complicação, passou dias "respirando" à base de parâmetros ventilatórios altíssimos, se comparados aos valores fisiológicos normais, ou seja, para a manutenção de uma oxigenação em condições compatíveis com a vida, o aparelho de ventilação mecânica era utilizado em altas pressões e concentrações de oxigênio. Além disso, havia dificuldade para se manter sua pressão arterial satisfatória, porque apresentava quedas súbitas da mesma, permanecendo a maior parte do tempo hipotenso (com a pressão baixa).

Apresentava episódios de instabilidade hemodinâmica tão súbitas, fazendo a própria equipe multidisciplinar da UTI achar difícil um bom prognóstico, até mesmo porque a causa de toda essa complicação não havia sido diagnosticada.

Em vista de todos os sintomas, fazia-nos acreditar ser sua doença um caso raro. Seu diagnóstico só poderia ser feito através de exames não disponibilizados na cidade. Devido ao seu quadro, também não era seguro seu transporte para fora do hospital, em decorrência da instabilidade respiratória e da pressão arterial.

Mas, passado um pouco mais de uma semana, ele começou a dar sinais de melhora. Sua imagem radiológica pulmonar havia progredido de maneira satisfatória, já conseguimos iniciar o processo de desmame da sedação e do ventilador mecânico, e sua pressão arterial já se mantinha mais estável.

Quando chegou ao hospital, esse paciente já se encontrava inconsciente, mas quando despertou da sedação e começou a interagir com a equipe, percebemos o quão especial era ele. Uma consciência naturalmente agradável e simpática.

Sua simpatia era contagiante e não havia na UTI qualquer funcionário, desde a equipe da limpeza até a direção do hospital, que não simpatizasse com ele.

Era um paciente aberto, aceitava qualquer conduta sugerida como benéfica para seu tratamento, cooperando sempre para isso. Infelizmente, mesmo com a sua aceitação e colaboração, o seu tempo de permanência na unidade foi de 3 meses.

O que mais o prendia à UTI era a dificuldade em respirar sem ajuda do ventilador mecânico. Durante toda essa luta por alcançar a respiração espontânea, ele nunca desistiu. Caminhava na UTI e também permanecia sentado várias horas na poltrona na tentativa de conseguir o fortalecimento do músculo diafragma (de fundamental importância na manutenção da ventilação espontânea). Esforçava-se ao máximo para contribuir para o tratamento.

Nesse momento de sua internação, mesmo traqueostomizado, alimentava-se muito bem. Aliás, a comida muito o ajudou a manter as energias e a vontade acesas. Era um paciente envolvente. Sua determinação energética em se manter firme e conquistar a alta hospitalar movia toda a equipe. Quando todos achavam não mais haver esperança, ele mesmo nos passava o sentimento e a certeza de não ser ainda um caso perdido.

Assim, todos se engajavam em um único objetivo: mantê-lo saudável de modo físico e psicológico em meio àquele ambiente tão assustador e instável para quem está de passagem. Formou-se praticamente um mutirão de pessoas torcedoras por sua recuperação.

Funcionários levavam-lhe *radinhos* para escutar música; outros, revistas de esporte as quais ele tanto gostava de ler; alguns traziam suas comidas preferidas. Tudo com o intuito de deixá-lo na condição mais confortável possível. Uma vez necessitando passar por aquilo, ao menos fosse com um pouco mais de dignidade.

E assim, passaram-se 3 meses de trabalho incansável e plenamente recompensador. Ele recebeu alta da UTI e, depois de quase duas semanas, ganhou alta hospitalar, rumo à sua casa, no aconchego da família.

Foi um dia de muita apreensão e felicidade para todos aqueles que acompanharam sua trajetória. Apreensão pelo medo de sair do alcance de nossos olhos depois de tanto tempo e felicidade imensa pela conquista de algo tão desejado por todos e merecido por ele próprio.

Se analisarmos de maneira mais ampla e cosmovisiológica, os papéis da assistência, nesse caso, confundem-se muito, pois, ao mesmo tempo, enquanto nós o ajudávamos, ele, com seu exemplo de determinação, foco, objetivo e vontade de superação, ensinava-nos mais. No final das contas, ele assistiu muito mais a equipe, do que nós o assistimos. Era uma consciência admirável.

Outro caso também merece nossa atenção. É a de um paciente o qual permaneceu internado no mesmo período ao anteriormente citado. Do mesmo modo, ficou na UTI por quase 3 meses, mostrando-nos a importância da vontade quando se tem um objetivo firme.

Era o caso de um paciente muito jovem, com 19 anos de idade. Tendo se envolvido em um acerto de contas entre gangues em seu bairro, acabou levando um tiro na coluna e ficando tetraplégico.

Chegou à unidade de terapia intensiva já bem tarde da noite, proveniente do centro cirúrgico. Tudo ao alcance de se fazer foi feito, porém, infelizmente, a bala havia passado justamente ao meio da medula espinhal. No decorrer dos dias, apresentava-se estável hemodinamicamente, com boa concentração de oxigênio sanguíneo e prognóstico satisfatório para o desmame do ventilador mecânico; porém, no quinto dia de internação, evoluiu com hemorragia na traqueostomia (um orífico realizado na traqueia, localizado na região anterior do pescoço, visando auxiliar na respiração), condição agravante para todo o andamento do tratamento.

Depois desse episódio, seu pulmão piorou muito e voltou a ser sedado e ventilado artificialmente. Tal situação, quando vivenciada por um tempo prolongado, prejudica a retirada do aparelho devido à perda de eficácia muscular diafragmática, tornando-a cada vez mais flácida. Essa musculatura é responsável pelo nosso processo de puxar e soltar o ar espontaneamente e, quando comprometida, torna-se um agravante para os pacientes tetraplégicos.

Passados alguns dias até a resolução da pneumonia que havia desenvolvido, ele foi novamente retirado da sedação, voltando a ficar consciente. Desse dia em diante foi que, através de todo um acompanhamento psicológico, ele ficou lúcido de sua condição. Ou seja, de que não teria mais a possibilidade de caminhar.

Muito nos surpreendemos depois desse dia. Estávamos apreensivos com sua reação, com a condição psicológica e emocional que poderia apresentar. Tínhamos medo de ele entregar-se e não contribuir mais no processo de tentativa de respirar sozinho, condição, aliás, muito comum em pacientes quando recebem uma notícia de tamanho impacto como essa. Contudo, nessas horas, torna-se imprescindível a colaboração do paciente.

Mas, para nossa surpresa, ocorreu justamente o contrário. Ele, sem dúvida, era o maior interessado em respirar sozinho e fazia de tudo para isso acontecer. Também foi um processo difícil, de altos e baixos, cheio de recaídas.

Chegamos ao ponto de ele mesmo querer monitorar seu desmame do ventilador mecânico. Cuidava do tempo marcado pelo relógio, sugerindo a alternância entre a permanência no ventilador mecânico e na ventilação espontânea (respirar sozinho, sem auxílio de aparelhos). Ou seja, ele cuidava do processo de intercalar um modo de respirar com o outro, avisando-nos quando chegava a hora certa de mudar o procedimento. Era um paciente extremamente determinado. Dizia todos os dias ter um filho pequeno para cuidar e, na condição de pai, apesar de ter feito coisas consideradas erradas, precisava estar presente para ver seu filho crescer.

Certamente essa foi sua *voliciolina.* Foi a *gasolina azul* mantendo-o forte para enfrentar as dificuldades de passar tanto tempo dentro de uma UTI. Acompanhou momentos de muita tristeza e o óbito de muitos outros pacientes à sua volta. Mas, apesar de momentos de desesperança, nunca desistiu.

Outro fato interessante a ser lembrado é que, conforme comentado no início deste relato, os dois pacientes estavam internados ao mesmo tempo na UTI. Um ao lado do outro. Depois de um tempo, ambos sabiam de suas histórias e por que estavam ali. Um acompanhava o progresso e, muitas vezes, a piora do outro. Muitas vezes, até pioravam juntos.

Isso porque um incentivava e apoiava ao outro. Eles serviam de exemplo entre si e ambos potencializavam suas energias conscienciais movendo a eles mesmos e a nós, que os acompanhávamos.

Esse paciente acabou saindo um pouco antes da UTI e, depois de alguns dias, pôde ver seu filho novamente. No dia de sua alta para casa, tive o privilégio de encontrá-lo com sua esposa, entrando na ambulância. Foi um dos momentos mais especiais presenciados por mim enquanto profissional da saúde.

Ele era outra pessoa. Por estar tão radiante, quase não o reconheci na cadeira, e quando fui me despedir, a primeira coisa dita por ele para mim foi: "Vou poder ficar com o meu pequeno".

Nessas horas, percebemos o quanto nosso trabalho é importante e influencia direta ou indiretamente a vida das pessoas as quais nos predispomos a assistir. Não só o paciente ali internado, mas todos aqueles que convivem com essa consciência fora do contexto hospitalar.

Uma única pessoa tem laços com muitas outras, e do bem-estar dela se faz o bem-estar de suas companhias, por exemplo os familiares e amigos que a esperam em casa.

Muitas vezes, pela rotina diária, esquecemos o quanto podemos influenciar e fazer diferença na vida dos outros com pequenas atitudes positivas. Mesmo com ações consideradas simples, por exemplo desejar um bom-dia ou uma boa-tarde ou mediante um sorriso sincero, o que, na prática, significa transmitir boas energias pelo pensamento. O simples fato de desejarmos o melhor para uma consciência já é uma forma de assistência.

Casos como esses nos mostram o quanto nossas energias podem influenciar as pessoas à nossa volta e criar um holopensene positivo, mesmo em ambientes de extrema tensão e sofrimento. Cada indivíduo é fulcro de energia consciencial, e esta, quando direcionada com intenção humanizada e assistencial, ganha forças e se amplia em favor do próximo.

Vimos até aqui histórias de pacientes que conseguiram alcançar seus objetivos e contagiar a todos através de suas energias seguramente decididas, em busca de um resultado positivo, mesmo inserido em um ambiente tão conturbado e estressante como o da UTI, por apresentarem objetivos concretos, personalidade forte e persistência em suas decisões.

Porém, o oposto pode também ocorrer. Este segundo perfil de paciente tende a ser extremamente pessimista e sem objetivos maiores nesta existência, apresentando posturas totalmente contrárias às relatadas anteriormente, fato manifestado em sua energia consciencial.

A condição de permanecer internado em uma UTI e, em alguns casos, por períodos prolongados, predispõe à ocorrência de posturas mais negativas, refletindo diretamente no saldo do tratamento.

A hospitalização na unidade de terapia intensiva evoca no enfermo todo um processo de fragilidade humana, juntamente com desequilíbrios emocionais, acentuação dos mecanismos de defesa, inquietação e baixa resistência à frustação. Estudos mostram que a ansiedade decorrente do fato de estar internado pode ser substituída pelos sentimentos de angústia e depressão, podendo ocorrer o surgimento de ideias destrutivas, fadiga crônica e perda da motivação e volição (V. **Souza,** Raquel Pusch de; Org.; ***Humanização em Cuidados Intensivos;*** *Revinter/AMIB;* 2004; página 5).

Em situações como essas, a negatividade do paciente torna-se evidente, as queixas somáticas se multiplicam e ocorrem sintomas clínicos claros, havendo tendência para manifestações mórbidas. Por exemplo, em casos de internação prolongada, podem ocorrer estados depressivos, apresentando como consequência a imunodepressão, causando ao indivíduo uma condição de profunda fragilidade e debilidade psicofisiológica (V. **Souza,** Raquel Pusch de; Org.; ***Humanização em Cuidados Intensivos;*** *Revinter/AMIB;* 2004; página 5).

Ou seja, muitas são as posturas e sentimentos manifestados pelos pacientes enquanto internados na UTI, e vários são os fatores instabilizadores contribuindo para a adoção de uma postura mais negativa. Essa negatividade, contudo, invariavelmente sintonizará o enfermo com energias de qualidade inferior ou deterioradas.

Nesse perfil de paciente, portanto, mesmo desejando restabelecer-se fisicamente, apresenta-se com padrão de energia consciencial mais débil, com pouco magnetismo pessoal e, em alguns casos, até gerando certa antipatia em suas manifestações. Esse tipo de enfermo geralmente é engolido pelo ambiente, deixando-se abater de modo mais fácil.

Esse fato é percebido de maneira inconsciente pelos profissionais que o acompanham. Em sua maioria, os membros da equipe sentem dificuldade de aproximação e o enxergam na condição de paciente difícil e fechado, pois causa nos profissionais à sua volta um sentimento aparentemente sem explicação. Mas, na realidade, essas sensações estão relacionadas diretamente com o padrão das energias refletidas pelo paciente em seu holopensene pessoal.

Em casos de pacientes com tal perfil, o andamento do tratamento mostra-se mais complicado e o ambiente torna-se *carregado* energeticamente. Muitos deles são rotulados de "azarados".

Na UTI, são pacientes que passam por situações não planejadas, como por exemplo sofrer um processo de extubação (retirada do tubo orotraqueal) acidental ou precisar de uma tomografia computadorizada e a máquina encontrar-se quebrada. Ou seja, sofrem miniacidentes de percurso os quais, quando somados, contribuem efetivamente para o agravamento do quadro.

Sem falar em casos onde o próprio paciente se entrega à enfermidade, condição ainda mais grave e dificultadora do tratamento.

Em situações em que o paciente possui energia consciencial débil, podemos pensar em várias hipóteses para a origem do problema, desde a questão do próprio temperamento do paciente, ou seja, ser uma pessoa mais pessimista; tratar-se de uma consciência sem objetivos maiores na vida humana; ou até mesmo o fato da ausência de uma outra pessoa ou companhia prendendo-lhe a esta existência. Afinal, somos movidos por alguma causa ou motivo maior.

Nesses casos de pacientes sem determinação, apáticos e fracos energeticamente, importa aos profissionais a postura aberta, evitando reatividades emocionais. Além disso, procurar nunca perder o foco na condição de assistido da consciência enferma à sua frente. Assim, buscar apoiá-la, incentivá-la e motivá-la de modo otimista visando auxiliá-la em sua recuperação, tanto psiquicamente quanto energeticamente.

Em alguns casos, a apatia energética apresentada pelo paciente pode estar relacionada com a presença de assediadores extrafísicos.

Essas consciências extrafísicas nada mais são do que companheiros de evolução, possíveis credores do passado, ou seja, de outras vidas. Permanecem próximos ao paciente vampirizando-lhe as energias, prevalecendo-se de sua fragilidade somática e emocional, como forma de acerto de contas do passado ou, até mesmo, da vida atual. Tais consciências manifestam-se extrafisicamente, *sugando-lhe as energias,* contribuindo para o agravo de sua doença.

Com tal atitude, os assediadores extrafísicos dificultam a recuperação física, energética e emocional da conscin enferma. Além disso, contribuem para tornar o campo energético do paciente "pesado", como é popularmente conhecido, e desagradável.

Nesses casos, faz-se totalmente necessária a utilização do parapsiquismo e da cosmovisão para a assistência ocorrer de modo eficaz e pontual. Tornar-se-á necessário o trabalho em conjunto com os amparadores de função visando o tratamento não apenas do paciente, mas também das consciexes perturbando-lhe a recuperação, ou, até mesmo, utilizar-se de ferramentas, ao modo da tarefa energética pessoal (tenepes), para o correto encaminhamento desses assediadores (V. capítulo 15 – Tenepes e o Paciente Crítico).

De qualquer modo, condições como essas vão muito além do nosso entendimento fisiológico, entrando no campo da *Parafisiologia* e, mais especificamente, da *Parapatologia,* e situações como essas, não se consegue tratar com remédios convencionais.

Nos casos de assédio interconsciencial, vale mais a sensibilidade e a atenção detalhista, juntamente com o parapsiquismo do profissional da saúde, podendo, dessa maneira, enxergar a necessidade do paciente além das possibilidades da visão humana. *Nem sempre a dificuldade da resolução de uma doença está visível aos olhos, mas sim aos paraolhos.*

Importa enfatizar a importância da postura pessoal fraterna e humanizada enquanto ferramenta indispensável para se detectar as necessidades extrafísicas e, assim, realizar possíveis intervenções positivas direcionadas à melhora do assistido.

A postura ímpar desejada de um profissional da saúde deve ser a compreensão do assistido no momento da intervenção, proporcionando, desse modo, a escolha assistencial mais assertiva e cosmoética.

HUMANIZAÇÃO ***REQUER*** *EXTRAPOLAÇÃO.* ***A*** *ENERGIA CONSCIENCIAL* ***PRECISA SER VISTA AO MODO DE*** *AUTOEXPRESSÃO* ***DO PACIENTE, PODENDO*** *INDICAR* ***UM CAMINHO*** *MELHOR* ***A SE TRAÇAR EM SEU*** *TRATAMENTO.*

06. A Valorização do Conforto Subjetivo do Paciente Crítico

O propósito de se retomar o conceito e a prática da humanização é a busca da valorização do *foco* assistencial representado pelo *paciente*. Objetivo este já ressaltado anteriormente, o qual tornou-se um pouco distante devido aos processos tecnológicos, muito necessários ao desenvolvimento de uma terapêutica mais assertiva do ponto de vista fisiopatológico, mas, ao mesmo tempo, fria do ponto de vista emocional.

Essa condição torna-se ainda mais acentuada dentro da unidade de terapia intensiva, em reflexo da necessidade de monitorização contínua realizada por inúmeros aparelhos. Em consequência disso, e até mesmo devido à maneira técnica dos profissionais se posicionarem no atendimento ao paciente crítico, ocorreu, ao longo dos anos, a perda da visão da consciência enferma enquanto ser humano integral e de sua necessidade não apenas de restabelecimento físico, mas também de auxílio emocional, mental e consciencial (espiritual).

Observa-se atualmente um afastamento dos profissionais da UTI com relação aos pacientes. A comunicação muitas vezes é automática, e o cuidado é impessoal a ponto de ser desumanizado. Há maior valorização dos aspectos científicos e da fisiopatologia, sendo esquecidos o envolvimento, o calor humano e a humanização (V. **Barra,** Daniela Couto Carvalho; *et al.*; ***Processo de Humanização e a Tecnologia para o Paciente Internado em uma Unidade de Terapia Intensiva;*** *REME;* 2005; página 346).

Em vista disso, objetivando o processo de humanização dos cuidados intensivos, nunca podemos dissociar o *conforto* e a *dignidade* humana para o tratamento mais eficaz à doença.

Quando analisamos o significado da palava conforto, ela representa: ato ou efeito de confortar-se, alívio, consolo, solidariedade nos momentos de aflição, proporcionando felicidade e bem-estar físico e emocional; porém, quando associamos conforto ao paciente criticamente enfermo, internado em uma UTI, o sentido da palavra se amplia imensuravelmente a ponto de tornar-se sinônimo de dignidade.

Já a palavra dignidade é representada pela condição de reconhecimento da pessoa ao modo de um ser digno de respeito, e a dignidade de um indivíduo representa acima de tudo sua "integridade moral". Para o filosófo alemão Kant (1724–1804), a dignidade é o valor de que se reveste tudo aquilo que não tem preço, ou seja, não é passível de ser substituída.

Muitas vezes a consciência enferma, ao entrar na UTI, é encarada unicamente pela patologia apresentada, tornando-se esta o foco de atenção. Os fatores responsáveis pela manifestação da doença e também toda a sua história de vida, são deixados de lado.

Do ponto de vista conscienciológico, manifestamo-nos pelo holossoma, que é composto por 4 veículos: soma (corpo físico), energossoma (corpo energético), psicossoma (corpo emocional) e mentalsoma (corpo das ideias ou mental), sendo totalmente impossível a atuação isolada de um veículo com relação ao outro. Ou seja, o desequilíbrio de um refletirá invariavelmente no equilíbrio do outro.

Assim, quando nos deparamos com disfunções fisiológicas responsáveis pelo aparecimento de uma doença no soma ou corpo físico, certamente os outros veículos também sofrerão interferências e descompensações. Desse modo, torna-se primordial por parte de todos na equipe profissional a postura de se manter uma visão integral sobre o paciente em relação às suas necessidades.

Sentir-se acolhido e amparado no momento de vulnerabilidade é, acima de tudo, adquirir o conforto indispensável para o caminhar de um tratamento favorável, tanto físico como emocional. A valorização do paciente enquanto consciência complexa e peculiar é extremamente necessária para a manutenção da dignidade do indivíduo, o qual encontra-se debilitado e temporariamente destituído da autonomia plena de suas ações.

A percepção de ausência de autonomia e liberdade e a falta de domínio das próprias manifestações, somadas à debilidade física e dependência de pessoas estranhas, surgem para o paciente como parte de uma realidade de difícil aceitação, principalmente na fase aguda (V. **Cesarino,** Cláudia B.; *et al.*; ***Percepções dos Pacientes em Relação à Unidade de Terapia Intensiva;*** *Arquivos de Ciências da Saúde;* 2005; página 160).

Os pacientes, quando internados na UTI, são na maioria das vezes dependentes e nutrem um sentimento de impotência com a falta de autonomia e controle de si mesmos. Isso contribui diretamente para tornarem-se ansiosos, o que se reflete negativamente em seu prognóstico.

A perda da dignidade, muitas vezes, é percebida pelo enfermo devido ao seu desnudamento total, não somente do ponto de vista de vestuário, mas também pela sua vulnerabilidade, sentindo-se desconfortável perante pessoas desconhecidas as quais passam a fazer parte de sua rotina íntima diária. A falta de privacidade e de autocontrole nas manifestações até então banais são as principais responsáveis pelo sentimento de invalidez e perda da integridade moral. Muitos relatam sentir-se apenas um *pedaço de carne inerte na cama* sendo manipulados de um lado para o outro do leito como se fossem seres impensantes e desprovidos de sentimentos.

Em vista de todas essas mudanças na rotina, a angústia é também outro sentimento muito presente e reação comum em pacientes internados na UTI, pois além da incerteza e do medo do desconhecido, vivenciam essa experiência de maneira quase sempre solitária, mesmo com o acompanhamento dos familiares nos momentos de visita.

O grande número de aparelhos, as constantes privações, as interrupções do sono, a superestimulação sensorial (pelo fato da UTI manter-se ativa 24 horas por dia), a sede, as dores, a abstinência de alimentos comuns, a alimentação endovenosa, a alimentação nasoenteral, a respiração por ventiladores invasivos e não invasivos, a monitorização cardíaca, os cateteres, a sonda vesical e a imobilização no leito são situações que propiciam alterações psicopatológicas em pacientes, familiares e, até mesmo, na equipe de saúde (V. **Guirardello,** Edinêis de Brito; *et al.*; ***A Percepção do Paciente sobre sua Permanência na Unidade de Terapia Intensiva;*** *Revista Escola de Enfermagem da USP*; 1999; páginas 123 a 129).

Visando exemplificar as argumentações anteriores, enumerados na ordem alfabética de patologias vivenciadas, eis 3 casos de ex-pacientes, todos autores de livros, os quais passaram por situação de gravidade em ambiente hospitalar e relataram suas experiências quanto às deficiências em relação ao processo de humanização:

1. **AVC.** Jill Bolte Taylor (1959–), neurocientista renomada, no ano de 1996 apresentou a ruptura de um aneurisma cerebral ocasionando um acidente vascular cerebral (AVC) hemorrágico, deixando-a temporariamente incapacitada. Relata em seu livro as percepções pessoais quanto ao atendimento na emergência e UTI do hospital no qual foi tratada (V. **Taylor,** Jill Bolte; ***A Cientista que Curou seu Próprio Cérebro;*** *Editora Agir;* 2013; páginas 54, 65 e 66).

De início, descreve a série de estímulos visuais e auditivos aos quais foi submetida, a quantidade de pessoas à sua volta e, em sua vivência, a ausência de compreensão dos médicos e enfermeiros quanto ao seu estado de dor e ausência de energia para corresponder às solicitações.

Parte interessante de seu relato refere-se à amplificação da sensibilidade pessoal para a percepção energética do ambiente e das pessoas à sua volta, fazendo-a prestar atenção no funcionamento dessa dinâmica. Narra o fato de algumas pessoas doarem-lhe energias, enquanto outras a drenavam.

Expõe também a diferença percebida no tratamento dado pelos profissionais na UTI: "Uma enfermeira era muito atenciosa com as minhas necessidades: Eu estava aquecida? Precisava de água? Sentia dor? Claro, eu me sentia segura quando estava sob seus cuidados. Ela estabelecia contato visual e criava um momento de cura. Outra enfermeira, que nunca estabelecia contato visual, arrastava os pés como se sentisse dor. Essa mulher me levou uma bandeja com leite e gelatina, mas não percebeu que minhas mãos e meus dedos não conseguiam abrir as embalagens [...] não percebia minhas necessidades [...] ela erguia a voz quando falava comigo, sem se dar conta de que eu não era surda".

Descreve ainda um médico a quem considerou "genuinamente solidário" com sua situação. Debruçava sobre ela, falando com cuidado, em voz baixa. Conforme expõe, "ele tocava meu braço para me fazer entender que ia ficar bem [...] cuidava de mim [...] entendia que eu não era estúpida, embora estivesse incapacitada [...] ele me tratou com respeito".

2. **Câncer.** Bárbara Ceotto (1974–2011), jornalista dessomada em 2011 aos 37 anos de idade, descreve em sua obra o período quando esteve na UTI, após realizar cirurgia para retirada do rim esquerdo em função do câncer responsável por sua morte biológica. No início de seu relato, chama a atenção o fato de estar com dores, imobilizada na cama, ligada a tubos, fios e cateteres e, entretanto, a displicência e deseducação do funcionário da limpeza que, ao limpar o chão, esbarrava em sua cama ampliando as sensações de desconforto (V. **Ceotto,** Bárbara; ***Diário de Autocura: Da Doença à Saúde Consciencial;*** *Editares;* 2014; páginas 76 a 80).

Refere-se ainda à frieza do ambiente físico à sua volta, sem janelas, relógios, televisão ou qualquer coisa para ajudá-la a passar o tempo. A necessidade de descanso era entrecortada pelo barulho, queixa muito comum dos pacientes em UTI. Em seu caso, eram "sons de passos, tevê ou música das enfermeiras, risinhos vindos da sala ao lado, onde os funcionários viam suas novelas e narravam as peripécias de namorados, cônjuges ou filhos".

Em outro momento, descreve cena de banho no leito, segundo ela, realizado "sem muitos cuidados, com enorme entra e sai de pessoas do CTI, com o servente limpando o chão", sendo virada de um lado para o outro, com "água não exatamente morna", fazendo-a começar a tremer de frio e vergonha pela nudez e, segundo ela, a sensação de "ser tratada feito espécie de *poodle* no *pet shop*". Tal passagem a fez acabar "sentindo medo de alguns profissionais de saúde por não entenderem a fragilidade do doente imóvel, recém-operado, na cama do hospital, usando fraldas e coberto apenas por lençol".

3. **Febre.** Drauzio Varella (1943–), médico Oncologista, em 2004 foi internado devido quadro grave decorrente de Febre Amarela, contraída em uma viagem à floresta amazônica. Faz uma narrativa em forma de livro, contando suas experiências durante a internação hospitalar (V. **Varella,** Drauzio; ***O Médico Doente;*** *Companhia de Letras;* 2007; páginas 25, 29, 42, 49, 50 e 117).

No início de sua exposição, refere-se à tendência dos funcionários em utilizarem-se de diminutivos para tratar os doentes, em processo de infantilização, fato ocorrido com ele. Comenta também sobre o sentimento de restrição de sua liberdade quando, mesmo estando lúcido, precisava estar contido entre as barras da cama, além, conforme comenta, do constrangimento em razão da necessidade de tomar banho na presença de um funcionário pelo risco de queda.

Outro fato interessante foi sua experiência com o uso do CPAP, máscara mediante a qual o ar é inalado sob pressão: "Uma hora respirando com auxílio do CPAP reforçou minha impressão de que nós, médicos, na medida do possível, deveríamos testar previamente em nosso corpo os procedimentos que tantas vezes indicamos para terceiros [...] o ar sob pressão engolido inadvertidamente distendia o estômago e incomodava muito".

Ao final, lembrando o tratamento estender-se aos parentes do enfermo, ressalta a importância da presença dos familiares, neste caso não tanto por ele na condição de doente. Tal fato evidenciou-se ao argumentar com o médico assistente a real necessidade de encaminhá-lo para a UTI em determinado momento, pois isso o distanciaria de seus parentes, provavelmente deixando-os mais ansiosos e preocupados.

Podemos observar o fato de o próprio aparato responsável por garantir a melhora e muitas vezes a vida do paciente contribuir diretamente para o distanciamento da assistência. Muitos consideram que as equipes de profissionais na UTI, por serem comandadas mediante rotinas, muitas vezes, rígidas e inflexíveis, em decorrência do mecanicismo e da robotização construída ao longo dos anos, tornam o cuidado do paciente impessoal, impositivo e fragmentado, constituindo-se esse um dos principais obstáculos à implementação de políticas de humanização em saúde (V. **Bolela,** Fabiana; & **Jericó,** Marli de Carvalho; ***Unidade de Terapia Intensiva: Considerações da Literatura Acerca das Dificuldades e Estratégias para sua Humanização;*** *Escola Anna Nery Revista de Enfermagem;* 2006; páginas 301 a 308).

Em meio à necessidade de exatidão nos procedimentos e, consequentemente, de alerta constante, tornam-se frios e apáticos nas manifestações interpessoais, mantendo-se alheios em relação às necessidades do paciente, em alguns casos até como mecanismo de defesa do profissional imaturo quanto ao seu papel de assistente.

Somos, acima de tudo, seres humanos cuidando de seres humanos. Todos possuímos alguma deficiência ou lacuna a ser trabalhada e, na verdade, precisamos buscar justamente isso: sanar e aprimorar dificuldades pessoais com o intuito de nos tornarmos cada vez mais qualificados, independentemente da posição de assistido ou de assistente.

Entretanto, não podemos esquecer que as deficiências e necessidades do assistido apresentam-se em condição muito mais exacerbada nesse momento e ocasionada por seu estado de fraqueza e dependência. Isso acaba alimentando sentimentos de conflito íntimo e interpessoais.

Ao lidar com a doença, o enfermo automaticamente precisa administrar uma avalanche de sentimentos e condições as quais quase nunca estão sob seu controle, sobrando para ele apenas o movimento de se manter otimista.

Cabe, portanto, ao profissional da saúde humanizado aprimorar sua atuação quanto à percepção pessoal a respeito dos assistidos, com o intuito de refinar suas condutas assistenciais, valorizando cada detalhe da manifestação do paciente: o modo de agir; a maneira de olhar e a forma de se expressar, muitas vezes, silenciosa.

Conseguir perceber as necessidades até então subjetivas, sentir as dores não verbalizadas e colocar-se na posição de quem está sendo assistido representa a verdadeira *arte do cuidar*.

A *SENSIBILIDADE* ***E A*** *VALORIZAÇÃO* ***DE TODA A EQUIPE*** *PROFISSIONAL* ***QUANTO ÀS*** *NECESSIDADES* ***MAIS*** *SUTIS* ***VIVENCIADAS PELO*** *PACIENTE* ***CRÍTICO REPRESENTAM*** *O VERDADEIRO SENTIDO* ***DA*** *ASSISTÊNCIA HUMANIZADA.*

07. Intensivista Assistencial Parapsíquico

A designação *Intensivista*, por si só, já nos remete ao significado do trabalho desempenhado por esse profissional. Basicamente, representa atuar de maneira intensa, imprevista, sob tensão, em ambiente crítico. Em outras palavras, o intensivista, seja ele médico, enfermeiro, técnico de enfermagem, fisioterapeuta, psicólogo, assistente social, fonoaudiólogo ou farmacêutico, é o profissional que lida diariamente com a realização de assistência crítica voltada para pacientes gravemente enfermos.

Quando falamos em pacientes graves, referimo-nos àqueles que se apresentam instáveis hemodinamicamente, necessitando de suporte tecnológico, medicamentoso e, principalmente, humano em tempo integral para manter suas atividades vitais básicas.

No contexto da *Terapia Intensiva,* a *Conscienciologia,* mediante o estudo do parapsiquismo, vem trazer nova abordagem, ampliando o conceito da profissão do intensivista.

É a condição de *Intensivista Assistencial Parapsíquico,* na qual o profissional, além de apresentar o saber tecnocientífico e prático para atuação no cuidado crítico em saúde, adquire também o conhecimento e a desenvoltura quanto ao parapsiquismo.

Nesse novo perfil assistencial, o profissional, além de possuir as informações convencionais necessárias para atuar em sua área de competência dentro da *Terapia Intensiva,* apresenta habilidades parapsíquicas voltadas para a assistência. Tal fato, conforme será analisado, leva à potencialização do seu papel de *assistente crítico humanizado.*

Portanto, o *intensivista assistencial parapsíquico* é a consciência que, além de manifestar as atribuições profissionais eticamente esperadas ao contexto intensivo, seja também *capaz de perceber, discernir e distinguir as parapercepções e utilizá-las no amparo de pacientes* internados na UTI, de maneira ágil, cosmoética e pontual, como será visto, condição tão imprescindível nesses ambientes.

Mas, enfim, o que é o tal do parapsiquismo ou paraperceptibilidade assistencial? Conforme comentado no capítulo 3, o parapsiquismo pode ser definido como "o exercício multidimensional das faculdades psicofisiológicas, além do psiquismo da mente, capazes de permitir a vivência de sentir, perceber ou captar a interação direta das dimensões extrafísicas e das atuações de consciexes, inclusive das conscins quando projetadas a partir do soma". (V. **Vieira**, Waldo; ***Homo sapiens reurbanisatus***; *CEAEC/Editares;* 2004; página 224).

O parapsiquismo é capacidade passível de ser desenvolvida por todos os seres humanos e favorece perceber além do que os olhos permitem ver. É o olhar, sentir e captar muito além do aparente. É *olhar com os olhos de ver*. Popularmente, é conhecido como *olhar com os olhos da alma*. E essa, sem dúvida, deveria ser a conduta padrão nos plantões em uma UTI. Sem esse olhar, muitas vezes perdem-se oportunidades de intervenções assistenciais únicas, tanto para os assistentes como, principalmente, para os assistidos.

Essas perdas quanto ao processo assistencial podem ocorrer por despreparo profissional, falta de empatia, ausência de humanização, esgotamento profissional, mas, prioritariamente, ausência de tato assistencial. Pessoas assistenciais são mais sensíveis e conseguem perceber melhor as dificuldades e necessidades dos mais próximos, sejam eles pacientes ou colegas da equipe de trabalho. Além disso, essa sensibilidade contribui também para um ambiente de trabalho mais harmonioso e, consequentemente, condutas mais assertivas para todos e favorecedoras do cuidado aos enfermos.

Para trabalhar com pacientes críticos, estejam eles sedados ou não, deve-se observar e avaliar as entrelinhas, conseguir colocar-se no lugar daquela consciência humana deitada no leito, valorizar os detalhes e não banalizar nada. O parapsiquismo, muitas vezes, apresenta-se nos pormenores, na sutileza dos fatos, nas sincronicidades. Portanto, a menor informação aparente pode representar o detalhe mais precioso, sendo esse o limiar entre a decisão mais assertiva ou não. Em muitos casos, pacientes morrem pelo somatório de detalhes menosprezados.

No desenvolvimento do parapsiquismo, a assistencialidade é o caminho principal, e ambas as condições seguem lado a lado no processo evolutivo das consciências. O profissional da saúde, quando assistencial, torna-se mais fraterno, empático e altruísta, dispondo assim de maior sensibilidade para captar mensagens sutis nesse contexto de doença e fragilidade humana, competência não apresentada por pessoas antiassistenciais, egocêntricas e materialistas.

O parapsiquismo pode ser definido também como a capacidade de expressão extrassensorial da consciência, a qual possibilita a interação com outras dimensões e consciências extrafísicas e, a partir dessas inter-relações, a qualificação das atuações assistenciais cosmoéticas.

Portanto, o diferencial do *intensivista assistencial parapsíquico* é, primeiramente, a condição de compreensão da existência da multidimensionalidade, ou seja, o reconhecimento da possibilidade de múltiplas dimensões de manifestação da consciência. Soma-se a isso a autoconvicção quanto à multiexistencialidade ou existência de vidas pessoais pretéritas aqui no planeta Terra. Em consequência disso, passa-se a entender melhor as relações de causa e efeito as quais podem ocorrer com todos aqueles vivenciando a realidade da UTI.

Isto irá facilitar, por exemplo, o entendimento dos fatos ocorridos com pacientes e familiares e as inter-relações que levaram a esses acontecimentos, contribuindo assim para a realização de uma assistência amplificada. Importa lembrar o fato de tudo se dar por alguma razão, nada se estabelece por acaso e, principalmente, levar em consideração a questão da vida não se extinguir ali, na sua frente, com a constatação do óbito do paciente.

Um segundo diferencial do *intensivista assistencial parapsíquico* é, a partir desse conhecimento da multidimensionalidade e multiexistencialidade, o próprio *parapsiquismo* ser *utilizado* ao modo de *instrumento* para *assistência* no ambiente de terapia intensiva. Antes de exemplificarmos essa aplicação, gostaríamos de tecer alguns comentários sobre a importância da tomada de decisão na UTI para, em seguida, fazer as devidas correlações com o parapsiquismo assistencial.

De acordo com o professor e pesquisador Leonard Mlodinow (1954–), "a capacidade de tomar decisões e fazer avaliações sábias diante da incerteza é uma habilidade rara" (V. **Mlodinow,** Leonard; ***O Andar***

do Bêbado; Zahar; 2009; página 14). Com certeza, o ambiente de UTI nos proporciona momentos como esse diariamente.

Eis, enumerados na ordem alfabética, 3 exemplos de decisões em momentos de incerteza, no ambiente de UTI:

1. **Extubação.** Decidir a hora precisa de retirar o tubo (extubar) e liberar do ventilador mecânico um paciente que passou meses em processo de desmame ventilatório complicado após um quadro prolongado de uma doença ainda não diagnosticada.

2. **Intubação.** Escolher o instante correto para deixar de fazer VNI (*Ventilação Não-Invasiva,* na qual o ar é inalado sob pressão mediante uma máscara) e optar por intubar (introduzir um tubo na traqueia e ligar o aparelho de ventilação mecânica), por exemplo, uma paciente jovem com suspeita de SARA (Síndrome da Angústia Respiratória Aguda).

3. **Investimento.** Saber o momento certo de manter os investimentos visando a cura de um paciente ou deixá-lo seguir o próprio curso de uma doença grave, sem submetê-lo a sofrimentos que possam ser desnecessários e fúteis, sendo a melhor opção o cuidado paliativo.

Essas são decisões as quais, por mais que toda a equipe se empenhe para ajudar o paciente da melhor forma possível, racionalizando o caminho ideal a seguir, e embase-se em protocolos, exames laboratoriais e avaliações clínicas, nunca se conseguirá ter 100% de certeza quanto à decisão tomada.

Podemos realizar condutas consensualmente comuns a determinados desequilíbrios fisiopatológicos apresentados, porém nem todos os pacientes responderão da mesma forma ao tratamento. Às vezes, o corpo humano e a trajetória de certos pacientes nos levam a surpresas jamais esperadas.

A utilização do parapsiquismo, quando cosmoético e voltado à assistencialidade, vem para auxiliar nesses processos de tomada de decisões difíceis, possibilitando escolhas, práticas terapêuticas e condutas mais assertivas do ponto de vista multidimensional.

A partir de ferramentas parapsíquicas (ao modo da sinalética parapsíquica e assimilação simpática diagnóstica, descritas em próximos capítulos), podemos incrementar positivamente a capacidade de realizar, por exemplo, as decisões críticas elencadas na enumeração anterior.

O parapsiquismo nos faculta a ampliação da atuação assistencial porque nos permite acessar informações extrafísicas que auxiliam no processo do cuidar. Essas "informações" se fazem presentes nas mais variadas formas de manifestação, desde a energia dos pacientes e familiares, suas companhias extrafísicas (sejam assediadoras ou amparadoras), até, principalmente, a sutileza dos acontecimentos observados intrafisicamente.

Por exemplo, existem pacientes com grande número de *miniacidentes* vivenciados por ele. Tal fato chama a atenção. É o enfermo que, muitas vezes, entra no hospital por um diagnóstico; vai para UTI por uma complicação secundária; no momento no qual necessita fazer um exame, o aparelho está com defeito; realiza parada cardiorrespiratória (PCR) sem motivo aparente, e assim transcorre a sua estadia na UTI, repleta de intercorrências aparentemente sem conexão e cientificamente sem explicações.

Em casos como esses, às vezes escutamos funcionários comentarem: *"esse paciente está zicado"*, *"parece estar com encosto"*. Isso porque uma série de fatos ruins parece acontecer com ele. Quando avaliamos do ponto de vista multidimensional, temos uma visão mais ampla dessas ocorrências. Em alguns casos, podemos realmente verificar que as complicações do paciente estão muito além das questões meramente intrafísicas, ou seja, ultrapassam o problema puramente fisiopatológico responsável por seu adoecimento, transparecendo a certeza de algo errado estar ocorrendo extrafisicamente em seu entorno.

Esses miniacidentes, portanto, podem ser interpretados como indicativos de alguma questão extrafísica (consciexes, energias, holopensene pessoal) estar influenciando negativamente esse paciente e, consequentemente, prejudicando o andamento de seu tratamento.

Quando algo não vai bem extrafisicamente, estamos nos referindo às relações interdimensionais e de múltiplas vidas influenciando negativamente a rotina diária pessoal. Entretanto, nem sempre nos damos conta. São relações de causa e efeito, advindas de nossas próprias escolhas do passado, nesta ou em outras existências terrestres as quais, através das energias e da análise dos acontecimentos em si, podem ser percebidas atuando contra nós mesmos.

Importa enfatizar serem os assediadores extrafísicos companheiros pessoais de evolução, aos quais podemos ter prejudicado de algum modo ou, até mesmo, com os quais tenhamos cometido atos ilícitos no passado recente ou remoto (outras vidas). Agora desejam permanecer próximos ao campo energético pessoal visando angariar energias (consciex energívora) ou simplesmente nos prejudicar por vingança, influenciando-nos negativamente, por exemplo, no desenvolvimento ou piora de quadros patológicos.

Sendo assim, quando observamos o paciente apresentar um somatório de acidentes de percurso atuando diretamente como dificultador de seu restabelecimento, devemos desconfiar dessas ocorrências, interpretando-as ao modo de sinalizadores ou até mesmo alertas, para tudo ser calçado da melhor forma possível na tentativa de evitar complicações ainda maiores para ele.

Essas manifestações interdimensionais e energéticas podem ser observadas atuando negativamente, de modo a dificultar e complicar casos considerados de simples resolução, sendo costumeiramente acompanhadas de assediadores extrafísicos, ou positivamente, quando percebemos a fluidez e a facilitação de situações consideradas complexas, em geral, tendo a presença e ajuda de amparadores extrafísicos.

Em situações onde observamos atuação de amparadores extrafísicos, podemos dizer que os fatos transcorrem de maneira fluente, sem complicações, com facilidade e sem percalços e intercorrências inexplicáveis. Quando chegamos perto de um paciente possivelmente amparado, sentimos uma atmosfera mais leve. As sensações energéticas são totalmente diferentes daquela condição dos casos considerados assediados.

Na vivência de casos indicativos de assédio, visualizamos situações totalmente opostas nas quais se desenrolam uma sequência de complicações e miniacidentes, como a citada anteriormente. As resoluções são mais difíceis e, quase sempre, aparece uma complicação imprevista, aparentemente sem justificativa.

Nesses casos, geralmente, ao se aproximar do leito, a sensação energética é diferenciada. Ou seja, o campo energético do paciente encontra-se mais pesado e, muitas vezes, a sua energia consciencial é negativa, não sendo percebida de maneira agradável por quem se aproxima. Podem-se sentir: arrepios desconfortáveis; pontadas momentâneas e até persistentes na cabeça ou em alguma outra região do corpo; náuseas; sonolência sem causa aparente e, até mesmo, sensação de esgotamento físico. Tais manifestações estão presentes com muita frequência em funcionários mais sensíveis energeticamente.

Todas essas sensações são menosprezadas em nosso dia a dia, sedo comumente associadas aos excessos de trabalho e correria do cotidiano. Na maioria das vezes passam despercebidas na rotina diária, porém, com o tempo, podem ser o somatório para o desenvolvimento de doenças e distúrbios fisiológicos. Um exemplo desta condição é a síndrome de *burnout,* tão comum em trabalhadores da saúde e, mais ainda, em profissionais atuando diariamente sob pressão e tensão por lidar com a vida do outro, tal qual na UTI.

Dentro desse contexto de relações interconsciencias, podemos nos perguntar: por que, em relação a alguns pacientes, apresentamos reações desconfortáveis? Com outros não sentimos nada? E com alguns nos sentimos até melhor?

Pelo exposto nas argumentações anteriores, a resposta para esses questionamentos é justamente a *questão energética.* A todo momento, estabelecemos inter-relações de conexão energética ao longo do dia com pessoas as quais encontramos. No caso da área da saúde, em especial, interagimos com as energias de todos os pacientes que fazemos contato, incluindo suas companhias extrafísicas, sejam elas de assediadores ou amparadores.

O primordial é tirarmos proveito eticamente, ou melhor, cosmoeticamente dessa *megaferramenta* à nossa disposição que é o parapsiquismo e usá-la de maneira a qualificar e aperfeiçoar nossa atuação assistencial.

Como citado anteriormente, a atuação em UTI requer prontidão, atenção e detalhismo nas condutas por se tratar de um ambiente considerado uma *bomba relógio,* no sentido de imprevistos serem comuns e mudanças poderem ocorrer a qualquer momento. O intensivista com visão multidimensional pode utilizar o parapsiquismo como condição de ferramenta auxiliadora nas tomadas de decisões, apresentando acurácia ainda maior em seus posicionamentos assistenciais.

Considerando a *Intensivismologia*, a fim de ampliar o entendimento do perfil do *intensivista assistencial parapsíquico*, eis, na ordem alfabética, 30 atributos conscienciais indispensáveis à conscin intensivista predisposta à assistência qualificada nas Unidades de Terapia Intensiva (UTIs), pautados no paradigma consciencial:

01. **Acolhimento.** Aptidão para receber, acolher e ter consideração para com todos os tipos de pacientes, independentemente de seu histórico de vida, etnia, gênero, condição social ou tipo de patologia.

02. **Afetividade.** Qualidade para demonstrar afeição, respeito e interesse sincero, contribuindo diretamente para a *interação intensivista-paciente.*

03. **Agilidade.** Habilidade para agir prontamente, com desembaraço de raciocínio e ligeireza para a execução de atividades as quais requerem velocidade e assertividade.

04. **Altruísmo.** Predisposição para colocar-se no lugar do paciente, identificar suas dificuldades e carências e dedicar-se de maneira espontânea e desinteressada.

05. **Assistencialidade.** Atributo de manifestação básico para a atuação do profissional da saúde, garantindo a condição de auxílio, suporte e amparo sem desejar nada em troca. *A maior recompensa do intensivista assistencial é a recuperação de seu paciente dentro dos princípios da Cosmoética.*

06. **Atenção.** Capacidade de estar atento a todos os eventos dentro da unidade de terapia intensiva, desde o alarme do ventilador do paciente até a mais sutil de sua própria sinalética.

07. **Clareza comunicativa.** Desenvoltura comunicativa, contribuindo para o melhor entendimento entre os colegas da equipe multidisciplinar, proporcionando consequentemente, maior consenso e profilaxia dos possíveis assédios interconsciencias entre os envolvidos.

08. **Coerência.** Atributo de se manter coerente perante o pensado, o verbalizado e o realizado. Quando assistencial e antiegoico, é autoexemplo de assistencialidade para o grupo, proporcionando esclarecimentos e harmonia somente com sua própria conduta.

09. **Compreensão.** Perícia para interagir de maneira compreensiva, perceptiva à necessidade do momento, para uma atuação mais harmoniosa e produtiva tanto com colegas de trabalho, como em relação ao paciente e seus familiares.

10. **Cosmoética.** Disposição para vivenciar a ética máxima, universalista e cósmica, condição muito além da moral social, intrafísica ou humana.

11. **Detalhismo.** Habilidade de valorizar os mínimos detalhes no dia a dia. *Detalhes mudam vidas.*

12. **Domínio energético.** Destreza energética, a partir do domínio do EV, possibilitando a instalação de campos homeostáticos e terapêuticos no ambiente entrópico de UTI.

13. **Empatia.** Desenvoltura assistencial em se identificar com o outro, colocar-se em seu lugar tentando entendê-lo e ajudá-lo. No caso da UTI, empatia com as necessidades do paciente, com a aflição da família e com as dificuldades dos colegas de plantão.

14. **Estofo energético.** Aptidão para expor-se a energias desequilibradas, sem alterar-se energeticamente, mantendo a capacidade pessoal de sustentação somática, emocional e mental, com a evitação de possíveis patologias oriundas das contaminações energéticas externas.

15. **Exemplarismo.** Tendência a manter posturas assistenciais, coerentes, éticas e cosmoéticas em relação a todos, acabando por tornar-se autoexemplo para os demais, chegando ao ponto de atitudes silenciosas tornarem-se a melhor forma de assistência. *O autoexemplo é o melhor recurso para o esclarecimento consistente.*

16. **Flexibilidade.** Aptidão para admitir opiniões contrárias, sem causar conflitos, mantendo-se fixo no foco assistencial.

17. **Gentileza.** Virtude em agir de maneira a usar de atenção sincera nos contatos com pacientes. O profissional atencioso e gentil,

tanto com o paciente quanto com a equipe, consegue muitas vezes detectar problemas jamais mencionados, porém presentes nas entrelinhas dos relacionamentos interconscienciais.

18. **Hiperacuidade.** Faculdade de saber *olhar com os olhos de ver,* conseguindo observar e compreender além do naturalmente visualizado. É a capacidade de conseguir visualizar a necessidade primordial para um determinado momento.

19. **Holopensene homeostático.** Capacidade de transmitir tranquilidade íntima passando confiança e equilíbrio, tanto para o paciente como para a equipe de trabalho nas mais diversas situações. Fator indispensável a um trabalho harmônico em condições precárias.

20. **Humanização.** Propensão para realizar a assistência de maneira humanizada, priorizando observar o paciente de modo integral, garantindo assim uma atuação verdadeiramente qualificada.

21. **Interatividade sadia.** Predisposição para interagir com as pessoas à sua volta priorizando o entendimento e a harmonia na equipe de trabalho e na relação com pacientes e familiares.

22. **Parapsiquismo.** Desenvoltura para os contatos entre dimensões, predispondo a tomadas de decisões mais assertivas e condutas terapêuticas mais cosmoéticas e assistenciais do ponto de vista multidimensional.

23. **Persistência.** Índole para a manutenção de postura autodeterminada com vistas à realização de todas as condutas assistenciais cosmoeticamente possíveis.

24. **Ponderação.** Inclinação para agir sob reflexão, com bom senso e de modo a buscar as atitudes mais prudentes e benéficas a todos.

25. **Projetabilidade lúcida.** Facilidade projetiva voltada à assistência específica no contexto de terapia intensiva. Condição mais avançada de intervenção assistencial na qual a consciência já experiente utiliza-se de técnicas voltadas à saída do próprio corpo físico para atuar juntamente com os amparadores de função, ou seja, de maneira extrafísica, contemplando maior nível de lucidez assistencial.

26. **Senso de equipe.** Disposição para trabalhar em equipe. O contexto de UTI compreende a junção de vários profissionais de

funções diferentes, em um ambiente de estresse, porém com o mesmo objetivo. Por isso, é necessário saber ouvir, falar e se posicionar, sempre com o foco no *melhor para o paciente.*

27. **Senso de responsabilidade.** Característica daquele capaz de sentir-se responsável pela *pessoa-paciente,* tendo lucidez de suas ações individuais contribuírem para a garantia do melhor atendimento possível.

28. **Serenidade.** Propriedade em manter a tranquilidade e o equilíbrio, sem alterações emocionais, proporcionando o raciocínio lógico em situações mais críticas, por exemplo em uma parada cardiorrespiratória (PCR).

29. **Taquipsiquismo.** Desembaraço de raciocínio, realizando rápidas associações de ideias perante os fatos apresentados, conseguindo tomar decisões *em cima do lance,* na hora oportuna.

30. **Universalismo.** Competência para atuar sem preconceitos ou sectarismos, não fazendo acepção de pessoas. *Ajudar a todos sem olhar a quem.*

Vale a pena reforçar que a assistencialidade e, no caso do trabalho em um ambiente de terapia intensiva, a *prontidão assistencial,* potencializa o parapsiquismo. Isso porque nos aproxima do amparador extrafísico de função, contribuindo para um melhor nível de lucidez e, consequentemente, para uma assistência mais pontual e assertiva.

Além disso, quando há disponibilidade para auxiliar os outros e abertura para a multidimensionalidade, desenvolve-se uma parapercepção energética mais apurada do ambiente, paciente e familiares. Somando-se a isso o detalhismo pessoal no cotidiano, promove-se a amplificação das possibilidades assistenciais, caracterizando a condição do *intensivista assistencial parapsíquico.*

Parapsiquismo e *humanização*, portanto, representam as sutilezas da atenção, da valorização do paciente, da manutenção da dignidade enquanto indivíduo, da empatia, da vontade sincera de ajudar e, principalmente, da capacidade de conseguir colocar-se no lugar do outro, visando garantir, assim, posturas mais assertivas e humanizadas.

O *INTENSIVISTA* ***ASSISTENCIAL*** *PARAPSÍQUICO* ***É CONSCIN*** *DIFERENCIAL* ***EM AMBIENTES DE UTIS, FAVORECENDO POSTURAS*** *TERAPÊUTICAS ASSISTENCIAIS* ***MAIS ASSERTIVAS*** *E COSMOÉTICAS* ***DO PONTO DE VISTA*** *MULTIDIMENSIONAL.*

08. Parapercepção e Tomada de Decisão Crítica

O ambiente de terapia intensiva é o local onde tudo acontece de maneira dinâmica, e as tomadas de decisão podem tornar-se a linha divisória entre a vida ou a morte de quem ali se encontra para ser assistido.

Por se tratar de um local onde os pacientes tendem a ser encaminhados quando sua saúde já está bem debilitada, apresentando-se gravemente enfermos, para muitos deles a unidade de terapia intensiva é tida como o último recurso.

Logicamente, não queremos contribuir para o seguinte falso pensamento: se a pessoa é encaminhada à UTI é porque se apresenta na condição de um *caso perdido*. Talvez tal pensamento ainda esteja ligado à compreensão antiga a respeito de uma UTI: um lugar sombrio e sem expectativas, onde só se encontravam os pacientes sem solução para a *Medicina*.

Hoje, essa condição não é realidade. Mesmo sendo um local onde tudo é muito incerto e a morte ainda se faz presente, a unidade de terapia intensiva representa um ambiente de muitas oportunidades e renascimentos. Já presenciamos muitos pacientes considerados "casos perdidos" saírem andando pela porta da frente do hospital. Sem falar nos enfermos internados somente para observação visando maior segurança em procedimentos pós-cirúrgicos. Ou seja, a UTI nem sempre é sinônimo de morte, mas, sim, de socorro crítico e imediato.

Portanto, a UTI, ao contrário do pensamento da maioria das pessoas, pode representar um lugar de muita vida, de muita superação e de muitos casos inexplicáveis. Além de ser intensa em sua prática, é intensa também no desenrolar de suas histórias.

Dessa forma, todos os recursos a serem utilizados são indispensáveis para uma conduta mais assertiva e pontual que vise sempre o melhor para o paciente. E por se tratar de um ambiente tão dinâmico e complexo, as tomadas de decisão críticas fazem parte da rotina de quem atua nessa área.

Por exemplo, um simples posicionamento inadequado no leito pode representar desconforto físico e emocional, interferindo diretamente na melhora ou na piora clínica do paciente. Aparentemente, tal situação pode ser interpretada de maneira banalizada.

Por isso, trabalhar em UTI é sinônimo de atuar detalhadamente. Os cuidados ao paciente grave são feitos de minúcias, passando desde a percepção de um olhar angustiado, o qual tem muito a dizer, até a identificação do melhor procedimento cirúrgico a realizar. Deve-se entender que o sucesso na recuperação de um paciente representa a disposição dos membros da equipe para observar as sutilezas e atuar pontualmente.

Observar é um instrumento básico para os profissionais da saúde. E observação representa muito além do apenas olhar, mas, sim, enxergar, transcender, ir além do trivial, perceber e intuir (V. **Sá,** Ana Cristina de; ***O Cuidado do Emocional em Saúde;*** *Atheneu;* 2010; página 6).

Sendo assim, para podermos tomar a melhor decisão em casos de pacientes críticos, muitas particularidades devem ser observadas. Estas podem compreender desde um bom conhecimento técnico e científico, um aprimoramento profissional contínuo e anos de experiência, proporcionando-nos a capacidade de desenvolver um *olhar clínico* sobre determinado assunto, até fatores os quais, muitas vezes, ultrapassam nosso entendimento racional, entretanto existem e fazem parte de nossa atuação enquanto assistentes da saúde.

Com o advento dos cuidados embasados na tecnicidade, pode-se deixar de perceber algo fora da rotina habitual e dos procedimentos técnicos envolvidos na assistência ao ser humano, ocasionando a omissão quanto às suas necessidades emocionais, como se não fizessem parte do planejamento da assistência e promoção do conforto ao indivíduo (V. **Sá,** Ana Cristina de; ***O Cuidado do Emocional em Saúde;*** *Atheneu;* 2010; página 1).

Um dos fatores que contribui positivamente para a atuação mais ampliada e cosmovisiológica é a *manifestação da parapercepção,* tema central deste nosso livro e condição transcendente em relação à percepção.

O *ato de olhar com os olhos de ver a necessidade alheia* levará à condição de enxergar, de maneira mais atenta e detalhada, as ocorrências intrafísicas. Consequentemente, facilitará a atitude de visualizar, com o parapsiquismo, os parafatos ou eventos extrafísicos no entorno do paciente.

Percepção, como comumente conhecemos, é a capacidade de julgar as coisas à nossa volta, como nos vemos, e também a compreensão, apreensão e entendimento pessoal das questões com as quais temos contato.

A *parapercepção,* por outro lado, é uma percepção muito mais expandida, aguçada e detalhista, pois ultrapassa nossa capacidade de manifestação restrita aos cinco sentidos. É a habilidade de percepção extrassensorial que amplia, dessa forma, a nossa capacidade para decisões mais cosmoéticas. *Tomar a decisão mais assertiva sobre o melhor para o paciente, garantindo sua dignidade, é a humanização na prática.*

Dentre as *especialidades* da *Conscienciologia* existe a *Parapercepciologia*, aplicada aos estudos e pesquisas das parapercepções ou do parapsiquismo da consciência, além das percepções adstritas ao próprio corpo humano (soma), buscando o entendimento de fenômenos decorrentes do processo evolutivo (V. **Vieira,** Waldo; ***Homo sapiens pacificus;*** *CEAEC/Editares;* 2007; página 205).

O termo parapercepção pode ser denominado também: parapsiquismo, sensibilidade parapsíquica e percuciência extrafísica.

Portanto, a *parapercepção compreende toda manifestação de contato entre dimensões*, ou seja, a percepção extrafísica, pela consciência intrafísica. Sendo assim, parapercepção é a capacidade apresentada por todos nós de perceber as manifestações energéticas as quais chegam à nossa *psicosfera* (campo energético) e identificar a presença de consciências extrafísicas. Desse modo, é um meio de *comunicação entre conscins* (conciências intrafísica ou humanas) e *consciexes* (consciências extrafísicas).

Manifestações extrafísicas podem ser sentidas de várias maneiras por parte da conscin assistente. Dentre os tipos de sensações relacionadas a contatos energéticos e sinais extrafísicos, podem ser citados na condição de exemplos estes 7, enumerados na ordem alfabética:

1. **Alteração de temperatura.**
2. **Arrepios inesperados.**
3. **Banhos energéticos.**
4. **Exteriorização espontânea de energias.**
5. **Mioclonias.**
6. **Pensamento inspirador em momento oportuno.**
7. **Ruídos e apitos no ouvido.**

Todas as manifestações anteriormente citadas são situações clássicas de ocorrência de algum acontecimento extrafísico. Podem ser percebidas e interpretadas conforme a sinalética energética individual, pertencente a cada indivíduo. Para um melhor entendimento dos fatos, a identificação da sinalética personalíssima é fundamental (V. capítulo 12 – O Uso da Sinalética Energética no Ambiente da UTI).

Deve ficar bem clara, até aqui, a importância da identificação da sinalética enquanto condição ímpar na realização da assistência crítica. Essa ferramenta coloca o profissional que compreende o fenômeno parapsíquico em situação de maior descortinamento e entendimento dos fatos, que nem sempre podem ser interpretados com a visão limitada advinda de nossos cinco sentidos básicos.

Nesse momento, você, profissional da saúde, deve estar se perguntando: de qual maneira isso pode realmente ajudar na atuação pessoal enquanto assistente em UTI?

E a resposta é muito simples: em tudo, pois, através da parapercepção, conseguimos interpretar e compreender melhor os acontecimentos à nossa volta. Não só os intrafísicos, mas principalmente os extrafísicos, os quais tanto influenciam nossas escolhas, assim como nossos comportamentos interpessoais.

Falamos "tudo" porque compreende desde o entendimento entre os colegas de trabalho, favorecendo uma visão mais amistosa e harmoniosa em relação aos companheiros de equipe profissional, afinal, atuamos de modo multidisciplinar, até a melhor tomada de decisão para o caso de um paciente extremamente grave. Ou seja, vai do convívio entre os companheiros de plantão, ao relacionamento com familiares e à melhor conduta a ser realizada para o próprio doente.

Certamente a maioria dos profissionais atuantes na assistência, seja ela na unidade de terapia intensiva ou em qualquer outra parte do hospital, já deve ter vivenciado experiências envolvendo parapercepção. O fato, porém, é que na maioria das vezes as sensações são desvalorizadas ou não interpretadas da melhor forma para serem utilizadas em prol da assistencialidade.

Ou seja, há uma falta de confiança nos alertas efetuados pelo *parapsiqusimo pessoal*, também conhecido por *sexto sentido*. Entretanto, inconscientemente, acontecem com frequência no cotidiano de quem tem o privilégio de trabalhar na saúde.

Para o melhor entendimento, relataremos situações e percepções as quais, para esta autora, em seu trabalho de fisioterapeuta, fizeram total diferença no planejamento das condutas pessoais e atuação na UTI.

As mais evidentes relacionaram-se ao processo de planejamento da extubação de pacientes em desmame de sedação, ação própria dos fisioterapeutas em UTI. Ou seja, ao atuar no momento de proporcionar ao paciente a respiração espontânea, realizada por ele mesmo, sem mais a ajuda da respiração artificial.

O desmame da sedação compreende o período no qual o paciente, depois de ter sanado o quadro responsável por seu processo de doença e estar estabilizado hemodinamicamente (do ponto de vista cardíaco e da pressão arterial), começa a passar por um momento de diminuição progressiva das drogas sedativas, fazendo-o retornar ao seu nível de consciência habitual e, com isso, passar a respirar sozinho, espontaneamente e sem o auxílio de aparelhos.

Dessa forma, juntamente com o processo de desmame da sedação, ocorre em paralelo o desmame ventilatório (visando a retirada do aparelho que auxilia na ventilação ou "respiração"), que necessita de uma avaliação minuciosa, para o procedimento ser exitoso, sem complicações posteriores para o paciente.

Complicações posteriores porque, em algumas situações, o paciente chega a ser extubado (é retirado o tubo traqueal que o auxiliava na respiração); porém, passado alguns minutos ou até horas respirando sozinho, acaba sendo reintubado por insuficiência ou incapacidade respiratória espontânea, necessitando novamente ser sedado para recuperação. Cabe ressaltar o fato de pacientes reintubados apresentarem maiores complicações e chances aumentadas de ir a óbito.

Sendo assim, podemos compreender o quanto é importante uma avaliação detalhada para ser realizado um procedimento com segurança. Essa condição é imprescindível para a vida desses pacientes.

Dentro desse contexto de atuação, comecei a observar na prática algumas situações nas quais, mesmo se tratando de pacientes diferentes e com diagnósticos também diversos, algumas manifestações eram semelhantes e, muitas vezes, direcionavam desfechos também parecidos.

Após certo período de experiência na UTI, começamos a perceber similaridades, dentro das singularidades e complexidades de cada caso, onde alguns quadros se parecem muito, tanto com respeito ao bom prognóstico quanto àquele considerado não tão satisfatório.

O mesmo percebi no preparo para a extubação do paciente. A princípio, atribuí somente ao meu acúmulo de experiência enquanto profissional e, consequentemente, ao *olho clínico* mais aguçado. Afinal, realizava esse procedimento quase todos os dias entre a UTI e o Pronto Socorro (PS).

Porém comecei a perceber também a ocorrência de manifestações as quais, aparentemente, não possuíam qualquer relação direta com a doença ou com a fisiologia do paciente a ser extubado. Entretanto, ocorriam no momento quando o mesmo estava em processo de desmame ventilatório e sendo preparado para a retirada do tubo que o ligava ao aparelho e o ajudava a respirar.

Depois de um tempo, passei a perceber a recepção de *insights* extrafísicos e intuições que me conduziam na direção de melhor atuação profissional.

Comecei, então, a ficar cada vez mais *antenada* e detalhista (*situação posteriormente chamada de radar parapsíquico*) a todas as ocorrências em meu campo energético, com relação ao paciente, aos colegas de plantão e à UTI de maneira geral, valorizando todos os acontecimentos no momento do início do procedimento. Ou seja, desde o início do processo de desmame ventilatório do paciente até o seu final. Então notei, em alguns casos, a sensação de determinadas repercussões em meu próprio corpo, por exemplo um *apito no ouvido esquerdo* muito forte ou um formigamento nas costas.

Mais tarde, comecei a observar que o *apito no ouvido* (também conhecido por estampido auricular) estava geralmente associado a complicações com o paciente, um sinal de alerta evidenciando-me que algo poderia estar errado. Quando sentia o formigamento nas costas, era como se eu estivesse mais segura, mais amparada e com a sensação de que tudo daria certo no final. Juntamente com essas manifestações somáticas, observei outros fatores ocorrendo simultaneamente.

Em uma das situações, notei, ao se iniciar o processo de desmame, que tudo ficava mais complicado. Muitas vezes, ocorria a falta de algum material para o procedimento. Faltava a medicação para a nebulização ("inalação") ou as próprias peças para se realizar essa ação, necessária no período pós-extubação. Outras vezes, em situação aparentemente sem conexão nenhuma, ocorria alguma intercorrência com outro paciente que nos tomava a atenção, fato gerador da postergação do andamento do procedimento.

Em situações como essa, até mesmo o ambiente ficava diferente. O *holopensene do local,* ou seja, o conjunto das energias, emoções e pensamentos (pensenes) do ambiente mostrava-se mais "pesado" e dificultoso para trabalhar.

No desenrolar de casos como esse, o desfecho final era sempre o mesmo: o paciente acabava desenvolvendo alguma complicação em seu quadro clínico, o qual levava à necessidade de ser reintubado. Em função disso, voltava mais uma vez à sedação inicial e todo o processo de adaptação ao ventilador artificial para poder novamente ser estabilizado e, somente depois de alguns dias, voltar a ser extubado.

Todo auxílio ao paciente é único na terapia intensiva. Intervenções, quando mal programadas, podem resultar em inúmeras consequências e até serem fatais para o assistido.

Por outro lado, comecei a identificar também casos opostos, com resultados positivos. Nessas ocasiões, todos os procedimentos de início de desmame ventilatório e preparo para a extubação caminhavam dentro do planejado, não ocorriam situações inesperadas, todos os materiais necessários estavam disponíveis facilmente e tudo se mostrava facilitado, juntamente com a harmonia no ritmo de trabalho da equipe.

Nesses pacientes, com os quais tudo seguia seu fluxo harmoniosamente, o objetivo era alcançado com êxito, e o mesmo saía muito bem da extubação, seguindo sua evolução satisfatória no tratamento sem maiores intercorrências.

Sendo assim, após algum tempo de observações, de conhecimento técnico-científico sobre o assunto, juntamente com a confiança nas parapercepções pessoais, passei a atuar de maneira mais acertada nos procedimentos. Os índices de pacientes com insucesso nas extubações caíram muito, e a assistência passou a ser mais qualificada. *Com o tempo, passamos a realizar a escolha certa quanto ao melhor momento de atuar.*

De fato, para a realização da melhor conduta, é necessário muito conhecimento, sensibilidade, dedicação, intuição e uma boa dose de entendimento da alma (V. **Luz**, Protásio L. da; ***Nem só de Ciência se faz a Cura;*** *Atheneu;* 2004; página 67).

Isso nos mostra que, mesmo quando trabalhamos com avaliações minuciosas, embasadas em critérios e protocolos preestabelecidos, os quais foram aplicados inúmeras vezes, buscando se chegar a um consenso, ele ainda se apresenta generalista. O paciente é uma consciência única, manifesta-se de modo peculiar a cada caso. Principalmente em se tratando de pacientes internados em uma unidade de terapia intensiva, onde suas vidas muitas vezes transitam entre os limites.

Logo, torna-se de fundamental importância para o profissional da saúde atuante nessa área a sensibilidade e a percepção aguçada para identificar tais peculiaridades, poder agir de modo mais efetivo e, consequentemente, realizar uma assistência de maior qualidade.

Outra situação também muito presente quando comecei a valorizar as sutilezas das intuições e dos *insights* parapsíquicos na UTI foi com relação aos pacientes que se apresentavam hemodinamicamente instáveis e, de um momento para o outro, acabavam realizando uma parada cardiorrespiratória (PCR).

Presenciei situações onde, sem explicações "matemáticas", sentia a repentina vontade de passar na UTI ao lado da qual atuava e, de maneira quase inconsciente, caminhava olhando todos os monitores. De repente, deparava-me com um paciente no momento exato de uma parada cardiorrespiratória ou até mesmo já em PCR. Contudo, até aquele momento, ninguém da equipe local havia percebido. Ou seja, *a inspiração oportuna, no momento providencial, auxiliando nos instantes mais críticos da UTI.*

Inspirações oportunas e de origem parapsíquica, porém com relação à *comunicação*, ocorrem no momento da realização da passagem de informações aos familiares na hora da visita ou, até mesmo, no momento de noticiar o óbito. São situações nas quais o médico responsável por informar os membros da família, em companhia do amparador de função, é inspirado a realizar a melhor abordagem ou dizer as palavras menos impactantes para quem recebe a notícia sobre o seu ente querido.

Em situações como essa, onde a abordagem é feita de maneira humanizada e acolhedora, *as angústias dos familiares são amenizadas pela comunicação assistencial amparada de maneira intra e extrafísica* (V. capítulo 17 – Efeitos da Notícia Impactante sobre o Holossoma do Assistido).

Todos esses são exemplos de situações presentes diariamente nas rotinas das unidades de terapia intensiva. Mas para desfrutarmos do parapsiquismo de modo produtivo e assistencial, precisamos de atenção e percepção suficientes para captar tais manifestações, fazer uso das mesmas a nosso favor e, principalmente, em benefício do paciente.

Todas as consciências apresentam parapsiquismo. Entretanto, em geral, não se dá o devido valor às próprias parapercepções, as quais podem passar despercebidas. Quando relacionada à realização da assistência em benefício do outro, porém, há a ampliação do amparo extrafísico de função e, como consequência, a assistencialidade serve de motor para o desenvolvimento de uma parapercepção mais aguçada. Quando nos predispomos a ajudar, somos diretamente os primeiros a serem ajudados, tanto pelo aprendizado quanto pelo amparo extrafísico recebido. E com a parapercepção, o caminho é o mesmo.

Vale a pena frisar também a importância da observação dos fatos, a nos alertar quanto aos parafatos, auxiliando nas interpretações do que possa estar acontecendo extrafisicamente e, consequentemente, refletindo intrafisicamente.

Quando a escolha da melhor abordagem é direcionada por fatos e parafatos, a chance de se atuar de maneira mais eficiente é potencializada.

Quando nos propomos a observar detalhadamente as coisas à nossa volta, mesmo em ambientes críticos e dinâmicos, passamos a visualizar as sutilezas das manifestações e, com isso, acertamos mais em nossas escolhas de atuação. Nessa condição, encaixa-se perfeitamente o seguinte polinômio: *vontade cosmoética–altruísmo sincero–amparador de função–parapsiquismo expandido.* Esse polinômio pode ser considerado a base para o cuidado humanizado de *megaqualidade,* transcendendo todas as formas de atuações assistenciais já conhecidas.

São qualidades que, mesmo sendo utilizadas separadamente, por si só já superam a expectativa dos cuidados comumente observados; porém, quando em conjunto, são ingredientes maximizadores da assistência ao doente.

Sendo assim, o profissional de UTI humanizado deve estar aberto a todos os tipos de sensações, não somente as humanas, mas também as extrassensórias, valorizando qualquer informação que venha a contribuir para uma intervenção verdadeiramente assistencial à necessidade do paciente.

VALORIZAR AS *PARAPERCEPÇÕES* ***É*** *ACEITAR* ***A CONDIÇÃO DE*** *PERCEBER* ***O*** *IMPERCEPTÍVEL* ***E ENXERGAR COM OS*** *PARAOLHOS;* ***OU SEJA,*** *ATUAR* ***COM*** *PRONTIDÃO ASSISTENCIAL,* ***DE MANEIRA VERDADEIRAMENTE*** *HUMANIZADA.*

09. Holopensene Consciencial Terapêutico

Neste capítulo, trataremos especificamente da influência exercida pelos posicionamentos e manifestações pensênicas do profissional da saúde em seu ambiente de atuação, em específico na unidade de terapia intensiva (UTI), e a sua importância no contexto de assistência no qual se encontra.

Para compreendermos de maneira mais clara, vamos aprofundar a análise do significado do vocábulo *holopensene,* tendo por base o contexto da UTI.

Holopensene (*holo+pen+se+ene*), segundo a *Conscienciologia,* representa a atmosfera pensênica ou o ambiente intrafísico fixador do conjunto de pensenes (pensamentos, sentimentos e energias) agregados ou consolidados, seja de apenas um único indivíduo ou todo um grupo evolutivo de consciências (V. **Vieira,** Waldo; ***Holopensene;*** *Enciclopédia da Conscienciologia; EDITARES/CEAEC;* 8ª Ed. Eletrônica; 2013; página 5.641).

A origem do elemento de composição *holo* vem do idioma Grego, *hólos* "total; completo; inteiro". O *pen* advindo do vocábulo *pensamento,* procede do idioma Latim, *pensare*, "pensar; cogitar; pesar; considerar; examinar; meditar". O *sen* de *sentimento* deriva também do idioma Latim, *sentimentum*, através do idioma Francês, *sentiment*, "sentimento; faculdade de receber as impressões físicas; sensação; conhecimento; todo fenômeno da vida afetiva; emoção; opinião; bom senso". E o *ene* de *energia* tem sua origem no idioma Francês, *énergie,* deriva do idioma Latim, *energia*, e este do Grego, *enérgeia*, "força em ação".

Sendo assim, o holopensene pode ser entendido como a manifestação individual de cada consciência e também manifestação pensênica e energética de um grupo e, até mesmo, o conjunto pensênico de um local físico específico.

Ou seja, quando atuamos dentro de uma unidade de terapia intensiva, lidamos com o nosso próprio holopensene, o das consciências ali presentes e aquele já formado no ambiente da própria UTI.

O holopensene da UTI está representado pelo acúmulo de todos os pensamentos e sentimentos ali vivenciados. É um ambiente onde, ao mesmo tempo em que se procura passar tranquilidade aos assistidos em razão de ser um local de cuidados e recomposição da saúde, exprime também o sentimento de incerteza e sofrimento. Emoções como essas permanecem impregnadas no ambiente devido às vivências de familiares e pacientes, os quais se depararam ali com sua vida por um fio.

Isso sem falar das consciências que tiveram sua morte biológica (dessoma) na UTI e, desse local, foram encaminhadas para a dimensão extrafísica. Todos aqueles sentimentos, por exemplo, de análise da própria existência em seus momentos finais e toda a energia emanada por essas emoções, ficam arraigadas ao ambiente.

Logicamente, com relação à dessoma, tudo dependerá do processo pessoal de cada consciência ali anteriormente internada e de todo o desenrolar do caso. Existem situações mais dramáticas, por exemplo, de pacientes jovens e com toda a vida pela frente que acabam dessomando devido a um acidente de carro inesperado. Cria-se, assim, todo um sentimento de injustiça e fatalidade pela perda prematura daquela vida. Consequentemente, essa situação acaba gerando maior comoção, imprimindo no holopensene da UTI um padrão negativo, mais carregado e conturbado energeticamente.

Por outro lado, existem também casos positivos de dessoma. Podemos citar, na condição de exemplo, um paciente idoso satisfeito com as próprias vivências ao longo desta existência, sem pendências pessoais a serem sanadas, transformando o óbito ou a desativação somática (dessoma) em um momento sereno e tranquilo, experiência essa, muitas vezes, percebida por toda a equipe presente no local.

Nas duas situações, a morte biológica acontece, mas a percepção energética realizada por quem acompanha o desenrolar das histórias é totalmente diferente.

Portanto, precisamos entender que o ambiente de UTI realmente é um local *intensivo,* não apenas por se tratar de um local onde tudo acontece muito rápido e com muita intensidade, e de nossas atitudes dependerem a vida ou a morte de pessoas. Mas também por se tratar de um local onde prevalece um *turbilhão de sentimentos e energias* perceptíveis tanto fisicamente, nas relações humanas, como extrafisicamente, nas relações com as consciexes. Por essa razão, a UTI se torna potencialmente mais intensiva.

Por apresentar tantas variáveis influenciando o seu holopensene, o trabalho na UTI pode gerar momentos íntimos e interpessoais conturbados e de tensão severa. Em vista desse quadro de instabilidade e apreensão, torna-se extremamente necessária e apaziguadora a presença de profissionais com a condição de *holopensene consciencial terapêutico.*

O *Holopensene Consciencial Terapêutico* pode ser entendido como o estado natural e espontâneo da consciência detentora de atmosfera pensênica equilibrada, benevolente, pacificada, prudente, serena e fraterna, o que lhe permite uma atuação assistencial até mesmo silenciosa em diferentes situações e necessidades interconscienciais (interpessoais).

Podem ser sinônimos dessa condição: holopensene homeostático assistencial; atmosfera pensênica acolhedora; holopensene pacificador e harmonioso e pensenosfera fraterna.

Pessoas apresentando esse perfil possuem a capacidade de atuar silenciosamente, pois somente com a sua presença geram equilíbrio nos ambientes por onde passam. Sob a visão conscienciológica, são consciências com capacidade de expressão consciencial tão positiva e equilibrada intimamente que, apenas com suas energias, conseguem, até certo ponto, "higienizar os ambientes", desassediando possíveis conflitos que por ventura possam estar acontecendo ou venham a ocorrer.

Em situações como a atuação dentro de uma UTI, o holopensene consciencial terapêutico apresenta efeito propulsor da assistência. Isso ocorre devido à melhora holopensênica gerada no ambiente, harmonizando o local mediante a assepsia energética. A harmonização holossomática do profissional pode ser representada pelo seguinte polinômio: *perceber a respiração–acalmar as emoções–serenar a mente–aquietar as energias.*

Inúmeras são as interferências positivas proporcionadas por essa manifestação. Desde a condição de contribuir para o sentimento de segurança da equipe de plantão, fomentando maior equilíbrio e entendimento entre os membros, até a facilitação da assistência advinda do amparo de função, ou seja, ampliando a sintonia com os amparadores extrafísicos.

Quando permanecemos mais homeostáticos e equilibrados intimamente, sem grandes conflitos internos, facilitamos a possibilidade de percepção de ideias e sugestões extrafísicas. Ou seja, fica mais fácil a sintonia entre os trabalhos intrafísicos e as inspirações extrafísicas. Ocorre um sinergismo entre o holopensene pessoal anticonflitivo, a intencionalidade equilibrada e o amparador de função, tendo como resultado o efeito terapêutico das próprias energias sobre as demais consciências e o ambiente.

Uma situação facilita a outra, e todas juntas potencializam o resultado da assistência.

Para ficar mais claro, vamos analisar um exemplo prático desse estado consciencial. Muito provavelmente você, leitor ou leitora, já trabalhou ao lado de pessoas com esse diferenciado modo de atuação.

São aqueles colegas que permanecem visivelmente serenos, racionais e lúcidos para a tomada de decisão mais eficiente e resolutiva para o momento, mesmo em situações extremas, tais qual uma parada cardíaca, quando prevalece a adrenalina. Desse modo, transmitem à equipe tranquilidade e segurança quanto ao procedimento.

Outra situação típica de holopensene consciencial terapêutico é a do profissional que consegue influenciar positivamente o andamento do tratamento de uma doença somente pela conversa e aproximação com o paciente. Essa condição apresenta relação com a intencionalidade cosmoética e a energia terapêutica exteriorizada por esse profissional. *A energia de um olhar positivo pode se espalhar por toda parte, e benesses acontecem.*

É fato a consciência anticonflitiva, harmonizada interiormente e, além disso, apresentando a intencionalidade assistencial cosmoética, criar o hábito natural e espontâneo de exteriorizar energias positivas para todos, empregando suas ECs para a melhoria de ambientes. Dessa forma, ela facilita o amparo extrafísico e a afinização pensênica sadia nos contatos interdimensionais.

Quando falamos em contatos interdimensionais, referimo-nos às inspirações, muitas vezes chave, aos *insights* oportunos e à tomada de decisão surgidas assertivamente no pensamento do profissional, quase de modo inexplicável. Porém, na verdade, é o auxílio recebido dos amparadores extrafísicos quando estamos mais receptivos a suas manifestações (V. capítulo 14 – Amparador de Função na Unidade de Terapia Intensiva).

Estar receptivo significa, na maioria das vezes, sobrepairar os problemas e tentar analisá-los com calma e tranquilidade, e isso novamente requer equilíbrio. Mesmo em situações de casos complicados e, a princípio, sem solução, quando todas as possibilidades de tratamento já se esgotaram, é importante tentar analisá-los de fora. Ou seja, distanciar-se para poder ampliar as possibilidades de resolução do problema. É dessa maneira que o profissional se comporta no holopensene consciencial terapêutico: analisando racional e ponderadamente todas as possibilidades para a melhor tomada de decisão.

O *holopensene consciencial terapêutico* mostra-se atuante quando possibilita a conscins e consciexes o equilíbrio e coerência intraconsciencial e interconsciencial, agindo de maneira terapêutica e paraterapêutica nos mais variados contextos e necessidades.

Dentro da *Terapeuticologia*, nos estudos do *antagonismo saúde / doença,* eis 6 situações marcantes, enumeradas na ordem alfabética, nas quais o holopensene consciencial terapêutico exerce, de modo discreto mas pontual, atuações assistenciais:

1. **Ambientes.** Melhorando silenciosamente ambientes conturbados, fato muito comum em Unidades de Terapia Intensiva.

2. **Assistência.** Preparando o ambiente para a realização de uma determinada assistência.

3. **Grupos.** Favorecendo a harmonização e mediação do equilíbrio em grupos específicos nos momentos de decisões críticas.

4. **Medicamentos.** Potencializando o efeito de medicamentos a serem utilizados pelo doente. Isso pode ocorrer através da exteriorização das melhores energias do profissional sobre o medicamento a ser ingerido pelo paciente.

5. **Pensenidade.** Proporcionando esclarecimento e limpeza da pensenidade alheia e, com isso, contribuir para a melhoria e ampliação do raciocínio.

6. **Refazimento.** Deixando a sensação de refazimento em consciências que se encontravam com algum mal-estar, incluindo problemas físicos.

Em vista de ocorrências tais quais as mencionadas na enumeração anterior, porém ainda na condição de se compreender melhor o funcionamento dessas situações, na década de 1960, pesquisadores passaram a se interessar por questões relacionadas às manifestações energéticas da consciência e sua atuação nos objetos inanimados.

O biólogo e pesquisador Bernard Grad (1920–2010), da *McGill University*, de Montreal, no Canadá, foi um dos primeiros a trabalhar seriamente com a hipótese da influência do *estado de espírito* sobre as coisas à nossa volta (V. **Dossey**, Larry; ***Reinventando a Medicina;*** *Cultrix*; 1999; páginas 43 e 44).

Seus experimentos observavam, por exemplo, se a depressão mental poderia produzir ou não efeitos negativos no desenvolvimento das plantas. Concluiu, através de comparações, que quando as sementes eram regadas por pessoas emocionalmente equilibradas, as plantas desenvolviam-se melhor.

Sendo assim, os estudos de Grad ressaltaram duas condições: a primeira, o fato de as emoções poderem influenciar o processo de cura tanto positivamente quanto negativamente; a segunda, a possibilidade de os objetos físicos servirem de intermediários para essa influência por absorverem algo do estado de espírito dos humanos. Sob a ótica da *Conscienciologia*, a conclusão em questão nos remete claramente às relações energéticas estabelecidas entre as pessoas, os objetos e os ambientes com os quais interagimos.

A ciência convencional, apesar de muito avançada, ainda não conseguiu encontrar um mecanismo para explicar e mensurar tais manifestações e suas influências, porém essas ocorrências já são questionadas até mesmo entre médicos e cientistas renomados. Interrogações como por exemplo: os pacientes são afetados pelo estado de espírito da enfermeira por meio da solução administrada? Pode o estetoscópio transmitir ao paciente o mau humor do médico se este estiver tendo um dia ruim? Se os estados de espírito negativos podem ser transmitidos, por que não os positivos? (V. **Dossey**, Larry; ***Reinventando a Medicina;*** *Cultrix*; 1999; páginas 44 e 45).

Se analisarmos o exposto anteriormente no capítulo e todo o objetivo da assistência humanizada, certamente a resposta para esses questionamentos será *sim*. E a condição de *holopensene consciencial terapêutico* é justamente o classificado pelos pesquisadores deste estudo, com o *estado de espírito positivo* influenciando harmonicamente o ambiente.

O holopensene sadio, homeostático e assistencial com o tempo começa a servir de exemplo para os colegas de trabalho que passam a enxergá-lo de maneira diferente, às vezes até despertando o respeito e certa admiração.

Mediante esse exemplarismo, o *holopensene consciencial terapêutico* servirá de assistência não somente aos pacientes, mas ao restante da equipe, fazendo as demais pessoas também quererem manifestar-se de maneira parecida, criando um círculo de bons exemplos a serem seguidos. Isso resultará, com o tempo, cada vez mais em harmonia nesse ambiente de trabalho.

Logicamente, isso dependerá de vários outros fatores, por exemplo, o temperamento e histórico de vida de cada um. Mas ao menos é o início para se pensar em atuações mais harmoniosas e produtivas dentro de ambientes hospitalares. Afinal, o cuidado em UTI será sempre em equipe.

Quem possui um padrão homeostático resultando no holopensene consciencial terapêutico não o adquire repentinamente. Tal estado, para ser alcançado, requer um histórico multiexistencial (múltiplas vidas) no campo da assistencialidade.

Entretanto, para quem deseja alcançar essa condição, importa iniciar os investimentos na qualificação pessoal buscando desenvolver pelo menos estes 9 atributos, enumerados na ordem alfabética:

1. **Assistencialidade:** a vontade sincera de ajudar os que precisam de auxílio, sem segundas intenções ou possíveis benefícios pessoais.

2. **Ausência de irritabilidade:** a irritabilidade é sinônimo de irascibilidade, sendo este um comportamento totalmente antagônico ao trabalho com a saúde das demais consciências.

3. **Autoinconflitividade:** a postura da consciência que não mais apresenta grandes conflitos consigo mesma, seus problemas já estão identificados e em processo de resolução. Evitam-se, assim, possíveis autoassédios e, consequentemente, o heteroassédio.

4. **Cosmoética:** a ética ampliada, a reflexão sobre a moral cósmica, multidimensional, a qual vai além da moral social e intrafísica. É o modo de discernimento máximo da moral da consciência.

5. **Disponibilidade assistencial:** o atributo da personalidade aberta e disponível para ajudar, auxiliar ou amparar a todos os tipos de consciências enfermas, apresentando-se livre de preconceitos, não sectária e universalista (V. **Machado,** Cesar; ***Proatividade Evolutiva: Sob a Ótica da Autoconsciencioterapia;*** *Editares;* 2014; página 198).

6. **Empatia:** a empatia receptiva, expressa nas energias acolhedoras, capaz de compreender o sentimento e as reações das pessoas colocando-se no lugar do outro.

7. **Imperturbabilidade cosmoética:** a atitude da consciência lúcida, serena e ortocentrada, autoconsciente e inabalável, sentindo-se em harmonia intrafisicamente e extrafisicamente com os seus compassageiros evolutivos e com o Cosmos.

8. **Ortopensenidade:** a qualidade e o ato da manutenção da autopensenidade com o predomínio constante de ortopensenes, ou seja, dos pensamentos retos e cosmoéticos. *Ortopensenidade* é a maior defesa para enfrentar consciexes patológicas. A pessoa *autoinconflitiva* não pensa mal de ninguém e nem de si mesma, não se altera e não se contamina mais com a heteroconflitividade. Um dos caminhos é a *Cosmoética.*

9. **Harmonia íntima:** a condição de equilíbrio pessoal inabalável, proporcionando maior ponderação em momentos de agitação e estresse ambiental ou interpessoal.

Cabe ao profissional preocupado com sua *atuação mais humanizada* munir-se de todas as possibilidades e ferramentas assistenciais disponíveis para qualificar sua atuação. Sendo assim, importa buscar a conquista do *holopensene consciencial terapêutico,* fator potencializador do posicionamento e manifestação pensênica pessoal enquanto minipeça dentro do maximecanismo assistencial.

O *HOLOPENSENE CONSCIENCIAL TERAPÊUTICO* ***É CONDIÇÃO INEVITÁVEL À*** *CONSCIÊNCIA FRATERNA COSMOÉTICA,* ***TORNANDO-A NATURALMENTE PATROCINADORA DA*** *HOMEOSTASIA* ***EM CONTEXTOS*** *ASSISTENCIAIS.*

10. Anticomocionalismo enquanto Suporte Assistencial

Quando falamos em ambientes hospitalares e, especificamente, em Unidade de Terapia Intensiva, é impossível a ausência total de sentimentos. Em vista disso, a emocionalidade pessoal é manifestada, sem dúvida, de maneira mais acentuada, nas pessoas desconhecedoras da rotina desses ambientes, como no caso de pacientes e seus familiares. Entretanto, também faz parte da rotina diária das consciências atuantes nesses locais.

Engana-se quem pensa que, com o passar do tempo, o profissional da saúde torna-se totalmente frio e imune aos acontecimentos dentro de um hospital. Ideia ainda mais distante quando pensamos, entendemos e vivenciamos as energias, o parapsiquismo e a multidimensionalidade, pois o entendimento dessas manifestações amplia ainda mais a visão do profissional e seu modo de atuação enquanto assistente.

A questão é até onde a manifestação sentimental, tal qual a comoção, é benéfica ao tratamento dos assistidos ou torna-se prejudicial no processo assistencial (prejudicando tanto o assistido quanto ao assistente), questionamentos a serem analisados no decorrer do capítulo.

O *anticomocionalismo* enquanto *suporte assistencial* é a capacidade do profissional da saúde de posicionar-se de maneira assistencial, empática e altruísta, sem deixar-se levar pelo psicossoma, ou seja, sem permitir prevalecerem as emoções e os envolvimentos irracionais, os quais podem acarretar queda no nível de lucidez pessoal.

O ato de se comover em um ambiente de terapia intensiva, na maioria das vezes, apresenta como consequência o prejuízo no diagnóstico do paciente e em seu tratamento, assim como no relacionamento com familiares e profissionais componentes da equipe de trabalho.

Conforme veremos ao longo do capítulo, desequilíbrios emocionais são desfavoráveis ao processo assistencial. Entretanto, se ainda precisamos renascer ou retornar a esta dimensão, é porque temos psicossoma, e se possuímos esse veículo das emoções, elas ainda fazem parte de nossas manifestações.

Emoções como a afetuosidade e a sensibilidade com o sofrimento alheio, e até mesmo a ansiedade e o estresse, em dose certa, podem servir de gasolina para as tomadas de decisão críticas e mover o profissional em direção à tentativa de ajudar o paciente, dentro das possibilidades existentes. Em doses excessivas, porém, apresentam-se totalmente incompatíveis com a atuação na área de saúde.

Portanto, o anticomocionalismo serve de suporte assistencial tanto para os pacientes, no caso, os assistidos, quanto para os profissionais, em tese, os assistentes. Isso porque, de maneira geral, ambos são assistidos simultaneamente. Nesse caso, prevalece a máxima de *o menos doente ajudar o mais doente.*

Em vista disso, a assistência é uma via de mão dupla, pois quando assistimos, somos assistidos também, no mínimo através do aprendizado. Ajudar os outros significa ajudar a nós mesmos.

Quando ajudamos sem carregar nas emoções, a ponto de sobrepor a comoção, permanecemos mais equilibrados de modo físico, energético, psicossomático e mentalsomático. Isso significa maior capacidade para atuar de maneira lúcida e eficiente.

Por mais crítica e dinâmica que seja a vida em uma UTI, as tomadas de decisão precisam ser acertadas, afinal, *tempo significa vida*. Para isso, é necessário o equilíbrio, a tranquilidade e a calma na condução e realização de um processo assistencial. *Na realização da assistência, agir com racionalidade e ponderação é sinônimo de inteligência evolutiva.*

Utilizando-se o mentalsoma em detrimento do psicossoma, ampliam-se as chances de êxito na assistência, enfatizando-se que atuar com *racionalidade não significa insensibilidade e apatia* em relação à necessidade e ao sofrimento alheio. Mas, sim, agir com cosmovisão visando a melhor conduta para o paciente naquele determinado momento.

Outra qualidade também pertinente a ser desenvolvida pelo assistente da saúde em busca do equilíbrio do psicossoma é a serenidade.

Ela nos permite manter o foco no real e nas partes da realidade com as quais podemos atuar positivamente. As pessoas, quando serenas, são mais flexíveis e possuem a capacidade de permanecer intactas e prudentes quando surgem os conflitos. Ou seja, conseguem cultivar posturas sensatas em meio a contextos agitados, confusos e assoberbados (V. **Shealy**, Norman; & **Church**, Dawson; ***Medicina da Alma;*** *Cultrix;* 2011; página 158).

A mentalsomaticidade leva a maior racionalidade e, consequentemente, amplifica a frieza cosmoética nos momentos de assistência interconsciencial.

Em contrapartida, a frieza excessiva pode ser prejudicial nas questões assistenciais. Conforme dissemos, certas emoções ajudam na conexão com os assistidos, favorecendo a empatia e o auxílio, porém, quando a frieza torna-se patológica, leva ao distanciamento emocional e à consequente perda de visão dos detalhes.

Desse modo, o ideal é buscar o meio-termo nas manifestações assistenciais. Dos dois lados, tanto do psicossoma (emoção) quanto do mentalsoma (razão), existem os prós e os contras no tratamento.

Buscar o equilíbrio entre emoção e razão significa potencializar a capacidade de se atuar de maneira satisfatória, levando também em consideração a intrafisicalidade e a extrafisicalidade, pois, pensando em multidimensionalidade, nossos atos são ondas que reverberam nas dimensões, tanto para nós como para nossos pacientes.

Imagine, por exemplo, um paciente internado na UTI em estágio terminal. Ele deveria ser preparado para a passagem entre as dimensões, ou seja, para a sua dessoma ou morte do corpo biológico.

Essa preparação deve ser realizada através de detalhes, por exemplo: o acolhimento e atenção sincera dos profissionais à sua volta; a administração de drogas para atenuar a dor; a possibilidade de estar no aconchego da família ou, simplesmente, pelo fato de estar bem posicionado no leito, de modo confortável.

Esses detalhes precisam ser ressaltados e valorizados nos cuidados aos doentes, pois fazem total diferença na permanência desse paciente na unidade de terapia intensiva e, consequentemente, em sua dessoma, se esse for o caso. Além disso, para o profissional da saúde, gestos como atenção, pensenização positiva e valorização da dignidade do paciente são diferenciais em sua própria manifestação enquanto consciência. Afinal, a evolução pessoal se faz a partir da assistência.

Nesse contexto, entretanto, o desafio é atuar de maneira detalhista, empática e altruísta, sem cair no comocionalismo, na perturbação emocional e energética, mantendo, acima de tudo, o equilíbrio íntimo, por si só terapêutico. Para isso, o entendimento cada vez mais profundo a respeito da multidimensionalidade e do parapsiquismo permitirá ao profissional maior racionalidade diante das questões relacionadas à morte biológica.

Importa lembrar a importância de se utilizar o sentimento empático, entretanto, com moderação ou não conseguiremos trabalhar. Ter compaixão é essencial aos cuidados dispensados aos doentes, desde que não esqueçamos de *recarregar as baterias* (V. **Sá,** Ana Cristina de; ***O Cuidado do Emocional em Saúde;*** *Atheneu;* 2010; página 44). Afinal, precisamos estar bem com nós mesmos para atuarmos de modo satisfatório com as demais consciências.

Quando estamos em harmonia íntima e equilíbrio emocional, fazemos bem àqueles à nossa volta. Isso se deve às energias. Quanto mais tranquila e equilibrada for a consciência, mais suas energias serão equilibradas e até terapêuticas. Conforme estudado no capítulo anterior sobre *holopensene consciencial terapêutico,* quem nunca esteve ao lado de uma pessoa que, simplesmente pela sua serenidade e pacificação, conseguia tranquilizar os ambientes ou passar segurança nas tomadas de decisão?

Quando admitimos o fato das interações energéticas com os ambientes e com as outras consciências, importa considerar também, por outro lado, que se estamos bem, sintonizamo-nos com energias positivas e agradáveis; se ficamos desequilibrados, nos sintonizamos com as energias da mesma frequência patológica.

Certa vez, estes autores presenciaram na UTI uma situação muito comovente para todos de plantão. Era o caso de uma paciente jovem de aproximadamente 37 anos de idade, casada e mãe de 3 filhos. Deu entrada no hospital por infecção do trato urinário (ITU) em estágio já bem avançado, evoluindo rapidamente para sepse ("infecção generalizada") e, consequentemente, complicações pulmonares graves. Estava com Síndrome da Angústia Respiratória Aguda (SARA). A progressão da doença foi muito rápida, pois quando chegou ao hospital já estava em estado bastante crítico.

Apesar dos esforços de toda a equipe, a paciente acabou indo a óbito. Dessomou minutos depois do horário da visita no período da tarde. O fato mais intrigante para todos era a atenção e a preocupação manifestadas pelo marido. Era um casal muito unido, humilde e com 3 filhos pequenos para criar. O marido, sem condições para pagar o transporte público, ia visitá-la todos os dias de bicicleta e, no momento de sua dessoma, havia acabado de sair do hospital, mais uma vez de bicicleta.

A equipe responsável por avisar a família entrou em contato para que o marido retornasse ao hospital e recebesse a triste notícia. Um dos momentos mais comoventes para todos foi quando ligaram para a casa da paciente, e quem atendeu foi a mãe dela. A mesma explicou que o genro não havia ainda chegado, pois tinha ido de bicicleta e moravam muito longe do hospital.

Quando a assistente social voltou à UTI e comentou a situação com a equipe, todos ficaram muito comovidos. Não somente pela morte da jovem mãe de família, mas por todo um contexto de situações precárias e indignas, com possível desfecho diferente. Nessas horas, sem uma visão multidimensional pensamos: "Por que tal pessoa precisa passar por isso?". Contudo, nada é por acaso, e de alguma forma serviria de aprendizado para todos, até mesmo para nós, profissionais responsáveis pela paciente.

Importa considerar que, do mesmo modo que a maioria da população brasileira, esta jovem paciente era pobre e sem condições financeiras para procurar um atendimento adequado. Tinha passado dias visitando postos de atendimento de saúde básica e sendo encaminhada novamente para casa, sem a atenção necessária, condição esta bem comum entre a população menos favorecida do país. Fatos como esse expressam o lado extremo de nossa análise neste capítulo, representada pela falta de envolvimento e total desrespeito com a saúde por parte de muitos governantes brasileiros.

Essa situação é comum em países pobres ou em desenvolvimento e denomina-se *mistanásia,* também conhecida por *eutanásia social,* e refere-se à morte imposta a uma parcela importante da população menos favorecida do ponto de vista material. Ou seja, a dessoma como consequência da miséria, da fome, das doenças infecto-contagiosas e da impossibilidade de acesso à saúde por parte das pessoas vivendo em condições insalubres, que, em grande parte, poderia ser evitada (V. **Orlando,** José Maria C.; Org.; ***UTI: Muito além da Técnica... a Humanização e a Arte do Intensivismo;*** *Atheneu;* 2001; página 213).

O oposto do comocionalismo é o *descaso,* consequência da *frieza patológica,* condição também a ser evitada a todo custo, porém ainda muito comum por parte de nossos políticos com relação à área da saúde.

Casos como esse acontecem todos os dias, a todo o momento, não apenas pela falta de médicos ou funcionários, mas também por falta de toda uma estrutura, desde o ambiente físico bem organizado e equipado até a disponibilidade de medicação e profissionais qualificados e bem valorizados.

Conforme dissemos no capítulo 2, não basta apenas a sensibilidade pessoal com o sofrimento alheio. Para quem trabalha na área da saúde, sentir-se satisfeito é fundamental para desempenhar um trabalho verdadeiramente de qualidade. Para isso ocorrer, entretanto, precisa haver, em contrapartida, a valorização desses profissionais por parte dos setores políticos e administrativos.

Mesmo existindo pessoas assistenciais e comprometidas por natureza, fica difícil falar em humanização e respeito à vida quando não se tem nem materiais para desempenhar sua função. Principalmente quando dessa função depende a vida de outras pessoas.

De qualquer modo, no caso dessa paciente, uma das profissionais da equipe de plantão ficou muito comovida e abalada com a situação. Chorou e não se conformava porque já havia visto episódios parecidos, casos onde filhos ficam sem suas mães por um encaminhamento negligenciado no início da doença. O fato é que, por estar muito abalada e desequilibrada emocionalmente, a profissional, em vez de ajudar, acabou prejudicando o ambiente, pois sua comoção e suas energias de tristeza envolveram a maioria dos colegas de plantão, e logo outros profissionais estavam chorando também.

O ponto ao qual pretendemos chegar é que nosso equilíbrio ou desequilíbrio íntimos interferem diretamente nas pessoas e nos ambientes à nossa volta. Mesmo nos colocando no lugar de alguém para ajudar, devemos fazê-lo sem nos abalar, sem perder o discernimento ou a racionalidade nas situações. A razão nos leva na direção das escolhas sábias, em vez de reações emocionais automáticas diante das pessoas e das situações (V. **Shealy**, Norman; & **Church**, Dawson; ***Medicina da Alma;*** *Cultrix;* 2011; página 158).

Imagine se nesse momento o médico de plantão e as psicólogas responsáveis por dar a notícia ao marido estivessem todos abalados e chorando. De nada iriam ajudar. Certamente carregariam ainda mais o ambiente e deixariam o viúvo um pouco mais abatido. Nessas horas, o familiar necessita de uma base sólida de apoio. Devemos lembrar que *precisamos nos solidarizar com a dor alheia sem lhe causar mais dor*. Se nosso emocional estiver equilibrado, poderemos, também, assistir ao paciente com equilíbrio (V. **Sá,** Ana Cristina de; ***O Cuidado do Emocional em Saúde;*** *Atheneu;* 2010; página 44).

Em momentos como esse colocamos nosso equilíbrio psicossomático à prova, nossa capacidade de assistir com predomínio da sensatez, buscando realmente o melhor para a necessidade do momento, sem nos deixar levar por sentimentalismos passíveis de nos cegarem. Agir conduzido pelo psicossoma é manifestar-se instintivamente. Por outro lado, agir com o mentalsoma é priorizar o discernimento. *Quando o psicossoma se exalta, o mentalsoma se inutiliza.*

Ao analisarmos o comocionalismo como um todo, podemos observar sua manifestação estar literalmente carregada de inúmeros reflexos somáticos. Estes acabam interferindo na anatomofisiologia do corpo do assistente às energias mobilizadas por ele e, principalmente, terminam por influenciar negativamente o seu nível de lucidez. Com isso, impedem a tomada de decisão embasada na racionalidade, ponderação e assertividade, requisitos primordiais ao se tratar da assistência prestada a consciências enfermas.

Podemos dizer, então, que o ato de agir pela comoção gera no profissional da saúde algumas manifestações pouco produtivas, tanto para si mesmo quanto para a qualidade da assistência prestada.

Sob o ponto de vista do *anticomocionalismo,* algumas condições devem ser *observadas* e *evitadas* na rotina diária de uma UTI, como por exemplo estas 5, enumeradas na ordem alfabética:

1. **Agir por impulsividade:** parente do ansiosismo, a impulsividade condiciona a tomar atitudes, muitas vezes, fora do contexto e impensadas, as quais, ao invés de ajudar, podem prejudicar o andamento do caso.

2. **Agressividade:** atitude originada pela impulsividade e falta de ponderação em contextos conturbados, por exemplo intercorrências com pacientes, nos quais muitos profissionais atuam em conjunto, podendo gerar conflitos nos momentos mais decisivos de atuação.

3. **Ansiosismo:** a ansiedade acaba por levar a consciência a tomar decisões precipitadas na ânsia de querer ver o problema rapidamente solucionado, fazendo tudo do seu jeito, ocasionando condutas equivocadas e resultados ruins.

4. **Comportamentos irracionais:** por exemplo, chorar em momentos totalmente inapropriados. Esta condição leva à ação ilógica e inoportuna nos processos assistenciais.

5. **Palavras desnecessárias:** aqui entra diretamente a questão das interações interconscienciais, ou seja, o convívio com paciente, familiares e, principalmente, com a equipe de trabalho. Exemplo comum é o do profissional que, ao envolver-se mais profundamente com o paciente, acaba exaltando-se com a equipe quando algo não sai conforme o combinado ou de acordo com a sua opinião.

Eis ainda, enumerados na ordem alfabética, 6 exemplos de alterações holossomáticas do profissional de saúde evidenciando perturbações íntimas passíveis de afetarem o trabalho e, desse modo, o processo de humanização na UTI:

1. **Autoassédio.** É a condição ou estado da consciência emocional e energeticamente predisposta a se molestar autopensenicamente,

com insistência e, de maneira patológica, sobre si mesma. É o caso de profissionais envolvidos com o trabalho e o paciente os quais acabam entrando em um ciclo de autocobrança e autoculpa quando os acontecimentos não dão certo. Com isso, contaminam-se com as próprias energias em função dos patopensenes (pensenes doentios sobre si mesmos). Lembrando que *o autoassédio é o chamariz para o heteroassédio. Tudo começa pela nossa pensenização.*

2. **Desequilíbrio emocional.** A instabilidade emocional é a base para todas as outras manifestações patológicas. Um profissional instável emocionalmente é uma *bomba-relógio* prestes a estourar a qualquer momento. Cabe aqui o estudo profundo da gênese do desequilíbrio. O importante inicialmente, nessa condição, é achar o *gatilho* responsável por disparar esse comportamento, sejam questões relacionadas a vidas pretéritas ou problemas acontecendo na existência atual do profissional, os quais o possam estar afligindo, para, só assim, poder realmente entender e superar as descompensações.

3. **Heteroassédio.** Reflexo do autoassédio, com as próprias energias desequilibradas o profissional acaba por assediar os demais colegas em atuação com ele, deixando o ambiente conturbado. Além disso, fica mais predisposto aos assédios de origem extrafísica.

4. **Intoxicação energética.** Originada pelas interações com energias desequilibradas, acarretam o desgaste do profissional, o qual permanece a maior parte do tempo com sensação de cansaço e esgotamento físico, podendo contribuir também para o aparecimento de doenças.

5. **Taquicardia.** Sensação de palpitação gerada pelo processo de ansiosismo e atuação emocional descompensada. É muito comum em momentos de estresse e em tomadas de decisão mais críticas.

6. **Tremores.** A própria fisiologia nos mostra que em momentos de nervosismo exacerbado, ansiedade e condição de alta tensão é comum os tremores das mãos, por exemplo, durante algum procedimento importante, como no caso dos médicos na hora da intubação orotraqueal (IOT). Tremores podem surgir também na fala ao ocorrer uma discussão mais acalorada acerca da condução clínica de um paciente.

A raiz do comocionalismo é reflexo do caminho percorrido pela consciência ao longo de suas vidas no processo de evolução. Cada caso é único e deve ser analisado e estudado profundamente pelo próprio indivíduo a fim de buscar entender esse comportamento, reciclando posturas comprometedoras da sua atuação na condição de assistente e, consequentemente, do seu processo evolutivo.

Para o profissional de saúde e em específico para o assistente de ambientes críticos, o ideal é a conquista de condutas e manifestações mais equilibradas e harmônicas priorizando, sobretudo, a ponderação para, assim, poder realizar intervenções mais acertadas.

Se fôssemos aprofundar este assunto, entraríamos praticamente em outro livro; afinal, as consciências são complexas e singulares. Entretanto, torna-se indispensável por parte do profissional de saúde a identificação, enfrentamento e reciclagem de seus processos emocionais desequilibrados para uma atuação mais adequada.

No enfrentamento do comocionalismo, torna-se pertinente estudar a condição avançada do *sobrepairamento*, que é de grande utilidade em ambientes de tensão tais qual a Unidade de Terapia Intensiva.

O sobrepairamento pode ser definido como a atitude ou postura isenta, inteligente e cosmoética da consciência lúcida pairar por alto, acima ou além de todo o nível primário de vivência baratrosférica, regressiva, dolosa ou anticosmoética no dia a dia intrafísico e multidimensional (V. **Vieira,** Waldo; ***Sobrepairamento;*** *Enciclopédia da Conscienciologia; EDITARES/CEAEC;* 8ª Ed. Eletrônica; 2013; página 10.036).

Na prática, o sobrepairamento é a capacidade de estar em um contexto, envolver-se com ele, mas, sobretudo, sem se perturbar. Por isso, há a necessidade de sair da situação e ter uma visão panorâmica, expandida, observada de fora, buscando o máximo possível da imunidade emocional, mantendo domínio do sistema nervoso autônomo e do psicossoma para o mentalsoma prevalecer.

Em vista de todas as variáveis apresentadas ao longo do capítulo, devemos ressaltar a *importância de se envolver* com o assistido a ponto de entender suas necessidades, da *valorização do altruísmo* para um bom relacionamento no ambiente de trabalho, da *atenção sincera* e do *respeito pela dignidade* do paciente, sendo todas essas posturas essenciais para um cuidado humanizado e de qualidade.

Porém, o primordial é não se deixar levar por posicionamentos sentimentalistas e comocionais, os quais podem atrapalhar o discernimento nas tomadas de decisão cruciais e, consequentemente, com isso prejudicar todo um mecanismo assistencial mais amplo o qual, muitas vezes, desconhecemos.

*ANTICOMOCIONALISMO **É** INTELIGÊNCIA EMOCIONAL **FAVORECENDO, POR PARTE DO PROFISSIONAL DA SAÚDE, A POSTURA** EMPÁTICA **E** ALTRUÍSTA **EMBASADA NO** DISCERNIMENTO, **PROPORCIONANDO UMA** ASSISTÊNCIA MAIS EQUILIBRADA.*

11. Estado Vibracional no Contexto da UTI

Conforme abordado nos capítulos 3 e 5, a vida humana é embasada na energia consciencial. A consciência, ou seja, nós mesmos, neste momento na condição intrafísica (conscins), somos mais que energia, pois a controlamos. Entretanto, a consciência apenas conseguirá influenciar esta dimensão na qual renascemos e adquirimos um corpo humano mediante as energias conscienciais.

A energia consciencial é uma energia imaterial. Não adianta querer compará-la a qualquer tipo de energia física. Inúmeras linhas de conhecimento tentam aproximar a realidade extrafísica da intrafísica, por exemplo através de análises "quânticas". Mas, tal tentativa, presta-se muito mais para aplacar a insegurança daqueles que já vivenciaram essas sensações energéticas, contudo não conseguem encontrar explicações puramente materiais.

Pretende-se abordar aqui a energia de origem extrafísica e imaterial. Pensaria então o materialista: como poderei identificar, medir, perceber e comprovar tal energia? Perante a *Conscienciologia,* não há outro meio além do desenvolvimento parapsíquico.

A consciência, mesmo na condição extrafísica (consciex), possui uma energia própria, relacionada ao padrão pessoal de manifestação de pensamentos e sentimentos (pensense). Ao renascer na dimensão humana (ressoma – *re* + *soma* – *re*nascimento *somá*tico), adquire uma carga energética a qual será responsável pela conexão entre o corpo físico e os veículos de manifestação extrafísicos (psicossoma e mentalsoma). Essa energia recebida irá caracterizar um quarto veículo de manifestação consciencial: o energossoma ou corpo energético.

Esse corpo energético é o mantenedor da vida. Permite à consciência atuar nesta dimensão material e é o resultado, a ação ou o modo de se interferir no mundo intrafísico. Na dimensão intrafísica, a partir dos pensenes (os pensamentos e as emoções emitidas ou vivenciadas pela conscin), modifica-se ou qualifica-se o energossoma e as energias consciênciais, influenciando o próprio corpo humano.

Nesse sentido, os desequilíbrios energéticos, conforme será visto mais à frente, podem ser causas de doenças físicas, fato comum, por exemplo, aos profissionais atuantes nos ambientes de UTI.

Entretanto, as energias pessoais não atuam apenas em si mesmo. Elas irradiam-se e terminam por influenciar as energias das outras consciências e também vão impregnar os ambientes. A partir dessas emissões, vão se formar os holopensenes, ou conjunto de pensamentos, sentimentos e energias de um determinado local.

Portanto, a partir da média das emanações energéticas das consciências frequentadoras de determinado ambiente, sejam elas conscins ou consciexes, estabelece-se um padrão energético o qual, por si só, pode influenciar os pensamentos, as emoções e as decisões das pessoas convivendo por ali naquele momento e também de outras a interagirem com aquele local.

A partir dessas premissas iniciais, chega-se à importância do estado vibracional (EV) para as vivências na intrafisicalidade. Tal estado, na realidade, funciona ao modo de uma ferramenta, auxiliando na melhora das energias e, consequentemente, dos pensamentos e emoções pessoais e também nos padrões energéticos à volta de quem o aplica regularmente. Além, é claro, de favorecer o desenvolvimento parapsíquico e de ampliar a sensibilidade energética.

Mas o que seria o estado vibracional (EV)? Ele consiste na aceleração consciente, mediante a vontade pessoal, das energias do próprio energossoma ou corpo energético, acima das vibrações lentas dos demais veículos de manifestação consciencial, visando a ativação e desbloqueio dos chacras, facilitando o fluxo e promovendo o equilíbrio das próprias energias pessoais.

Ora, se a vida humana é energética, como afirmamos anteriormente, qual seria o melhor modo de se dominar esta dimensão? O EV torna-se, então, a chave para a conquista de uma vivência intrafísica mais saudável. Ao manter as energias pessoais mais equilibradas, tem-se uma ferramenta para qualificar o próprio corpo humano e, além disso, as emoções e também os pensamentos, os quais se tornarão mais límpidos.

Para o leitor e leitora entenderem a função do EV, eis, enumerados na ordem funcional, 6 passos para sua aplicação, indicados ao iniciante na técnica (V. **Vieira,** Waldo; ***700 Experimentos da Conscienciologia;*** *IIP;* 1994; página 348):

1. **Pés.** Fique ereto, com os pés separados um do outro. Cerre as pálpebras. Deixe os braços caírem ao longo do soma. Dirija o fluxo de sua energia consciencial (EC), pela impulsão da vontade, da cabeça até as mãos e os pés.

2. **Cabeça.** Traga de volta o fluxo de EC, pela vontade, dos pés até a cabeça. Identifique as diferenças do fluxo de acordo com as suas sensações nos dois sentidos.

3. **Discriminação.** Repita estes procedimentos 10 vezes. Sinta as ECs varrendo os órgãos. Tão logo comecem os desbloqueios e as compensações energéticas em seus chacras básicos.

4. **Velocidade.** Aumente, gradualmente, a velocidade da impulsão do fluxo da EC, por intermédio da força de impulsão da sua vontade decidida.

5. **Intensidade.** Expanda, ao máximo, a intensidade ou volume dos fluxos de ECs, os quais passarão a compor circuitos cada vez maiores e mais potentes, por dentro e por fora de seu soma.

6. **EV.** Instale por fim o EV. O fluxo e o circuito fechado desaparecem, e sua psicosfera (campo energético) fica acesa e incandescente com a EC vibrante.

Imagine agora você, leitor ou leitora, acostumado a atuar no ambiente de UTI. Pense e reflita na quantidade de pessoas a circular o tempo todo nesse local, sejam profissionais da saúde, da administração hospitalar, os próprios pacientes ou os familiares.

Como imaginaria você o padrão de energias predominante em um setor crítico, tal qual o de terapia intensiva? Qual o padrão energético manifesto pelos pacientes ali encontrados? E pelos familiares? Muito provavelmente, você deve estar pensando em todo o sofrimento, angústia, ansiedade e medo vivenciados pelos pacientes e familiares impregnando o ambiente de UTI com estas energias.

Por outro lado, não se deve esquecer, há o contrapeso nessa balança: os amparadores técnicos de função (V. capítulo 14), atuando junto aos profissionais predispostos, otimizando e auxiliando na purificação, na medida do possível, dos padrões energéticos mencionados anteriormente.

Entretanto, o papel dos profissionais de saúde vai além da simples atuação física. Cada um de nós, mediante os próprios pensenes, contribui para melhorar ou piorar o holopensene do ambiente da UTI. Ou seja, os assistentes, com seus modos de pensar, de ser, de agir e reagir, e de interagir uns com os outros, vão influenciar e contribuir para o lado positivo ou negativo da balança, a depender do padrão pessoal de manifestação.

O ambiente de terapia intensiva caracteriza-se por sua atmosfera estressante, predisposta a mudanças súbitas na rotina, com grande concentração de paciente graves e pelo fato de se lidar com a morte constantemente. Tais questões podem ser comprometedoras da emocionalidade de todos que atuam ou integram esse local e gerar um estado de tensão entre as pessoas, podendo influenciar negativamente na assistência aos pacientes (V. **Leite,** Maria Abadia; & **Vila,** Vanessa da Silva Carvalho; ***Dificuldades Vivenciadas pela Equipe Multiprofissional na Unidade de Terapia Intensiva;*** *Revista Latino-Americana de Enfermagem;* 2005; página 146).

A partir desses fatos, pode-se inferir que, se a média dos profissionais pender para posturas pessoais mais pessimistas, queixosas, reativas, desequilibradas e negativas do ponto de vista emocional, isso irá se refletir em suas energias, com irradiações as quais poderão agir de modo antiassistencial nos enfermos.

Portanto, como dissemos anteriormente, pelo fato da vida humana ser energética e as trocas nesse sentido serem inevitáveis, um profissional-assistente, no ambiente de UTI, se não estiver atento, mesmo com a melhor das intenções e energias, pode acabar sendo influenciado pelos padrões dos demais colegas de trabalho, pacientes e familiares descritos anteriormente e acabar intoxicando-se energeticamente.

A intoxicação energética é decorrência da interfusão das energias entre assistente e assistido, sem a correta desassimilação ou eliminação posterior por parte do assistente, das energias assimiladas. Você deve estar então se perguntando: como poderia evitar tal situação? Neste ponto entra uma das principais importâncias do estado vibracional.

Ao utilizar de modo corrente o EV, o assistente conseguirá reequilibrar as próprias energias após os contatos com os pacientes, eliminando quaisquer contágios energéticos oriundos dessa interação.

Apenas para ressaltar a importância da desintoxicação energética, os contágios energéticos, quando repetidos dia após dia, paciente após paciente, vão gerar bloqueios nos chacras e podem, com o tempo, interferir nos pensenes pessoais causando alterações em todos os veículos de manifestação, por exemplo:

1. **Mentalsoma:** dificultando a capacidade de raciocinar, de decidir e até mesmo de pensar com lucidez.

2. **Psicossoma:** causando ansiedade, irritabilidade aumentada, diminuindo a vontade de interagir, de ser afetivo e de se interessar pelo outro, podendo gerar, inclusive, a frieza e o distanciamento típicos da síndrome de *burnout* e outros transtornos de humor, tais quais a distimia e a depressão.

3. **Soma:** gerando cansaço crônico, fadiga matinal, cefaleias, taquicardias, alterações de pressão arterial, sonolência deslocada e predisposição a doenças físicas, por exemplo as infecciosas e as alérgicas.

Agora, passe você, leitor ou leitora, a analisar as alterações listadas anteriormente e correlacione com o processo de humanização na UTI. Humanizar, sob o ponto de vista da atuação profissional, é antes de mais nada agir de modo detalhista, assistencial e fraterno com os pacientes e familiares. Entretanto, com a sintomatologia descrita, de que modo um profissional de saúde, mesmo aquele com a melhor das intenções, conseguirá manter o nível pessoal de assistencialidade?

Obviamente, existem aquelas personalidades parecendo irradiar bem-estar, felicidade e alegria por onde passam, mas são exceções. Mesmo essas pessoas estão suscetíveis a contaminações energéticas. Claro, o padrão positivo pessoal as ajuda para uma espontaneidade na desintoxicação, pois são personalidades que não se deixam abater. Mas apenas isso, em geral, não basta. Com o tempo, a desatenção às interações energéticas pode influenciar o modo de funcionar e causar quedas em seu rendimento.

O estado vibracional, portanto, irá auxiliar na manutenção do energossoma pessoal saudável, influenciando positivamente a manifestação pessoal em termos de pensamentos e emoções. Com isso, a atenção aos pacientes e familiares, assim como a interação entre os profissionais, estará sendo beneficiada, pois se eliminará o aspecto da interferência energética nas relações, favorecendo o desenvolvimento da humanização nos ambientes de UTI.

Outro ponto interessante para se pensar: imagine uma Unidade de Terapia Intensiva na qual a maioria dos assistentes entendem e atuam mediante o estado vibracional. Quais efeitos positivos isso não geraria para amenizar o sofrimento daqueles pacientes e familiares vivenciando suas angústias nesse ambiente?

Se as energias pessoais se irradiam e podem influenciar negativamente, o mesmo ocorre do ponto de vista da higidez ou da saúde. Ou seja, se a maioria dos profissionais de saúde nas UTIs entendessem e aplicassem o EV, pode-se imaginar o impacto positivo na qualidade do holopensene e, consequentemente, no processo de humanização nos ambientes de terapia intensiva.

Se cada um, individualmente, melhorar a qualidade das irradiações de suas próprias energias conscienciais, estará contribuindo para auxiliar na melhoria do bem-estar de pacientes e familiares, sem dúvida alguma ajudando na redução do sofrimento por eles vivenciado dentro das UTIs.

É claro, vale lembrar o fato de as energias pessoais não se tornarem mais positivas apenas mediante a mobilização ou o trabalho com as mesmas. Importa a qualificação de toda a pensenidade, buscando cada profissional, individualmente, estudar a si mesmo, adquirindo autoconhecimento e identificando pontos pessoais a serem melhorados na convivência com as demais consciências.

Para cuidar de seres humanos, pressupõe-se o conhecimento da natureza humana. Tal questão é fundamental aos profissionais de saúde. Para isso, refletir diariamente sobre as próprias condutas, aspectos emocionais e história de vida torna-se parte essencial do próprio trabalho e irá favorecer, ao final, melhor assistência aos pacientes e seus familiares (V. **Sá,** Ana Cristina de; ***O Cuidado do Emocional em Saúde;*** *Atheneu;* 2010; páginas 92 e 104).

Afinal, se existem pessoas naturalmente assistenciais, fraternas e otimistas, irradiando bem-estar por onde passam, o que me impede, hoje, de ser assim? Quais seriam as condições a serem modificadas em meu jeito de ser para me tornar uma pessoa melhor e mais humanizada? Desse modo, em conjunto com a ferramenta do estado vibracional, cada assistente poderá qualificar o próprio holopensene para melhor, contribuindo para amplificar o processo de humanização em qualquer ambiente.

TRABALHAR O *EV* ***DE MODO A QUALIFICAR*** *AS ENERGIAS PESSOAIS* ***É ATUAR JUNTO AOS*** *AMPARADORES DE FUNÇÃO* ***OTIMIZANDO AS*** *ENERGIAS DA UTI* ***E OCASIONANDO INTERFERÊNCIAS POSITIVAS NO CONTEXTO DE*** *HUMANIZAÇÃO.*

12. O Uso da Sinalética Energética no Ambiente da UTI

O parapsiquismo, como já definido anteriormente, é a capacidade de perceber, mediante recursos ou faculdades extrassensoriais, os fatos extrafísicos (parafatos), a presença de consciexes no ambiente ou, simplesmente, o padrão de energias do local no qual se encontra em determinado momento.

A energia consciencial não está submetida às leis da natureza e independe do tempo ou do espaço. Portanto, a parapercepção pode ocorrer à distância, apenas por se pensar a respeito de uma pessoa (conscin ou consciex) ou localidade.

Existem inúmeros fenômenos parapsíquicos. Diante da *Conscienciologia,* tais habilidades foram aprofundadas pelo pesquisador Waldo Vieira em seu tratado *Projeciologia.* O leitor interessado pode ampliar seus estudos sobre o tema nessa obra de referência.

Dentre as várias possibilidades de se captar as informações extrafísicas, uma delas é a sinalética energética, a qual pode ser definida na condição de conjunto de sinais individuais ou pessoais, presente em todas as conscins, de caráter energético, anímico ou parapsíquico, os quais evidenciam condições internas ou externas à consciência, de origem multidimensional, ou seja, indicam ocorrências extrafísicas com repercussões intrafísicas (V. **Machado,** Cesar; ***Proatividade Evolutiva: Sob a Ótica da Autoconsciencioterapia;*** *Editares;* 2014; página 291).

Do ponto de vista da *Etimologia,* a palavra *sinalética* deriva do idioma Francês, *signalétique,* "que contém a sinalização, a descrição de alguém ou de alguma coisa; que assinala por qualquer elemento característico". Surgiu em 1832.

Quando se diz ser a sinalética energética, significa ela ocorrer, inicialmente, no energossoma ou corpo energético. Algo está se manifestando na dimensão extrafísica e irá causar algum reflexo no veículo de energias da conscin. Em função disso, a consequência é uma repercussão no corpo humano, que é a denominada sinalética.

Pela definição, uma das formas da sinalética energética é a anímica, a qual se caracteriza pela ocorrência interna, com origem na própria consciência. Por exemplo, no contexto de UTI, o profissional pode ter um *insight* sobre determinada conduta a ser realizada ou observada prontamente e ficar em dúvida quanto à realização ou não. Este pensamento pode gerar um sinal energético e ocasionar uma repercussão no corpo físico, confirmando para si mesmo a necessidade da ação.

A outra forma da sinalética energética é a parapsíquica, a qual se refere mais especificamente aos parafatos (por exemplo a manifestação de um amparador de função ou a presença de uma consciex qualquer) ou percepções das energias externas à consciência. Do mesmo modo, essas condições externas irão gerar alguma interferência no energossoma da conscin, com a consequente repercussão física (caracterizando a sinalética).

Um exemplo da condição descrita no parágrafo anterior é a percepção do campo energético denso de determinado paciente, indicando um contexto extrafísico difícil ou, até mesmo, a presença de consciexes assediadoras em seu entorno. Tal percepção irá gerar uma repercussão específica no energossoma, com reflexo no corpo físico do profissional (ver exemplos de sensações mais à frente, neste mesmo capítulo), caracterizando a sinalética.

Outro fato vivenciado por este autor em sua atuação médica, exemplificando a condição parapsíquica da sinalética energética, relacionou-se a determinada paciente internada na UTI em quadro grave. Uma senhora de 67 anos de idade, portadora de hepatite do tipo C, já em estágio de falência do fígado, em uma condição considerada pela Médica Hepatologista como "irreversível e de prognóstico sombrio". A mesma estava intubada, em ventilação mecânica, apresentando-se também, quando a vi em meu plantão, com disfunção de múltiplos órgãos e sistemas (DMOS) acometendo a circulação sanguínea, os rins e os pulmões.

Um quadro como esse, em função da irreversibilidade da doença de base, ou seja, o problema no fígado da paciente, já trazia em questão a premência do tratamento paliativo. Ou seja, havia um consenso na equipe multidisciplinar quanto à impossibilidade de cura e a necessidade de instituição de medidas terapêuticas as quais visassem muito mais a evitação da dor e do sofrimento do paciente. Porém, para a família, havia uma insistência no tratamento objetivando a cura e a incapacidade de reconhecer o estado terminal da enferma.

Importa aqui um adendo: não se pode apenas culpar os familiares pela não aceitação da morte biológica ou dessoma. As pesquisas em *Medicina Paliativa* colocam o Brasil na condição de um dos piores países em termos de implementação dos cuidados paliativos (V. **Filho,** Rubens C. Costa; *et al.;* ***Como Implementar Cuidados Paliativos de Qualidade na Unidade de Terapia Intensiva;*** *RBTI;* 2008; página 89).

Entretanto, há uma questão envolvendo diferenças culturais. Um estudo europeu envolvendo mais de 4.000 pacientes evidenciou que, em países de origem anglo-saxônica, 84% das famílias discutiam sobre fim de vida, enquanto em países com forte influência latina, apenas 47% das famílias debatiam a respeito do assunto (V. **Moritz,** Rachel Duarte; Org.; ***Cuidados Paliativos nas Unidades de Terapia Intensiva;*** *Atheneu;* 2013; página 15).

Além disso, predomina ainda, nos dias atuais, a ideia de o paciente levado à UTI estar próximo da dessoma. Isso leva ao aumento da ansiedade e tensão dos familiares, os quais, em geral, não estão preparados para enfrentar o assunto. Tal fato, para ser amenizado, depende muito mais dos processos de comunicação entre os familiares e uma equipe de profissionais intensivistas preparados, predispostos e sensibilizados para abordar o tema (V. **Beccaria,** Lúcia M.; *et al.;* ***Visita em Unidades de Terapia Intensiva: Concepção dos Familiares quanto à Humanização do Atendimento;*** *Arquivos de Ciências da Saúde;* 2008; páginas 68 e 69).

A comunicação, portanto, é a pedra angular nesses casos. Nesse sentido, a abordagem aos processos de dessoma, denominado "cuidado espiritual" nos trabalhos científicos na área de terapia intensiva, reveste-se de importância e demanda um profissional capaz de fundir em si mesmo questões técnicas e, conforme chamamos na *Conscienciologia,* conscienciais. Para isso, torna-se fundamental a revisão dos próprios valores, sentimentos e crenças a respeito do conceito pessoal sobre a morte biológica, permitindo ampliar a capacidade de empatia e solidariedade ao sofrimento alheio no momento de dessoma (V. **Soares,** Márcio; ***Cuidando da Família de Pacientes em Situação de Terminalidade na Unidade de Terapia Intensiva;*** *RBTI;* 2007; páginas 483 e 484).

Retornando ao caso em questão, a médica assistente, a especialista em *Hepatologia,* havia abordado a família, informando a gravidade do quadro e condição de terminalidade da paciente. Nessa época, eu realizava apenas um plantão semanal naquela UTI, às quartas-feiras, em período diurno de 12 horas.

À tarde, durante a visita dos familiares, seria eu quem passaria para conversar com os mesmos. Anteriormente ao momento da conversa, ao me aproximar do leito da paciente e dos familiares, veio-me a intuição de abordar novamente o tratamento paliativo e a limitação terapêutica visando apenas o conforto da paciente e a evitação da dor e de iniciativas fúteis, por exemplo iniciar hemodiálise, por se tratar de caso irrecuperável. Ao iniciar a conversa, imediatamente percebi uma presença extrafísica.

Tal fato foi acompanhado de um formigamento característico por mim identificado, em região específica da cabeça, ao qual, devido à repetição dos casos, já atribuía com certeza a um amparador extrafísico de função. Para mim, o fato de sua presença confirmava a abordagem: a paciente estava apenas tendo sua vida prolongada, sem objetivos maiores nesta dimensão humana, apenas para atender aos medos e ansiedade da família.

Ao final da conversa, entenderam a posição da equipe médica e ficaram de conversar entre si para tomar sua decisão. Fui embora do plantão sem saber o que aconteceria. Para minha surpresa, uma semana após, ao retornar novamente à UTI, na quarta-feira seguinte, a paciente ainda se encontrava lá; havia sido submetida a múltiplas transfusões sanguíneas, antibióticos potentes e hemodiálise, além de drogas para manter sua pressão arterial e ventilação mecânica para manter a oxigenação sanguínea. Porém, tudo em vão.

Assumi o plantão com a paciente em estado de extrema gravidade, com pressão arterial não detectável (também chamada "pressão inaudível", isto é, os equipamentos não mais conseguiam captar seus sinais), com sangramento importante pela sonda que drenava os líquidos de seu estômago, ou seja, em seus minutos finais. A mesma acabou dessomando 30 minutos após o início do plantão.

Esse fato serviu, mais uma vez, para trazer confiança ao meu próprio parapsiquismo e, além disso, auxiliar na abordagem à paciente e aos familiares, a qual estava correta: qualquer procedimento seria inútil e fútil, apenas prolongando a vida humana por mais alguns dias, de modo desnecessário para a paciente.

Obviamente, a sinalética não vai substituir as questões científicas e legais. Por outro lado, serve para complementar a análise do caso e auxiliar na escolha da melhor ação. No caso anteriormente citado, a melhor abordagem teria sido a paliativa, fato evidenciado pelas questões clínicas, diagnósticas, laboratoriais e prognósticas, e ratificada pela sinalética energética, a qual evidenciou a presença do amparador extrafísico e a coerente intervenção assistencial, dirimindo quaisquer dúvidas.

Evidentemente, se tivesse ocorrido a aceitação inicial da família, o parapsiquismo teria atuado positivamente no contexto da humanização, por ter auxiliado na melhor decisão quanto ao tratamento para a paciente, evitando o prolongamento equivocado da vida no corpo físico e a exposição a condutas terapêuticas fúteis.

Sem dúvida alguma, todos os pacientes precisam ter direito e acesso aos melhores tratamentos e tecnologias ofertadas pela *Medicina* nos dias atuais (V. **Knobel,** Elias; ***Memórias Agudas e Crônicas de uma UTI;*** *Atheneu;* 2010; páginas 111 e 116).

Entretanto, a distanásia é condição contraproducente não apenas do ponto de vista da dignidade humana, mas também dentro das análises multidimensionais propostas pela *Conscienciologia.* Prosseguir investindo em um paciente terminal não é prolongar a vida; mas, ao contrário, é prolongar o processo de morrer, ampliando o sofrimento e reduzindo a dignidade no momento da dessoma (V. **Silva,** Fernando Salomão; *et al.;* ***Percepção de Enfermeiros Intensivistas sobre a Distanásia em Unidade de Terapia Intensiva;*** *RBTI;* 2009; páginas 148 e 149).

É óbvio não se estar querendo defender aqui a eutanásia. Esta, apesar de legal em certos países, é considerada ilegal no Brasil.

Nesta análise, entra em debate, por outro lado, a ortotanásia e suas implicações éticas e legais. Ou seja, estabelecer-se os limites entre o curável e incurável, possibilitando a *evitação da abreviação* da vida (e não caracterizar a eutanásia), mas também a *ausência de medidas heroicas desnecessárias* (e não resultar na distanásia), favorecendo a evolução natural das doenças consideradas terminais.

Esta discussão ainda gera muita controvérsia, porém, evita que se confunda quantidade com qualidade de vida e favorece a consequente opção pelo bem-estar do paciente, em vez do prolongamento equivocado da vida (V. **Santana,** Júlio Cesar Batista; *et al.; **Ortotanásia: Uma Visão Multidisciplinar acerca do Morrer com Dignidade;*** *Enfermagem Revista;* 2014; páginas 15 e 16).

É válido considerar o fato de medidas fúteis submeterem o paciente a condições degradantes para atender aos anseios e medos dos profissionais e familiares quanto à morte biológica e dilemas ético-legais. Porém, esquece-se que essas ações apenas irão perpetuar o sofrimento do paciente.

Do ponto de vista do paliativismo, o caso relatado neste capítulo nos mostra a importância de uma equipe coesa, a qual procura dar continuidade nos diálogos sobre terminalidade junto aos familiares. Essa questão precisa fazer parte da rotina da UTI e estar incorporada na atuação de todos os profissionais, em todos os plantões, deixando-se o conceito ultrapassado no qual o ato de conversar com a família dos pacientes é tarefa apenas para profissionais específicos, tais quais psicólogos e assistentes sociais (V. **Soares,** Márcio; ***Cuidando da Família de Pacientes em Situação de Terminalidade na Unidade de Terapia Intensiva;*** *RBTI;* 2007; página 482).

No quesito comunicação crítica com familiares, vale a pena relatar a grande quantidade de vezes em que este autor foi auxiliado pela própria sinalética, a qual contribuiu, por exemplo, para a metrificação da quantidade de informação a ser dada, para a profundidade da abordagem ou para a discussão da opção ou não pela paliação ou limitação terapêutica.

Outro aspecto interessante: o denominado "olho clínico", definidor de um diagnóstico obscuro ou opção por uma conduta, em geral atribuído tão somente à experiência ou vivência prática, muitas vezes está associado a pressentimentos os quais estão vinculados a sensações energéticas, podendo caracterizar um sinal parapsíquico integrante da própria sinalética.

Tal quais os demais fenômenos parapsíquicos, a sinalética independe de tempo ou espaço e é uma percepção além da dimensão física. Logo, se você pensar em determinado local à distância, acabará interagindo com as energias daquele ambiente, causando-lhe alguma repercussão energética. No caso da UTI, essa última condição terá maior valor para os profissionais do ponto de vista da autodefesa, desintoxicação e desassimilação energética (desassim).

Por exemplo, o ato de se pensar em determinada pessoa ou ambiente vai estabelecer uma conexão, mesmo à distância, e gerar uma repercussão energética acompanhada de um sinal no corpo físico caracterizando a sinalética.

Entretanto, isso não é o mais importante dentro dessa questão. Se o funcionário vai embora da UTI, porém não consegue se desligar das atividades laborais ou dos acontecimentos naquele ambiente, essa ligação impedirá a correta desassimilação das energias pessoais, podendo intoxicar energeticamente o profissional. A consequência pode ser o adoecimento do corpo físico do assistente.

Nesse caso, independentemente da sinalética, importa muito a capacidade de higiene pensênica, ou seja, realizar ações visando a desconexão com o ambiente em questão para a manutenção da saúde mental, emocional, energética e física.

O profissional de saúde assimilado ou intoxicado energeticamente irá, com o tempo, apresentar, consequentemente, uma queda em seu desempenho, com maior distanciamento, frieza emocional, falta de afetividade, diminuição da atenção e acuidade e com redução na capacidade assistencial e fraterna, tornando-se menos humanizado. A desassimilação é mais bem exemplificada no capítulo 11, sobre o estado vibracional (EV), incluindo sua importância para a humanização na UTI.

Do ponto de vista técnico, a sinalética pode ser representada por diferentes percepções, as quais indicarão situações específicas, conforme cada pessoa, ou seja, a sinalética é individual, varia de uma conscin para outra, e o que para mim tem um significado, para você, leitor, terá uma interpretação diferente. Por exemplo: em meu caso, a presença de um amparador extrafísico se manifesta ao modo de um formigamento em área específica da cabeça; já para o leitor, pode se manifestar de modo diferente.

Enumerados na ordem alfabética, eis 7 exemplos de manifestação da sinalética parapsíquica:

1. **Brisa:** percepção de brisa leve, sem justificativa física aparente.

2. **Contrações:** mioclonias ou contrações musculares em regiões específicas.

3. **Energias:** exteriorizações espontâneas de energias por certos chacras.

4. **Parestesias:** arrepios ou formigamentos em segmentos somáticos diversos.

5. **Pressão:** sensação de pressão ou toque em determinadas áreas do soma.

6. **Ruídos:** assobios e zumbidos nos ouvidos.

7. **Temperatura:** sensações de calafrios ou aumento de calor em certas partes do corpo.

Determinadas escolhas feitas pelos profissionais de saúde, quando inexplicáveis pela ciência convencional, são atribuídas ao acaso ou "intuições providenciais". Havendo observação atenta, contudo, sinais energéticos podem ser identificados e associados a essas situações.

Do ponto de vista da humanização nos ambientes de UTI, eis, enumeradas na ordem alfabética, 9 situações nas quais a sinalética pode estar presente, auxiliando o profissional de saúde na tomada de decisão assistencial:

1. **Alta.** Decisão quanto à alta da UTI ou prolongamento profilático da estadia do paciente no setor.

2. **Autodefesa.** Avaliação do campo energético ou holopensene predominante no ambiente da UTI em determinado dia ou período, favorecendo a profilaxia pessoal mediante a autodefesa energética.

3. **Complicações.** Antes da ocorrência de complicações graves com pacientes, permitindo a antecipação das ações.

4. **Conduta.** Auxiliando na determinação do prognóstico e conduta terapêutica, por exemplo, se curativa ou paliativa.

5. **Consciexes.** Percepção de consciexes na psicosfera (campo energético) do paciente, favorecendo a intercessão a seu favor, com iscagem (atração para si) e encaminhamento das mesmas.

6. **Convivialidade.** Propiciando atitudes e posicionamentos mais assertivos, livres de influências extrafísicas, tornando mais sadia a convivialidade entre os membros da equipe.

7. **Diagnóstico.** Favorecendo o estabelecimento ou conclusão quanto aos diagnósticos do paciente.

8. **Familiares.** Definição da abordagem mais assistencial e humanizada aos familiares.

9. **Procedimento.** Indicação de procedimentos invasivos, ao modo da intubação orotraqueal (IOT), a qual muitas vezes deixa dúvida quanto ao momento de realização.

A** SINALÉTICA ENERGÉTICA **É FERRAMENTA PARAPSÍQUICA DE EXTREMA UTILIDADE PARA AS** DECISÕES **CRÍTICAS NAS** UNIDADES DE TERAPIA INTENSIVA, **SENDO UM DIFERENCIAL** AO ATENDIMENTO HUMANIZADO **DOS PACIENTES GRAVES.

13. Assim Diagnóstica

Reforçando definições anteriores, o parapsiquismo é a capacidade de percepção além dos nossos sentidos mais conhecidos e nos possibilita extrapolar o entendimento intrafísico, a atuação limitada, passando para uma visão mais ampla e abrangente, com base multidimensional e extrafísica.

Dessa forma, nossa capacidade de análise se expande e a probabilidade de eficácia na assistência aumenta. Assim, o parapsiquismo pode ser considerado uma ferramenta de alto nível para ser utilizada no setor de saúde.

Se analisarmos a história da *Medicina* desde a sua origem, podemos observar que essa área de atuação sempre esteve associada a questões místicas e religiosas, e os médicos, muitas vezes, eram vistos de modo sagrado.

A sacralização da profissão médica ocorria, provavelmente, por estar associada à seguinte suposição: pessoas comuns, tendo seu trabalho aqui na Terra guiado por forças superiores. Sob a análise da *Conscienciologia,* considerando-se a condição do parapsiquismo, podemos considerá-los sensitivos ou consciências que, de alguma forma, possuíam a sensibilidade para atuar através de inspirações extrafísicas.

Muitas das melhores invenções no decorrer do desenvolvimento humano surgiram assim, aparentemente sem explicação, ao modo de ideia original ou consideradas *eureca.* Porém, na verdade foram *sugestionadas extrafisicamente* em forma de inspiração para nossos gênios da humanidade.

Não se está querendo, entretanto, sugerir o retorno às práticas na área da saúde realizadas na antiguidade ou no período medieval. Queremos enfatizar, por outro lado, a importância de se estudar o parapsiquismo, as energias conscienciais e suas consequências, de acordo com a *Conscienciologia* e o *paradigma consciencial,* ou seja, dentro de um modelo científico.

A partir disso, buscar somar a pesquisa das parapercepções às técnicas convencionais de diagnósticos e tratamento oferecidas pela ciência convencional, obtendo, como consequência, a amplificação dos benefícios aos pacientes.

Antes de aprofundarmos o assunto *assim diagnóstica*, portanto, pretendemos deixar bem claro o nosso posicionamento quanto à importância da *Ciência Convencional. O uso desta não exclui o parapsiquismo, muito pelo contrário, elas se potencializam quando somadas.*

Portanto, a *valorização das duas formas de atuação* em busca do melhor para a resolução de problemas *na área da saúde é primordial.* E mais importante ainda é o entendimento de que, mesmo inconscientemente, as duas caminham juntas há muito tempo no decorrer da trajetória da evolução humana. A questão é aceitar e aprofundar o assunto, valorizando nossas sensações e parapercepções.

Do mesmo modo que muitas das grandes descobertas da humanidade aconteceram através do parapsiquismo, inspirações de base extrafísica acontecem em nosso cotidiano e, principalmente, na rotina profissional. Apenas, entretanto, não nos damos conta ou não valorizamos tais experiências.

Vale ressaltar, também, o fato de manifestações parapsíquicas acontecerem em nossa profissão por estarem diretamente ligadas à questão assistencial. Onde tem assistência sincera, existe amparador extrafísico de função. Em razão de sua presença e interesse, o parapsiquismo tende a ser potencializado, impulsionando-nos para condutas e tomadas de decisão mais acertadas em prol do assistido.

Dentre as manifestações parapsíquicas passíveis de serem utilizadas ao modo de *ferramenta* de auxílio aos cuidados de pacientes críticos, está a *assim diagnóstica.*

Assim (assimilação simpática de energias) *diagnóstica* é a capacidade do profissional da saúde de identificar e diagnosticar, parapsiquicamente, as possíveis causas das descompensações e adoecimento do organismo do paciente. Em síntese, é a capacidade de fazer diagnósticos através da avaliação energética do enfermo.

O neologismo *assim* foi sugerido pelo pesquisador Waldo Vieira e tem por definição a *assimilação simpática das energias conscienciais* pela própria vontade, pelo ato básico de absorver temporariamente as energias conscienciais de outro e perscrutar-lhe as condições holossomáticas, parafisiológicas e parapatológicas, não raro com a decodificação espontânea de um conjunto de pensenes de outra ou até mesmo de outras consciências (V. **Vieira,** Waldo; ***200 Teáticas da Conscienciologia;*** *IIPC;* 1997; página 32).

O vocábulo *assimilação* tem como origem o idioma Latim e significa "*ação de integrar algum elemento exterior*", nesse caso, integrar as energias alheias à sua própria energia, visando estabelecer um diagnóstico.

A condição da assimiliação simpática das energias permite-nos analisar o paciente como um todo, de maneira globalizada, muito além do convencional. Isso porque nos possibilita sondar particularidades do transtorno apresentado pelo enfermo, as quais muitas vezes não são possíveis de serem observadas e detectadas simplesmente por uma avaliação física ou puramente somática.

Muitas de nossas desordens orgânicas e funcionais apresentam como base desequilíbrios emocionais, energéticos e até mesmo interferências de consciências extrafísicas atuando sobre nosso modo de agir. Sendo assim, muitas doenças apresentam em sua gênese aspectos na maioria das vezes desconhecidos da nossa tradicional avaliação.

Portanto, a *assim diagnóstica* pode ser entendida ao modo de um mapeamento e sondagem energética da outra consciência. Ela vai ser realizada através do *acoplamento energético* à pessoa a ser analisada, juntamente com a impulsão da vontade decidida, sincera e cosmoética de ajudar. Somente o discernimento e a vontade sincera poderão garantir uma assistência sadia.

O *acoplamento energético* significa a capacidade da conscin, através da empatia com o assistido e exteriorização de energias para ele, de executar a interfusão com suas energias, objetivando o entendimento e remissão de minidoenças e sondagem parapsíquica.

Existem 3 fatores causais essenciais para o desenvolvimento dos fenômenos de assimilação energética e interconsciencial: *o equilíbrio da lucidez do energizador*; *a natureza e qualidade das energias conscienciais (EC) empregadas* e *a intensidade da condensação da EC atuante na ocorrência* (V. **Vieira,** Waldo; ***700 Experimentos da Conscienciologia;*** *IIP;* 1994; página 337).

Muitos dos profissionais da saúde dentro de uma UTI acabam desenvolvendo percepções energéticas enquanto trabalham, porém quase sempre de maneira inconsciente e sem entendimento. Assim, os sinais passam despercebidos e nunca são relacionados aos acontecimentos dentro da própria UTI.

Dessa forma, para o profissional chegar realmente a desenvolver a capacidade de realizar a *assim diagnóstica,* alguns elementos fundamentais precisam ser estudados, compreendidos e aplicados, por exemplo estes 7, enumerados na ordem alfabética:

1. **Atenção:** a qualidade de se ter atenção a tudo à nossa volta e, prioritariamente, no ambiente de UTI, é um dos elementos chave para o desenvolvimento parapsíquico. A consciência desatenta dificilmente conseguirá perceber as sutilezas ao seu redor.

2. **Autodiscriminação energética:** saber discriminar minuciosamente suas próprias energias para, desse modo, saber diferenciar o que é propriamente seu ou do outro, garantindo maior discernimento nas relações de interfusões energéticas diárias.

3. **Cosmoética:** condição de atuação a qual ultrapassa a ética e a moral humana intrafísica. É o agir de modo a refletir sobre a moral cósmica e sobre as relações de causa e consequência existentes nas relações multidimensionais. *A cosmoética pessoal qualifica as próprias energias.*

4. **Cosmovisão:** desenvolver a capacidade de enxergar e perceber além das intercorrências e interesses banais, conseguindo avaliar os acontecimentos de maneira a sobrepairá-los, ampliando, assim, as possibilidades de interpretações e, consequentemente, de soluções.

5. **Detalhismo:** parente próximo da atenção, a valorização do detalhe amplifica nossa capacidade de visão de conjunto, predispondo à observação das sincronicidades, das manifestações parapsíquicas subjacentes e, com isso, à visualização dos parafatos os quais podem orientar nossas condutas em direção aos fatos mais corretos do ponto de vista cosmoético e assistencial.

6. **Experiências diárias:** valorizar todas as manifestações e experiências diárias ocorridas em contatos interpessoais. De preferência, anotá-las como forma de comparação e pesquisa mais apurada, podendo assim avaliar as vivências parapsíquicas e sua evolução.

7. **Sinalética energética:** conseguir identificar a própria sinalética energética e parapsíquica, mapeando-a a ponto de conseguir classificar as parapercepções pessoais em diferenciados contextos e situações (V. **Tornieri,** Sandra; ***Mapeamento da Sinalética Energética Parapsíquica;*** *Editares;* 2015; página 107).

Alguns dos elementos relacionados anteriormente foram apresentados neste livro em outras ocasiões, como é o caso da *sinalética parapsíquica,* aprofundada em capítulo próprio. Deve-se observar, porém, a necessidade da junção de vários fatores a serem analisados e considerados para a técnica de assimilação diagnóstica ser eficaz.

Um dos objetivos principais deste livro é esclarecer quanto à própria capacidade do ser humano de enxergar além do que os olhos veem, de olhar com os *paraolhos* a real necessidade alheia, da qual muitas vezes não nos damos conta e está à nossa frente. E a partir do momento em que utilizarmos todas as potencialidades pessoais, poderemos realizar uma assistência mais qualificada.

A junção do conhecimento técnico-científico ao parapsiquismo é condição avançada e de qualidade, pois torna a assistência voltada à saúde integral e, consequentemente, muito mais humanizada. Isso porque passamos a enxergar aquela pessoa doente na condição de uma consciência complexa, multidimensional e individualizada.

Devemos lembrar o fato de que cada indivíduo traz consigo todo um histórico de múltiplas vidas, de relacionamentos interconscienciais e de objetivos existenciais, que vão muito além da doença manifestada no momento. *Um olhar humanizado é a base para qualquer manifestação parapsíquica verdadeiramente assistencial.*

A fim de exemplificar a condição positiva da *assim diagnóstica* e seu papel na humanização em UTI, esta autora, na condição de fisioterapeuta, irá relatar um caso a seguir.

É a história de um paciente idoso, já acima dos 60 anos de idade, o qual deu entrada na unidade de terapia intensiva em uma noite de sexta-feira em razão de uma crise severa de broncoespasmo. Tinha sido tabagista na juventude e apresentava períodos de crises de dificuldade respiratória frequentes, porém nunca tinha apresentado um quadro tão grave.

Mesmo com toda a dificuldade respiratória, chegou comunicando-se e consciente ao hospital, mas pela dificuldade de reversão da crise através dos medicamentos e da ventilação não invasiva (VNI), foi necessária a sua sedação e intubação orotraqueal (IOT) para permanecer oxigenado de modo satisfatório através da ventilação mecânica.

Seus pulmões já não estavam dando conta de manter sua oxigenação. Passou 2 dias sob efeito da sedação até estabilizar as crises mais fortes e, depois disso, foi iniciado o processo de desmame sedativo e ventilatório. Foi quando observamos algo anormal. Após 5 dias, mantinha-se inconsciente mesmo sem sedativos, porém ainda permanecia sem diagnóstico fechado ou causa aparente para a presença do coma prolongado.

Apesar de ele apresentar *drive* respiratório (estímulo neuromuscular propulsor da capacidade de respirar sozinho, sem ajuda de aparelhos), porque já não estava mais sedado, não respondia aos comandos e solicitações da equipe e permanecia em coma, contudo, agora não mais induzido.

Passei então a observar mais detalhadamente esse senhor. Em alguns momentos, apresentava períodos de hipertensão quando estava com início de broncoespasmos, e passamos a tentar evitar essa condição administrando prontamente os medicamentos apropriados (ambos os sintomas passaram a ser controlados rigorosamente).

Avaliações e coleta de histórico familiar minucioso foram feitas, porém nada que pudesse esclarecer a causa do não despertar. No quinto dia de internamento e terceiro dia já sem sedação, eu estava realizando seu atendimento e aproveitei a calmaria rara na UTI para exteriorizar energias sobre ele, na tentativa de realizar o *acoplamento energético*.

Quando iniciei a mobilização das energias, logo de imediato senti intensas repercussões de sua movimentação e, também, percebi a presença de um amparador extrafísico de função, em meu caso identificado pelo formigamento nas costas do lado esquerdo. Passado alguns minutos, senti uma forte pontada do lado direito da cabeça. Uma pontada desconfortável e até dolorida. Tal fato, porém, contribuiu no tratamento do paciente.

Logo associei a forte pontada na cabeça com os picos hipertensivos e o coma do doente. Fui conversar com o médico plantonista do dia e sugeri uma tomografia. Ele concordou e logo voltou com o resultado do exame. Este veio confirmar o acidente vascular cerebral (AVC) localizado do lado direito, exatamente onde eu havia sentido a pontada anteriormente.

Infelizmente, nesse caso, a dificuldade para o controle da hipertensão teve como consequência a ocorrência do AVC (popularmente conhecido pelo nome de "derrame"), o qual lhe deixou sequelas expressivas.

Aqui visualizamos a importância das relações de causa e consequência e o quanto é importante a avaliação e o entendimento amplo do funcionamento humano, avaliando-o de modo globalizado. Uma coisa leva a outra e todas estão interligadas, assim já sabemos convencionalmente. Agora, imagine se somarmos isso às questões mais amplas, tais quais as propostas neste livro. Nossa visão passa a ser a cosmovisão, ampliando nossas possibilidades de análise e de atuação para além da dimensão física.

Outro caso similar, porém com trajetória diferente, foi o de uma dona de casa de 37 anos de idade que deu entrada no pronto-socorro. Era final de plantão e eu já apresentava sinais de cansaço, pois o dia havia sido bem conturbado na UTI. Mesmo assim, estava sentindo muito amparo e fluxos de energia espontâneos.

Nesse contexto, fui informada sobre a necessidade de meu auxílio no pronto-socorro, para ajustar um aparelho de ventilação mecânica. Era para essa paciente. Por telefone, fui comunicada sobre a sua situação de morte cerebral (MC), e que era uma potencial doadora de órgãos. Fui em direção ao quarto onde ela se encontrava sem nem passar para avaliar sua ficha de entrada. Portanto, até então eu não sabia a causa responsável por sua dessoma.

Pelo fato de a solicitação ser para deixar a paciente ventilando de maneira adequada para uma apropriada manutenção dos órgãos, e naquele momento ela não estar apresentando uma oxigenação adequada, fui logo ao seu encontro para ajustar o aparelho. Nesse caso, o objetivo maior do momento era a prevenção de qualquer processo inflamatório pulmonar e a manutenção dos órgãos, para os mesmos poderem ser doados a outros pacientes.

Tão logo abri a porta do quarto, tive uma sensação de tontura com forte dor na cabeça, especificamente do lado esquerdo. Dessa vez não foi em pontada, mas por todo o lado esquerdo da cabeça. Ajustei os parâmetros da ventilação mecânica e permaneci no quarto até a estabilização da oxigenação sanguínea, com parâmetros respiratórios adequados.

Enquanto permaneci ali, senti muita necessidade de mobilizar minhas energias. O ambiente estava carregado com uma sensação de muito sofrimento. Infelizmente, a falta de lucidez não nos permite a correta interpretação de tudo. Mas tinha a certeza de algo muito importante estar acontecendo, além da capacidade pessoal de visualização e entendimento.

Quando a paciente já se mostrava estável hemodinamicamente, saí e fui procurar o relatório de seu caso. Ela era dona de casa, com filhos pequenos, nunca havia fumado, contudo tinha histórico de problemas de aneurisma na família. E era justamente esse o seu diagnóstico. Teve um aneurisma cerebral fulminante localizado exatamente do lado esquerdo do cérebro, não sendo possível o seu socorro a tempo.

Nesse dia reforcei ainda mais a importância da parapercepção energética, pois mesmo antes de haver tido contato com a paciente e seu histórico de doença, eu já estava, de alguma forma, sendo preparada energeticamente para o seu atendimento. Até aquele momento, eu não havia entendido qual era a minha real atuação na condição de assistente, mas já havia, até certo ponto, acoplado-me com a paciente de maneira inconsciente, possibilitado a sondagem e a identificação do local exato de sua enfermidade.

Na experiência destes autores, o entendimento da maioria dos profissionais da saúde quanto à multidimensionalidade e tudo a que a envolve ainda é muito precário e restrito, tornando-se indispensável o estudo aprofundado da mesma. Através do conhecimento parapsíquico, evoluímos mais rápido e atuamos melhor enquanto assistentes.

A *assim diagnóstica* é somente uma das ferramentas proporcionadas pelo parapsiquismo para aperfeiçoarmos nossas técnicas de atendimento e cuidado na área da saúde. Entretanto, ela potencializa o processo de assistência humanizada voltada para as consciências que cruzam nosso caminho.

É pertinente citarmos aqui que, do mesmo modo como ocorre a assimilação simpática das energias utilizadas para o diagnóstico, também existe a *desassimilação energética* ou *desassim*. Esta pode ser realizada através do *Estado Vibracional* (EV), sendo uma técnica de higienização energética a ser realizada pelo assistente, sempre após a condição de *assim diagnóstica*, para ele próprio não adoecer (V. capítulo 11 – Estado Vibracional no Contexto da UTI).

O contágio de doenças, infelizmente, acontece através da transferência da energia consciencial para as pessoas as quais não apresentam autodefesa ou são vulneráveis do ponto de vista energético, não observando os princípios da cosmoética e as prescrições lógicas da higiene física e mental em suas práticas parapsíquicas e energossomáticas (V. **Vieira**, Waldo; ***700 Experimentos da Conscienciologia;*** *IIP;* 1994; página 337).

Sendo assim, o acúmulo energético, quando não trabalhado corretamente, pode tornar-se crônico e representar a base para futuros desequilíbrios holossomáticos e até mesmo doenças físicas graves (V. capítulo 11 – Estado Vibracional; e capítulo 16 – Saúde Holossomática do Assistente e a Intencionalidade Fraterna).

Vale ressaltar aqui a existência de manifestações enriquecedoras de nossas possiblidades de atuação assistencial e, principalmente, de situações as quais dependem exclusivamente de nossa vontade de entendimento, compreensão e posicionamento a favor dos assistidos.

Quando nos predispomos a conhecer nossas próprias potencialidades e a utilizá-las de maneira assistencial e humanizada, elas são qualificadas e ampliadas, abrindo portas para posturas proativas em parcerias interdimensionais onde todos saem ganhando, tanto assistidos quanto assistentes.

***A** ASSIMILAÇÃO DIAGNÓSTICA **AMPLIFICA AS POSSIBILIDADES DE** ACERTO TERAPÊUTICO PONTUAL, **CONFERINDO AO PROFISSIONAL DA SAÚDE MAIOR** AUTOCONFIANÇA **DE ATUAÇÃO PAUTADA NO PRÓPRIO** DOMÍNIO ENERGÉTICO.*

14. Amparador de Função na Unidade de Terapia Intensiva

Perante a *Conscienciologia,* a vida não finda com a morte biológica. Por isso a denominação dessoma – "desativação somática" – para melhor definir a condição da perda do corpo humano. Como já evidenciado nos capítulos 3 e 4, morrer é apenas uma passagem para continuar atuando nas dimensões extrafísicas.

Tal fato pode ser vivenciado, por exemplo, mediante a experiência fora do corpo humano (projeção consciencial). Nessa condição, o encontro com consciências já dessomadas é possibilidade que desfaz qualquer mistério quanto à continuidade da vida após a perda do corpo físico.

Outras formas de parapsiquismo podem facilitar o contato com as consciexes, por exemplo: a clariaudiência (capacidade de "ouvir" as informações transmitidas por elas), a clarividência (capacidade de visualizar as consciexes), ou mesmo o desenvolvimento da sinalética energética, a qual favorece a percepção da presença das consciências extrafísicas de modo ágil.

De qualquer modo, vale enfatizar a importância de não somente acreditar na existência de consciências extrafísicas. A *Conscienciologia* é uma ciência, e para isso, a experimentação e a vivência pessoal, com base no princípio da descrença, são condições fundamentais visando não se equiparar e se acomodar a processos místicos ou religiosos.

No âmbito da *Terapia Intensiva,* assim como no contexto da humanização na UTI, interessa sobremaneira o conhecimento e contato com o amparador de função. Este é uma consciex sadia, positiva, atuante junto às consciências intrafísicas (conscins) assistenciais e interessadas em auxiliar ou amparar os doentes, por exemplo, dentro de uma unidade hospitalar.

Ou conforme definido por Vieira em abordagem mais ampla, "o *amparador extrafísico* é a consciex benfazeja e auxiliadora de consciência humana (conscin) ou de várias consciências humanas ao mesmo tempo, quando afins ao nível de evolução, notadamente durante as projeções extrafísicas, abrangendo a influência benéfica em toda a vida intrafísica da personalidade e até mesmo durante o estado da vigília física ordinária" (V. **Vieira,** Waldo; ***Amparador Extrafísico;*** *Enciclopédia da Conscienciologia; EDITARES/CEAEC;* 8ª Ed. Eletrônica; 2013; página 500).

Importa considerar ainda a expressão *paratarefa do amparador* na condição de trabalho extrafísico de função da consciex interassistencial, seja nas dimensões extrafísicas, em relação às consciexes, seja junto às comunidades intrafísicas e às conscins (V. **Vieira,** Waldo; ***Paratarefa do Amparador;*** *Enciclopédia da Conscienciologia; EDITARES/CEAEC;* 8ª Ed. Eletrônica; 2013; página 8.175).

Entretanto, nem todas as consciências humanas possuem amparador de função. Essa condição requer da conscin estar atuante dentro de alguma tarefa altruística ou com repercussões positivas geradoras de frutos assistenciais. Se não está fazendo nada de útil na vida humana ou, até pior, envolvendo-se em atividades destrutivas ou comprometedoras para si e outras pessoas, por qual motivo um amparador extrafísico gastaria seu tempo com tal personalidade?

Logo, qualquer área de atuação na sociedade a trazer benefícios evolutivos, positivos e sadios para outras consciências pode ser passível de receber a participação de um amparador extrafísico de função. Dentro da área de saúde, obviamente, pelo fato de as profissões serem relacionadas à assistência direta voltada para a saúde das pessoas, é de fácil conclusão o raciocínio de que as consciências atuantes nessa área são inspiradas por essas consciexes amparadoras.

Importa considerar que humanizar uma ação é individualizar a assistência frente às necessidades de cada paciente ou assistido. É um processo vivencial a requerer, por um lado, menos questões físicas, materiais ou financeiras, as quais não podem servir de desculpas para a desumanização; por outro, exige muito mais a responsabilidade e sensibilidade dos profissionais em trabalho de assistência direta ou indireta às conscins enfermas, em busca incessante do conforto físico, psíquico e consciencial dos mesmos (V. **Souza,** Raquel Pusch de; Org.; ***Humanização em Cuidados Intensivos;*** *Revinter/AMIB;* 2004; página 1).

Portanto, não se deve esquecer do papel assistencial embutido na própria concepção de "profissão na área de saúde" e da atuação compatível com este conceito por parte de todos os membros da equipe multidisciplinar na UTI. É a associação da ética profissional, cosmoética pessoal e interassistencialidade, as quais precisam caminhar juntas. Tal questão tende a ocasionar uma abertura natural à recepção da assistência de origem extrafísica caso o profissional tenha atitudes coerentes com suas atribuições.

Por exemplo um médico, quando raciocina sobre um possível diagnóstico diferencial; um fisioterapeuta, quando trabalha diretamente com o paciente grave, dando atenção ao processo respiratório; um técnico de enfermagem ou enfermeiro, quando observa os detalhes os quais podem trazer mais conforto e menos estresse ao paciente crítico e um psicólogo ou assistente social, quando ajuda a trazer maior tranquilidade e equilíbrio emocional aos familiares. Todos esses profissionais são passíveis da assistência de um amparador de função.

Nas unidades de terapia intensiva, a sinalética energética pode ter papel crucial. Tal modalidade de sensibilidade favorece um *pragmatismo parapsíquico interassistencial* quando se analisa a necessidade, em muitos casos, de se agir prontamente ou de modo rápido. Em uma UTI, qualquer minuto pode ser importante para a recuperação de um paciente.

O *pragmatismo parapsíquico interassistencial,* portanto, é a análise da *Parapercepciologia*, especialidade de *Conscienciologia,* quanto ao emprego e utilidade prática das parapercepções no cotidiano, enfatizando as situações interassistenciais as quais requerem agilidade, prontidão e dinamismo nas decisões.

Em relação ao parapsiquismo em um ambiente crítico, não há tempo para promover um relaxamento físico e maior soltura holossomática. Assim, a *sinalética energética* torna-se uma ferramenta parapsíquica útil dentro desse local de prontidão assistencial e agilidade. Logo, na percepção do amparador de função e para a interação com o mesmo dentro da UTI, nada melhor que a conscin tenha desenvolvido a sinalética energética pessoal.

Quando se analisa o processo de humanização, entretanto, como a percepção do amparador de função pode favorecer tal questão? O que mudaria para o paciente, familiar e o próprio profissional de saúde, caso se consiga perceber, na prática do dia a dia, a presença dessas consciexes extrafísicas sadias?

Para responder a essas questões, torna-se importante entender as possibilidades de atuação dos amparadores de função no ambiente de UTI. Eis 10 exemplos, enumerados na ordem alfabética:

01. **Comunicação.** Possibilitando a ratificação quanto à correta decisão relativa à comunicação ou transmissão de informações, seja entre os profissionais, seja aos familiares ou aos próprios doentes.

02. **Dessoma.** Amparando extrafisicamente os pacientes recém-dessomados.

03. **Encapsulamento.** Promovendo o encapsulamento energético pessoal, revelando o porquê do maior equilíbrio apresentado pelo profissional em determinadas situações críticas.

04. **Energizações.** Realizando energizações extrafísicas, com banhos de energia, auxiliando na manutenção da saúde do assistente.

05. **Higienização.** Limpando ou higienizando o ambiente extrafísico da unidade de terapia intensiva, muitas vezes densificada pelo conjunto das energias dos pacientes ali presentes.

06. **Inspiração.** Favorecendo intuições ou inspirações acerca de diagnósticos, procedimentos e prognósticos relativos aos pacientes.

07. **Iscagem.** Intermediando a iscagem de consciexes doentes e assediadoras do ambiente de UTI pelo profissional de saúde predisposto, com o devido encaminhamento posterior para o tratamento extrafísico.

08. **Moréxis.** Atendendo diretamente os pacientes, permitindo a recuperação dos doentes gravemente enfermos quando eles ainda precisam realizar ações na dimensão intrafísica, caracterizando quadro de moratória existencial (moréxis).

09. **Sinalética.** Propiciando a aceleração do desenvolvimento parapsíquico das consciências intrafísica assistenciais, no caso os profissionais de saúde atentos para essa condição.

10. **Tenepes.** Ajudando o profissional de saúde tenepessista na iscagem de consciexes ligadas aos pacientes, com o encaminhamento para posterior atendimento na própria sessão de tenepes.

Portanto, a presença e a percepção dos amparadores de função nas UTIs extrapola o conceito de humanização para a questão multidimensional ou para as relações intra-extrafísicas no atendimento ao paciente grave.

Humanizar é buscar avaliar o paciente de modo integral, em todas as suas necessidades, desde o processo físico até o consciencial, não visando enxergar apenas a doença ou as modificações fisiopatológicas, mas procurando avaliá-lo em sua totalidade.

O profissional de saúde acaba adquirindo um papel fundamental, afinal, a humanização deve partir dele, o qual deve sentir-se parte integrante do processo, realizando atitudes favorecedoras da visão assistencial globalizada do paciente (V. **Santana,** Júlio César Batista; *et al.; **Humanização do Cuidar em uma Unidade de Terapia Intensiva Adulto: Percepções da Equipe de Enfermagem;*** *REUOL;* 2009; páginas 2 e 8).

Quando se associa a integralidade nas ações da equipe intrafísica (equipin) e o trabalho em conjunto com a equipe extrafísica de amparadores (equipex), passa-se a atender não apenas o corpo humano dos pacientes, mas a consciência em sua totalidade, em todos os seus veículos de manifestação (soma, energossoma, psicossoma e mentalsoma) e em todas as suas possibilidades de existência, ou seja, na dimensão intrafísica ou extrafísica.

Como visto na enumeração anterior, atuar junto à equipe extrafísica de assistentes favorece a melhora no funcionamento do corpo humano adoecido mediante: inspirações da equipe intrafísica; assepsia energética do ambiente; iscagem e encaminhamento de consciexes ligadas aos pacientes e familiares e desassédio de todas as consciências envolvidas na assistência ao paciente crítico. Sendo assim, trabalhar ombro a ombro com o amparador de função, de modo lúcido, ao qualificar a assistência aos enfermos, torna a UTI mais humanizada.

Mas de qual modo se pode evidenciar a presença do amparador de função? Eis 11 modificações as quais podem ser vivenciadas pelo profissional assistente nas UTIs, ao modo de sinais parapsíquicos, demonstrando a aproximação dessas consciências, enumeradas na ordem alfabética:

01. **Ânimo.** Reforço súbito no estado de ânimo.

02. **Banhos.** Percepção pessoal de banhos de energia.

03. **Bem-estar.** Sensação de bem-estar repentino.

04. **Cansaço.** Redução inexplicável do cansaço físico.

05. **Chacras.** Desbloqueios espontâneos em chacras específicos.

06. **Cognição.** Aumento na capacidade cognitiva.

07. **Convivência.** Melhora do clima entre as consciências intrafísicas.

08. **Emoções.** Ampliação de emoções positivas, tais quais gratificação, esperança e otimismo.

09. **Humor.** Fortalecimento aparentemente incompreensível no humor pessoal.

10. **Motivação.** Incremento enigmático na motivação para o trabalho.

11. **Pacificação.** Ocorrência inesperada de pacificação íntima.

Interessante notar o quanto a conexão com o amparador de função vai ser favorecida se, por exemplo, houver, por parte do assistente, *abertismo consciencial,* autoconfiança, automotivação, otimismo, pacificação íntima e vontade. Entretanto, paradoxalmente, a presença dos amparadores nos ambientes pode diminuir, dentre outras condições, a apatia, a desmotivação, a insegurança, a instabilidade emocional e o pessimismo das conscins.

Com relação à melhora do holossoma, contudo, vivência das mais notáveis em se tratando de interação com os amparadores extrafísicos de função é o incremento nas energias conscienciais, amplificando o estado de ânimo pessoal.

Este autor, na condição de médico plantonista em UTI, vivenciou um fato o qual evidenciou a presença e auxílio oportuno dos amparadores de função. Ocorreu no final do ano de 2010. Era período das festas de final de ano, porém eu havia iniciado uma série de plantões extras, na UTI de um dos hospitais no qual trabalhava, gerando um cansaço físico imenso devido à sobrecarga de trabalho.

Certo dia, já ao final de uma jornada de 36 horas de plantão, no período da tarde, consegui deitar durante alguns instantes para um breve descanso, em um momento no qual a UTI mostrava-se tranquila. Acabei adormecendo por alguns minutos.

Subitamente retomei a lucidez, mantendo os olhos fechados. Foi quando percebi alguns sinais denominados *aura projetiva*, evidência íntima, ao modo de sinalética energética anímica, da ocorrência próxima de uma projeção fora do corpo humano. Percebi a descoincidência do psicossoma, permanecendo acima do meu corpo, na mesma posição em que me encontrava, ou seja, deitado, porém extrafisicamente.

Foi quando entrou no quarto uma consciex, tal qual um vulto, e se direcionou até os meus pés, iniciando intensas exteriorizações de energia por aquela região. Não consegui caracterizá-la, mas me pareceu tratar-se de visual masculino. Aquela energização na região dos plantochacras foi se intensificando, acabando por atingir todos os demais chacras, levando à instalação de um estado vibracional (EV) com sensação de bem-estar inexplicável.

Nesse momento, tive a certeza de se tratar de um amparador de função, auxiliando na recomposição de minhas energias e, consequentemente, de meu corpo físico. Tal fato, ao retornar da projeção consciencial, gerou um ânimo extra para a continuidade nos trabalhos assistenciais na UTI.

Vale relembrar outros relatos realizados neste livro, por exemplo na comunicação com familiares em momento da dessoma de pacientes ou para trabalhar a questão de terminalidade, nos quais a presença do amparador de função veio ratificar determinada posição técnico-científica a respeito do caso (V. capítulos 12 e 17).

O leitor, neste instante, pode estar se questionando: como posso estar mais predisposto à interação com o amparador de função? Eis, na condição de exemplos, enumeradas na ordem alfabética, 20 características facilitadoras da interação com o amparador de função, em contraponto com características dificultadoras dessa conexão:

Tabela 1 – **Teste da Abertura Pessoal ao Amparador de Função**

*N^os^*	*Fatores facilitadores da interação*	*Fatores dificultadores da interação*
01.	Atenção dividida	Desatenção
02.	Autoconfiança	Insegurança
03.	Automotivação	Desmotivação
04.	Auto-organização	Desorganização
05.	Boa forma física	Sedentarismo
06.	Bom humor	Mau humor
07.	Cordialidade	Animosidade
08.	Cosmoética	Frouxidão de caráter
09.	Diligência	Preguiça
10.	Empatia	Antipatia
11.	Fraternismo	Egocentrismo
12.	Intercompreensão	Desafeição
13.	Otimismo	Pessimismo
14.	Pacificação íntima	Instabilidade emocional
15.	Pensar multidimensionalmente	Pensar intrafisicamente
16.	Proatividade	Comodismo
17.	Sensibilidade energética	Bloqueios chacrais
18.	Sinalética energética vivenciada	Ignorância quanto às energias
19.	Sinceridade nas relações	Dissimulação nas relações
20.	Vontade	Apatia

Teste. Com qual das colunas você se identifica mais? A primeira ou a segunda? Sua resposta permitirá identificar o nível pessoal de abertura para a conexão com o amparador de função.

De modo análogo, nos estudos a respeito da humanização, pode-se dizer que os amparadores de função atuam constantemente de modo "humanizado", ou melhor, *para-humanizado,* com as conscins por eles amparadas. Em outras palavras, visam o bem-estar global, não apenas físico, mas energético, emocional, mental, ou até mais: a saúde consciencial, além das quatro dimensões do planeta Terra. Ao se aproximar deles, o profissional de terapia intensiva favorece a implantação do holopensene da assistencialidade e do fraternismo dentro da UTI.

Aos amparadores, interessa a interassistência, pois ser ajudada hoje pode predispor uma consciência a tornar-se mais altruísta amanhã.

A assistencialidade aproxima as consciências, gera empatia e cria vínculos ou laços positivos capazes de sensibilizar alguns pacientes e familiares a atuarem em seu dia a dia de modo mais fraterno, assistencial e humanizado.

Obviamente, essa última condição não é algo generalizável de imediato. Adoecer pode propiciar reciclagens em posturas pessoais, contudo, não necessariamente torna uma pessoa melhor.

Muitas vezes, a assistência é muito mais uma forma de o assistente realizar a recomposição de seus desmandos realizados no passado, ou seja, desfazer "rabos presos" ou interprisões, mediante o auxílio direto àqueles a quem prejudicou em outras existências ou períodos humanos. Nesse caso, humanização torna-se uma via de mão dupla: promove bem-estar ao doente grave, além de permitir, aos poucos, a libertação do assistente em relação às suas antigas vítimas de outras existências intrafísicas.

De qualquer modo, se podemos atuar em um ambiente crítico tal qual o de terapia intensiva em parceria com consciências extrafísicas amparadoras, saudáveis e benevolentes, promotoras do bem-estar e da saúde consciencial, por que não o fazer?

Cabe comentar a seguinte questão: quanto maior a integração entre os membros da equipe intrafísica, maior a coesão entre os participantes da equipe extrafísica de amparadores de função. Tal fato gera a condição do amparo de função grupal, amplificando a interassistencialidade no ambiente de UTI, podendo facilitar a *interação equipin-equipex.*

Assim, vale a pena cada profissional atuante em uma UTI aprofundar os estudos da *interação parapsiquismo–amparador de função–humanização* visando extrapolar o alcance da assistência realizada nesses ambientes críticos.

A *INTERAÇÃO LÚCIDA* ***ENTRE O*** *PROFISSIONAL DE SAÚDE PARAPSÍQUICO* ***E O*** *AMPARADOR DE FUNÇÃO* ***POTENCIALIZA A ASSISTENCIALIDADE, AMPLIFICANDO O PROCESSO DE*** *HUMANIZAÇÃO* ***NO AMBIENTE DE TERAPIA INTENSIVA.***

15. Tenepes e o Paciente Crítico

A tenepes é a tarefa energética pessoal e diária, realizada sempre no mesmo horário pela conscin tenepessista em parceria com o amparador extrafísico de função objetivando a assistência energética para conscins e consciexes carentes ou doentes.

A tenepes funciona tal qual um ambulatório intra-extrafísico, onde o assistente principal, fonte de doação energética, é o próprio tenepessista. Uma vez iniciado, esse trabalho não deve ser interrompido pelo restante da vida intrafísica.

Durante a sessão, o praticante permanecerá acordado e em estado de relaxamento ativo, mantendo-se na vigília física ordinária para realizar a transmissão consciente das energias pessoais. Atenderá, desse modo, consciências extrafísicas ou intrafísicas. Neste último caso, podendo estar projetadas ou não, próximas ou à distância (V. **Vieira,** Waldo; ***Manual da Tenepes;*** *Editares;* 2011; página 11).

A partir das exteriorizações de energias realizadas pelo tenepessista, ocorre a potencialização pelo amparador extrafísico e utilização a favor da melhoria da saúde do assistido a partir da ação prioritária no energossoma ou veículo energético da consciência doente.

Para o tenepessista, torna-se de grande importância a manutenção da atenção multidimensional em seu dia a dia. A todo tempo interage-se com conscins e consciexes e as oportunidades assistenciais irão surgir. Quanto maior a autoconscientização multidimensional (AM), maior a capacidade de conectar as vivências do cotidiano com o trabalho realizado no período da tenepes.

Conforme visto anteriormente neste livro, a AM pode ser ampliada, por exemplo através do EV, melhorando a autopercepção energética, e da sinalética energética, aumentando a capacidade de perceber os parafatos, entre outros atributos parapsíquicos, como a clarividência e a psicometria.

De qualquer modo, a prática da tenepes é uma ferramenta que leva a conscin ao desenvolvimento parapsíquico ou qualificação da paraperceptibilidade pessoal, seja pelo próprio trabalho energético, seja pelo interesse do amparador extrafísico de função na ampliação do gabarito assistencial do tenepessista (V. **Thomaz,** Marina; & **Pitaguari,** Antonio; Org.; ***Tenepes: Assistência Interdimensional Lúcida;*** *Editares;* 2015; páginas 202 e 203).

Importa também para a conscin praticante da tenepes os cuidados com o próprio corpo físico, dando a devida atenção às questões essenciais à sua manutenção, por exemplo a carga horária de sono, a alimentação, a atividade física e a sexualidade.

Outra condição fundamental é a cosmoética vivenciada diuturnamente, a partir da qualificação pessoal das inter-relações com todas as consciências, sejam elas intra ou extrafísicas, humanas ou subumanas, buscando tornar-se consciência cada vez mais autêntica, sincera e fraterna.

A disponibilidade assistencial, a partir da eliminação de posturas egoicas ou centradas em si mesmo e tão somente no bem-estar pessoal, passa a ser quesito fundamental e imprescindível àqueles interessados em qualificar a própria tenepes e aprofundar, cada vez mais, a *conexão cotidiano-tenepessismo.*

Vale lembrar o fato de a cosmoética ser observada não apenas através de atitudes verbais ou físicas (motoras, ações), mas também pelo pensene. Ou seja, a qualidade dos pensamentos sobre a vida e as demais consciências com as quais se convive também irá demonstrar o nível de respeito em relação a todos os princípios conscienciais.

Um tenepessista que deseja unir a vida pessoal ao momento específico da tenepes necessita dar atenção à saúde pessoal, tanto física quanto pensênica. Se o assistente estiver carecendo de assistência em função de baixo nível moral em alguma questão, como lidar com a imoralidade dos outros? Na prática da interassistência, as imoralidades pessoais irão cortar o vínculo com os amparadores e unir a própria conscin assistente às consciências doentes, tornando-a vítima certa da entropia pessoal.

As consciências atraem-se por afinidade de pensamentos, sentimentos e energias (pensene). Posturas egoicas ou anticosmoéticas atraem consciências com o mesmo padrão de manifestação. Se o objetivo pessoal é unir-se aos amparadores, cabe ao tenepessista melhorar cada vez mais a si mesmo buscando autoconhecer-se para amplificar o nível pessoal de homeostase e saúde consciencial. Conectar a tenepes com o cotidiano é trabalhar para se chegar à condição de assistente 24 horas por dia.

À medida que se amplia o padrão pessoal assistencial, unindo-se à prática da tenepes por, pelo menos, 10 anos ininterruptos, pode-se chegar à condição da tenepes 24 horas, contínua ou veterana. Para isso, o tenepessista precisará desenvolver atenção redobrada quanto às condições ambientais, holossomáticas, energéticas e parapsíquicas, predispondo-se aos atendimentos energéticos independentemente do momento ou local onde se encontra (V. **Thomaz,** Marina; & **Pitaguari,** Antonio; Org.; ***Tenepes: Assistência Interdimensional Lúcida;*** *Editares;* 2015; páginas 307 e 308).

Para os profissionais de terapia intensiva, a prática da tenepes irá atuar como uma atividade propiciadora da continuidade na assistência prestada dentro do ambiente da UTI. O próprio trabalho na área da saúde, por si só, já é assistencial. *A tenepes potencializa a assistência do intensivista.*

O ambiente de UTI requer atenção ampliada para o atendimento ser prestado do modo mais profissional e ético possível. O profissionalismo nos ambientes de terapia intensiva necessita de uma prontidão assistencial diferenciada de outros ambientes, pois a qualquer momento pode haver a necessidade de alguma ação mais enérgica e pontual.

Por exemplo, pode haver pacientes graves e instáveis necessitando de acompanhamento intensivo; pode haver pacientes críticos, porém estáveis, mas a qualquer momento passíveis de alguma intercorrência requerendo atuação instantânea.

Em outras palavras, a UTI é um mundo de monitores, cabos, fios e condutores, no qual a equipe de trabalho precisa estar o tempo todo alerta e atenta às modificações evidenciadas pelos equipamentos e, ao mesmo tempo, não perder de foco o principal objeto de interesse:

o próprio paciente em estado grave (V. **Camponogara,** Silviamar; *et al.; **O Cuidado Humanizado em Unidade de Terapia Intensiva: Uma Revisão Bibliográfica;** REUFSM;* 2011; páginas 125 e 127).

Para o profissional que sabe aproveitar as oportunidades oferecidas pela vida intrafísica, o ambiente de UTI pode funcionar na condição de um grande laboratório favorecendo a qualificação da própria assistencialidade, da sensibilidade e da humanização, assim como patrocinar o desenvolvimento parapsíquico da conscin atenta e interessada na multidimensionalidade.

Quando se percebe a correlação dos atos pessoais, entendendo que toda ação tem uma consequência, ficará óbvio para o assistente nas UTIs que há uma continuidade das atitudes pessoais além do ambiente intensivo, em prol das conscins doentes críticas.

Essa continuidade ocorre não apenas para as próprias consciências intrafísicas doentes, na alternância de um dia para o outro, mas também no atendimento às consciexes a elas ligadas, seja a partir da predisposição para exteriorizações energéticas e assistência extrafísica pontual, seja pelo encaminhamento dessas consciências para a completude da paraterapêutica, a ser realizada na tenepes pessoal do assistente multidimensional em momento posterior.

Este autor, na condição de *médico-intensivista-tenepessista,* vivenciou fatos corroborando o *binômio terapia intensiva–tenepes.* Um caso relacionado ao atendimento a consciexes ligadas ao paciente, e outro, de assistência à própria conscin, naquele momento já dessomada, fato percebido apenas em função de sincronicidade a ser relatada a seguir.

O caso relacionado à jovem conscin a qual veio a dessomar demonstra claramente a convergência multidimensional da assistência prestada pelo tenepessista predisposto. Era um paciente com seus 30 e poucos anos de idade, professor universitário, pesquisador e cientista reconhecido entre seus pares.

Certo dia, o mesmo foi encontrado desmaiado em seu apartamento. As evidências demonstravam tal fato ter ocorrido há algum tempo: urina e vômito foram encontrados no chão de seu domicílio, já apresentando ressecamento em função do passar das horas.

O serviço de emergência foi acionado, o professor foi prontamente atendido e encaminhado para o pronto socorro (PS) da cidade. Ao chegar no hospital, rapidamente foi percebida a situação de coma. Foi intubado, colocado em ventilação mecânica e sedado até se completarem as investigações as quais determinariam a causa de seu problema.

Após exames iniciais e tomografia de crânio, o jovem foi encaminhado para a UTI para receber cuidados adequados para seu caso. Com a avaliação do Neurologista, evidenciaram-se lesões cerebrais sugerindo, inicialmente, tumorações ou algum processo infeccioso.

Examinado posteriormente pelo Infectologista, foi coletado material para exames, os quais demonstraram ser o jovem professor portador do vírus da AIDS, e aquelas lesões cerebrais, processo infeccioso oportunista, típico desses pacientes.

Infelizmente, as lesões, por si só muito graves, foram pioradas pelo período no qual o paciente permaneceu comatoso. Mais alguns dias e o mesmo caminhou para o quadro de morte encefálica, condição bastante impactante não apenas para a família, mas para todos os membros da equipe da UTI, em razão da juventude e toda a vida ainda possível para aquele pesquisador e cientista.

Naquela época, este autor era voluntário na OIC – Organização Internacional de Conscienciotetrapia, instituição onde atuava na condição de conscienciotetrapeuta. Dentre os trabalhos prestados por essa instituição à população, um deles era receber por e-mail pedidos de tenepes dos mais variados tipos, de todo o Brasil e exterior. Esses pedidos eram separados e distribuídos entre os tenepessistas da instituição. Em geral, cada pedido era distribuído para 3 praticantes de tenepes por uma conscin voluntária responsável pela função. À época, havia mais de 40 tenepessistas atuando na OIC.

Em determinado dia, já passado um certo período da dessoma daquele paciente, recebi os pedidos na OIC e os levei para casa. No momento da tenepes, fui para o ambiente da casa por mim utilizado para tal finalidade e abri os pedidos um a um, como habitual, lendo e exteriorizando energias para os mesmos, para facilitar a conexão com os assistidos.

Para minha surpresa, ao ler o nome e a descrição do caso, reconheci instantaneamente a situação. A solicitação era de um colega daquele paciente, o jovem professor, anteriormente atendido por mim intrafisicamente na UTI, e agora, encaminhado por seu ex-amigo de profissão para atendimento na situação de consciex, durante minha tenepes.

O curioso foi o pedido ter sido feito quando o paciente ainda era conscin, porém, em função das demandas do próprio trabalho institucional à época, o mesmo havia chegado até mim apenas dias após a dessoma do paciente.

Esse caso mostra claramente as ligações multidimensionais nos processos assistenciais. No contexto da tenepes, conta muito a acuidade pessoal para a detecção de possíveis sincronicidades no caminhar das necessidades inerentes àquela assistência específica. Se houver prontidão assistencial do tenepessista, conforme discutido anteriormente, elas se mostrarão antes, durante e após o atendimento.

Obviamente, esse caso é bastante didático, pois escancara ou torna escrachada a inter-relação entre o cotidiano (nesse caso, o trabalho nos ambientes de terapia intensiva) e a tenepes.

Nessa situação específica, alguns questionamentos tornam-se pertinentes: será que não vinha atendendo na tenepes, antes mesmo do pedido chegar, esse paciente e as consciexes a ele ligadas? Porque o pedido veio parar comigo e não outro tenepessista, entre mais de 40 atuantes na instituição? Qual seria minha correlação com ele? Nunca o havia encontrado nesta vida, mas já não haveria uma ligação prévia?

Perante a *Conscienciologia,* costuma-se dizer não existir acaso. Aos questionamentos acima, não possuo 100% de certeza nas respostas. Porém, levando-se em conta a multiplicidade de vidas humanas pelas quais as consciências passam, as afinidades vão se formando, seja pelos erros ou pelos acertos. Em dado momento, os reencontros ocorrerão. Daí vem a lei da carmalidade, nesse caso específico, grupal.

Outros casos demonstraram haver uma conexão de atendimento durante o próprio período de permanência do paciente na UTI sob os cuidados do intensivista e a tenepes. A questão é, como mencionado no início deste capítulo, estar atento a isso.

Uma paciente encontrava-se internada com suspeita de H1N1, também conhecida por *Gripe Suína*. O quadro era bastante grave, as condições pulmonares da paciente eram extremamente ruins e a mesma apresentava uma complicação denominada *Síndrome da Angústia Respiratória Aguda (SARA)*. Só para se ter uma ideia, a mortalidade de pacientes com essa complicação chega a 60% dos casos (V. **Amato,** Marcelo B. P.; *et al.; **Ventilação Mecânica na Lesão Pulmonar Aguda / Síndrome do Desconforto Respiratório Agudo;*** *RBTI;* 2007; página 376).

Chamou a atenção nesse caso a manifestação na tenepes, durante 2 dias seguidos, de uma consciex com sensações de dificuldade respiratória. Apenas após o segundo dia de atendimento na tenepes essa consciência extrafísica foi encaminhada pelo amparador extrafísico de função. Na hipótese mais plausível para mim, ela possuía ligação com a paciente em questão.

Vale a pena comentar que uma consciência extrafísica não deveria sentir dificuldade respiratória, uma vez que não possui pulmão. Porém algumas encontram-se em um estado chamado de *parapsicose post-mortem,* não se percebendo na condição de dessomada. Continuam vivendo próximas à dimensão intrafísica e podem influenciar, mesmo de modo inconsciente, as conscins despreparadas do ponto de vista das parapercepções e autodefesa energética.

Não se está querendo dizer que a consciex é o motivo do quadro de SARA da paciente em questão, nem que o assédio interconsciencial é causa de H1N1, fique isto bem explícito para o leitor. O próprio vírus pode induzir um quadro pneumônico e complicar com SARA.

Mas, por hipótese, pode-se dizer que o vírus H1N1, associado ao acoplamento patológico a uma consciex doente, pode predispor a paciente para um caso pulmonar grave. Ou seja, as energias da consciex vão influenciar o energossoma do paciente, podendo favorecer o agravamento da doença pulmonar.

De qualquer modo, o ponto principal aqui é justamente demonstrar haver uma ligação do paciente com o profissional da UTI *além das paredes de concreto hospitalares,* em razão das conexões energéticas e, possivelmente, multiexistenciais.

Agora, imaginemos uma unidade de terapia intensiva na qual a média dos funcionários sejam tenepessistas veteranos. Qual seria o nível da assistência prestada? Ora, se a tenepes pressupõe assistencialidade, e a sensibilidade altruística e a disponibilidade fraterna são questões inerentes à humanização; aliando-se a isto a necessidade de atenção, prontidão e detalhismo relacionados tanto ao ambiente de UTI quanto ao parapsiquismo, a consequência óbvia seria a amplificação exponencial da interassistencialidade.

Nesse contexto, a tenepes torna-se ferramenta utilíssima para otimizar a assistência prestada em um ambiente de terapia intensiva e, consequentemente em decorrência da disponibilidade assistencial necessária ao tenepessista, tornar a UTI mais humanizada.

O *BINÔMIO TENEPES-INTENSIVISMO* ***PROPICIA AO ASSISTENTE DE UTI TRANSFORMAR A*** *HUMANIZAÇÃO* ***EM*** *TRAFOR,* ***ULTRAPASSANDO A QUESTÃO PROFISSIONAL, CONECTANDO MULTIDIMENSIONALMENTE AS*** *AÇÕES INTERASSISTENCIAIS.*

16. *Saúde Holossomática do Assistente e a Intencionalidade Fraterna*

O holossoma, conforme especificado no capítulo sobre *Conscienciologia*, é o conjunto dos veículos de manifestação da consciência, sendo composto pelo soma (corpo físico), energossoma (corpo energético), psicossoma (corpo emocional) e mentalsoma (corpo das ideias). Portanto, cada um de nós, seres humanos vivendo nesta dimensão intrafísica, somos na realidade consciências atuando a partir desses 4 corpos, sendo o corpo físico o intermediário ou a ponta mais rústica, permitindo a vida no planeta Terra.

Do mesmo modo que o corpo físico necessita de cuidados para a manutenção de seu correto funcionamento, assim ocorre com os demais veículos conscienciais. Por exemplo, se o profissional de saúde não fizer seu *check up* de tempo em tempos, não tomar suas vacinas corretamente, não tratar dos possíveis distúrbios surgidos ao longo dos anos, seu soma poderá apresentar problemas os quais lhe dificultarão manter-se bem nesta dimensão.

Entretanto, os vários corpos da consciência não são ferramentas isoladas. Eles estão conectados, como já foi dito no início deste livro, e a perturbação de algum deles interfere no funcionamento do outro.

Se o energossoma apresentar algum bloqueio em um de seus chacras, por exemplo, isso pode interferir no funcionamento somático. É o caso de bloqueio no cardiochacra ocasionando desconfortos torácicos, ou bloqueio no umbilicochacra gerando alterações intestinais. O inverso também é verdadeiro, ou seja, alterações físicas podem levar a descompensações energéticas.

Alterações nos chacras da cabeça podem levar a disfunções no mentalsoma, paracorpo a partir do qual a consciência emite o pensamento, interferindo no modo de pensenizar da conscin, por exemplo dificultando o raciocínio, a atenção e a memória.

Certas conscins com desequilíbrios emocionais por quaisquer motivos, ou seja, disfunções originariamente relacionadas ao psicossoma, podem ocasionar alterações no modo de funcionar do mentalsoma (interferência no pensamento), levar a bloqueios no cardiochacra ou laringochacra e até ocasionar doenças somáticas em sistemas tais quais o gastrointestinal e cardiocirculatório.

Desse modo, a manutenção da saúde, para a conscin, não depende apenas de cuidar do corpo intrafísico. Saúde consciencial envolve a atenção a todos os veículos conscienciais, pois eles estão conectados, e disfunções em um deles podem acabar por interferir em todos os outros. O mais importante: qualquer veículo imaterial, se disfuncional, vai gerar complicações no corpo físico.

Um plantonista ou profissional de UTI que dedica muitas horas de trabalho seguidas vai levar o corpo físico ao máximo de estresse. Isso, por si só, já poderá desencadear problemas físicos. Por outro lado, uma conscin que se dedica a plantões por mais de 24 horas sem dormir, começará a interferir nos outros veículos também.

A falta de sono é um dos fatores físicos mais intervenientes no bom funcionamento da conscin. Em dado momento, começa a haver interferência no raciocínio clínico; mais à frente, principalmente com a cronicidade na ausência do sono correto, ou seja, dias ou semanas dormindo pouco, irá iniciar com alterações psicossomáticas, com sintomas tais quais irritabilidade, mau humor e, em nível mais avançado, indiferença emocional, podendo caracterizar a síndrome de *burnout.*

A síndrome de *burnout* é condição clínica identificada como síndrome de esgotamento físico. É uma doença ocasionada por grau elevado de estresse, caracterizada pelo esgotamento mental intenso e sensação de *ausência de energia.*

Em geral, o *burnout* correlaciona-se com ambiente profissional, mas pode ser identificado em outras situações. Ele afeta de 4% até 85,7% das conscins, dependendo do local, e 30% dos trabalhadores no Brasil (V. **Bittencourt,** Fátima; ***Estresse: O Mal do Século;*** *Revista Psique Ciência&Vida; Editora Escala;* Março, 2011; páginas 24 a 31).

Um estudo realizado com 297 médicos intensivistas na cidade de Salvador, na Bahia, Brasil, em 2008, evidenciou uma alta prevalência de *burnout* nesses profissionais (63,3%), quando considerada, pelo menos, uma de suas 3 dimensões (exaustão emocional, depersonalização e ausência de realização profissional).

Observou-se, entretanto, uma taxa menor nos médicos referindo algum *hobby* ou em praticantes de atividades físicas regulares. Por outro lado, os índices foram maiores em plantonistas com carga horária de trabalho acima de 24 horas consecutivas, principalmente no componente exaustão emocional, ao qual acompanha o esgotamento físico (V. **Barros,** Dalton de Souza; *et al.; **Médicos Plantonistas de Unidade de Terapia Intensiva: Perfil Sócio-Demográfico, Condições de Trabalho e Fatores Associados à Síndrome de Burnout;** RBTI;* 2008; páginas 238 e 239).

Pesquisa desenvolvida com 22 técnicos de enfermagem e enfermeiros atuantes em UTI, na cidade de Anápolis, Goiás, Brasil, identificou escores compatíveis para o risco de desenvolvimento de *burnout* em 75% desses profissionais. Do total da amostra, 40% dos profissionais tinham médio nível de exaustão emocional, 66,7% possuíam médio nível de despersonalização e 72,2% apresentavam médio nível de realização profissional (V. **Skorek,** Josenei; *et al.; **Síndrome de Burnout em Profissionais de Enfermagem Atuantes em Unidade de Terapia Intensiva;** REUOL;* 2013; página 6.178).

Dentre os sintomas dessa síndrome, a exaustão emocional e a indiferença (despersonalização), no contexto da UTI, podem se tornar causas de brigas entre membros da equipe, discussões com familiares e até intolerância com pacientes.

Um estudo qualitativo realizado no ano de 2000 envolvendo enfermeiros, auxiliares e técnicos de enfermagem da UTI do Hospital de Clínicas da Universidade Federal de Goiás, Brasil, identificou no estresse uma das mais importantes causas da falta de humanização. Nesse quesito, 3 categorias principais emergiram, enumeradas a seguir na ordem alfabética de assuntos (V. **Vila,** Vanessa da Silva Carvalho; & **Rossi,** Lídia Aparecida; ***O Significado Cultural do Cuidado Humanizado em Unidade de Terapia Intensiva: "Muito Falado e Pouco Vivido";*** *Revista Latino-Americana de Enfermagem;* 2002; páginas 141 e 142):

1. **Apego:** o sofrimento psíquico daqueles profissionais mais sensibilizados, os quais se apegam em demasia aos pacientes, o que, com o tempo, para se evitar a angústia e o sentimento de impotência diante

das mortes inevitáveis, pode ocasionar o distanciamento ao modo de mecanismo de defesa do ego.

2. **Integridade:** o sistema de valores pessoais, apriorismos e preconceitos os quais, quando somados ao estresse, interferem nas atitudes diante dos pacientes e familiares, demonstrando a necessidade de se trabalhar a integridade de cada profissional consigo mesmo e de aprofundar nos processos de autoconhecimento.

3. **Sobrecarga:** o ambiente estressante e a sobrecarga de trabalho levando ao cansaço e esgotamento físico, fadiga emocional, tensão e ansiedade, principalmente aqueles considerados responsáveis e exigentes demais com sua função. Tal fato torna-se pior em razão de a grande maioria dos profissionais possuir mais de um emprego, ampliando o desgaste pessoal.

É preciso diferenciar o distanciamento em função do estresse daquele considerado técnico. A conscin fraterna e humanizada pode, mesmo em contexto de atendimento a pacientes graves, desenvolver um mecanismo de funcionamento vital e necessário para lidar com ambientes críticos tais qual o da UTI: a *frieza assistencial cosmoética.*

A *frieza assistencial cosmoética* é a capacidade do assistente de posicionar-se de maneira acolhedora, empática, altruísta e cosmovisiológica, sem se deixar levar pelo comocionalismo, priorizando tomadas de decisões embasadas no mentalsoma em detrimento do psicossoma, prevenindo ações irracionais as quais possam comprometer a qualidade da assistência.

Lidar com o risco da dessoma quase diariamente torna necessário saber trabalhar com a doença e a própria morte de maneira técnica, profissional, mas sem perder o foco no assistido, nesse caso, o paciente. A ausência de comocionalismo em relação a esses pacientes e familiares ajuda o profissional a realizar procedimentos muitas vezes *agressivos ou invasivos,* porém necessários ou essenciais (V. capítulo 10 – Anticomocionalismo enquanto Suporte Assistencial).

Obviamente, a condição anterior difere da frieza típica do estresse excessivo. Quando o foco é o paciente, a intencionalidade fraterna se mantém e é a prioridade nos atendimentos.

Por outro lado, quando a frieza é fruto da estafa e estresse, as descompensações emocionais tornam-se evidentes na convivialidade entre os profissionais e na postura individual observada entre este membro da equipe e os pacientes e familiares.

Essas descompensações podem ser exemplificadas pelas reatividades desnecessárias, irritabilidade acentuada, incapacidade de receber *feedbacks* assistenciais e descuido, muitas vezes, das necessidades básicas do paciente, por exemplo, estas 5, enumeradas a seguir na ordem alfabética:

1. **Dor:** se o paciente está sentindo dor e se está recebendo a correta analgesia.

2. **Fome:** se o paciente se alimentou e se está com fome ou, até mesmo, se sua refeição não está esfriando no balcão, uma vez que eles dependem da boa vontade do funcionário que está cuidando dele.

3. **Frio:** se o paciente está coberto e se está passando frio, pois o ambiente de UTI é climatizado.

4. **Sede:** se o paciente está sentindo sede ou se está queixando-se de ressecamento na boca (queixa comum na UTI).

5. **Sono:** se o paciente está conseguindo dormir, uma vez que a UTI não para, não há hora para intercorrências e o trabalho se dá 24 horas por dia, com barulho de equipamentos, troca de informações entre os funcionários e presença de iluminação, mesmo de modo indireto, constantemente.

Importa ao profissional de UTI, no contexto da humanização, estar atento aos fatores pessoais, holossomáticos, os quais podem estar interferindo na sua atuação e rebaixando, de algum modo, a sua capacidade assistencial ou fraterna.

Dentro dessa questão, eis 10 condições observadas pelos autores em sua experiência profissional, enumeradas na ordem alfabética, as quais podem tornar o profissional de UTI desumanizado:

01. **Afetividade:** sentimento de solidão e falta de um companheiro(a) nos momentos fora do trabalho.

02. **Alcoolismo:** desenvolvimento de alcoolismo.

03. **Empresa:** pressão excessiva da empresa para resultados administrativos os quais podem interferir na atenção direta ao paciente, por exemplo, o preenchimento de papéis ou relatórios em demasia; reuniões no horário em que se deveria estar na UTI e até mesmo perseguição a funcionários exemplares no trato ao paciente, porém críticos quanto aos objetivos empresariais.

04. **Família:** problemas familiares ou pessoais interferindo em sua recuperação fora do ambiente de trabalho e, até mesmo, desviando a atenção durante o exercício da profissão.

05. **Finanças:** preocupação com as finanças pessoais.

06. **Fome:** alimentação inadequada.

07. **Horário:** carga horária excessiva de trabalho, seja por qual motivo for.

08. **Sedentarismo:** falta de atividade física.

09. **Sono:** carga horária de sono insuficiente.

10. **Tabagismo:** hábito tabagista.

A afirmação "o profissional de saúde nunca para de estudar" deveria ser uma realidade. Entretanto, tendo em vista as variáveis anteriores, muitos não conseguirão manter esse bom hábito. Como manter o mentalsoma saudável e produtivo com tantas variáveis deficitárias, tais quais as descritas na enumeração anterior?

Outro ponto: com o tempo, a exaustão emocional afeta a motivação e o trabalho pode passar a ser enfadonho e, consequentemente, a atividade mental distanciar-se cada vez mais da realidade do profissional. Logicamente que, sem atualização permanente, as ações na área de saúde, as quais modificam-se constantemente em função de novas descobertas, passam a ficar deficitárias e, desse modo, vão interferir nas boas práticas em relação aos pacientes.

Não há interesse aqui em culpabilizar profissionais ou empresas-hospitais. Importa mais é a conscientização da importância da interferência da saúde holossomática na intencionalidade fraterna da equipe atuante na UTI.

A frieza não assistencial é uma realidade e as causas podem ser inúmeras. A responsabilidade por essa condição, porém, é dupla: tanto do próprio profissional, pela falta de cuidado consigo mesmo, quanto da empresa, por falhas na atenção aos próprios funcionários e aos seus problemas pessoais e dificuldades individuais.

Nesse ponto de vista, uma série de recomendações podem ser feitas visando auxiliar na ampliação dos cuidados com a saúde holossomática do assistente da UTI, por exemplo estas 10, enumeradas na ordem alfabética:

01. **Afetividade:** dar atenção à questão da afetividade buscando relacionamento sério, maduro, monogâmico, evitando doenças transmissíveis e auxiliando na estabilidade emocional. Nesta questão, segundo a *Conscienciologia,* existe a proposta da dupla evolutiva (V. **Vieira,** Waldo; ***Manual da Dupla Evolutiva;*** *Editares;* 2012; página 11).

02. **Alimentação:** realizar, ao menos, uma refeição quente ao dia e, preferencialmente, regrar-se quanto à ingestão de alimentos manufaturados e *fast-food,* evitando esta condição.

03. **Autoconhecimento:** dedicação pessoal à autopesquisa visando ampliar o autoconhecimento quanto às próprias qualidades (traf*o*res) e dificuldades (traf*a*res), favorecendo o desenvolvimento evolutivo pessoal e qualificando, assim, a convivência em grupo e as interações com outras consciências.

04. **Estudos:** guardar tempo para os estudos e devidas atualizações profissionais, além do investimento cultural em áreas de interesse fora do trabalho mantendo, desse modo, o interesse intelectual.

05. **Exercícios:** realizar exercícios físicos regulares pelo menos 3 vezes por semana.

06. **Férias:** habituar-se e organizar-se para tirar férias, ao menos uma vez por ano, contribuindo para a higiene consciencial.

07. **Remuneração:** pagar salários adequados para os profissionais não necessitarem de dupla jornada.

08. **Sono:** adequar a carga horária de sono visando não haver defasagem.

09. **Trabalho:** limitar a carga horária de trabalho, principalmente no caso dos médicos, que tendem a fazer longas horas consecutivas (pessoalmente, este autor conheceu colegas atuando 60 horas seguidas, em alternância de locais de trabalho). Esta questão, no caso específico dos médicos, vai muito da conscientização dos perigos de tal atitude, tanto para si, quanto para os próprios pacientes. Outras vezes, de saber reduzir os ganhos financeiros pessoais, principal causa para jornadas tão excessivas.

10. **Vícios:** eliminação ou tratamento de vícios adquiridos, por exemplo tabagismo ou alcoolismo.

A profissão na área de saúde por si só já é assistencial; está em suas bases a dedicação a conscins de alguma forma carentes, doentes e com necessidade de atenção especial.

Entretanto, nem todas as consciências atuando em ambiente de saúde, por exemplo a UTI, possuem o perfil do fraternismo ao modo de algo inato e carecem de aperfeiçoamento, o que só pode ser feito mediante a assistência aos outros.

A maioria dos membros de equipes de UTI ali está para, em primeiro lugar, ter o próprio sustento ou o *ganha-pão*. Alguns são fraternos por natureza; outros, não.

De qualquer modo, é válida a atenção à saúde holossomática dos membros das equipes de saúde nas UTIs visando a manutenção, por enquanto ainda idealizada, mas factível, da intencionalidade fraterna 24 horas por dia em todos os contatos assistenciais.

AO** PROFISSIONAL DE UTI, **IMPORTA A ATENÇÃO CONTINUADA À PRÓPRIA** SAÚDE HOLOSSOMÁTICA **OBJETIVANDO QUALIFICAR O NÍVEL PESSOAL DE** FRATERNISMO E HUMANIZAÇÃO **NO COTIDIANO DOS AMBIENTES CRÍTICOS.

17. Efeitos da Notícia Impactante sobre o Holossoma do Assistido

Notícias críticas tendem a ser impactantes. Em um ambiente de terapia intensiva, no qual os pacientes encontram-se em situação de gravidade, muitos em risco de dessoma ou próximos da mesma pelas circunstâncias da própria doença, a comunicação deve ser objeto de estudo e aperfeiçoamento constante. A informação traz consequências para o holossoma de qualquer consciência. As reações irão oscilar, conforme o preparo pessoal para o recebimento dos conteúdos da notícia impactante.

Portanto, nos estudos da humanização na UTI, importa ao profissional-assistente avaliar as condições do estado holossomático do assistido no momento de receber uma informação com potencial para desestruturá-lo, seja fisicamente, energeticamente, emocionalmente ou mentalmente. Vale lembrar que o assistido pode ser o paciente ou seu familiar.

Toda informação precisa ser dosada. Não há como abordar todas as consciências de maneira idêntica. Nenhuma personalidade é igual à outra, apesar das aparentes semelhanças. Podem-se estabelecer padrões gerais de abordagem, entretanto, devem-se avaliar as especificidades, conforme a pessoa a ser comunicada.

Dentro dessas especificidades, a primeira é a própria condição do corpo físico. No caso do paciente em UTI, em geral, seu estado crítico já é um fator limitador da comunicação. De um certo modo, a autonomia do paciente em ambientes críticos fica limitada e as decisões são feitas em conjunto com familiares.

Pacientes precisam participar das decisões referentes à condução da saúde pessoal. Porém, este é um trabalho o qual, idealmente, precisa ser realizado anteriormente à estadia na UTI, principalmente com paciente em potencial para tratamento paliativo ou, em outros casos, já em estado terminal.

Muitos problemas relacionados à comunicação na UTI se resolveriam mais facilmente se houvesse melhor relação médico-paciente (referimo-nos aqui ao médico titular ou assistente) no período anterior ao internamento em setor crítico ou ao agravamento do estado de saúde do doente.

A situação mencionada no parágrafo anterior demonstra, além de uma possível relação inadequada entre o profissional da saúde e seu paciente, a dificuldade, por exemplo, do médico assistente ser assertivo e sincero ao comunicar as reais possibilidades e trabalhar a questão de, em dado momento, ser necessário não prosseguir com procedimentos invasivos ou tratamentos fúteis, os quais não poderão curar o paciente.

A abordagem ideal quanto à paliação deve ocorrer previamente, ainda no consultório médico. Obviamente, devem-se desconsiderar aqui condições agudas ou agudizações de doenças crônicas ainda, inicialmente, passíveis de serem restabelecidas. Nesses últimos casos, à medida do agravamento e redução das possibilidades de cura, a comunicação será inevitavelmente dentro da UTI.

Com relação ao paciente crítico, porém lúcido, importa também considerar a dosagem informacional de acordo com o estado de sua saúde física. De qualquer modo, é fundamental a explanação acerca dos procedimentos a serem realizados com ele e as possibilidades curativas em seu caso, porém dosando o aprofundamento dos fatos de acordo com a capacidade individual de apreensão e entendimento naquele momento.

Ainda considerando os pacientes, outro ponto importante em relação à comunicação: evitar discussões à beira do leito e todo comentário desnecessário, pois qualquer palavra mal colocada pode gerar desconfortos e piorar o quadro emocional do enfermo, ocasionando agravamento no estado clínico (V. **Souza,** Raquel Pusch de; Org.; ***Humanização em Cuidados Intensivos;*** *Revinter/AMIB;* 2004; página 66).

Quanto aos familiares, o histórico de transtornos psicológicos ou psiquiátricos, e também de doenças físicas, por exemplo a hipertensão arterial sistêmica (HAS), devem ser levados em consideração ao trabalhar a notícia a respeito do paciente. Aqui, mais uma vez as informações devem ser medidas de acordo com a capacidade de compreensão.

Porém, importa a abordagem sincera, assertiva e afetiva em relação a esses familiares, passando-se confiança naquilo que se está falando, de modo objetivo, sem titubeios ou vacilações.

Nos casos graves, o preparo dos familiares para a dessoma do doente, pode ser realizada em um *crescendum:* diariamente vão sendo dadas *doses informacionais,* as quais promovem uma espécie de *antecipação do luto,* levando à *atenuação da notícia impactante,* sendo a mais séria o próprio óbito do paciente.

Ao assistente, é válido lembrar, antes de mais nada, que a notícia é um pensene, ou seja, é composta pela ideia a ser passada, está permeada por um componente emocional e direciona-se ao receptor da notícia mediante o seu resultado final, isto é, as energias. *Comunicação é autoexpressão pensênica.*

A entrada da informação, entretanto, se faz pelo energossoma ou corpo energético. Nesse sentido, avaliar a carga energética externalizada ao se passar as informações torna-se condição de extrema relevância nos ambientes de terapia intensiva, uma vez que se encontram fragilizados tanto pacientes quanto familiares.

Por outro lado, pode-se dizer também que a comunicação, quando efetiva, promove a tranquilização e auxilia no equilíbrio energético dos assistidos. *Comunicação é possibilidade terapêutica.* Em todas as relações ocorrem interações energéticas e, na comunicação, não deixa de ser diferente. A interferência energética mútua entre profissionais da saúde, familiares e paciente é uma realidade. Portanto, estar atento ao padrão energético pessoal no momento de dar uma notícia impactante é essencial.

Por exemplo, este autor, na condição de médico, já vivenciou diversas vezes exteriorizações espontâneas de energias ao noticiar a dessoma para algum familiar. Tal fato vem acompanhado da assistência extrafísica de amparadores de função e auxilia na promoção da acalmia do ambiente e das pessoas ali envolvidas.

Em outros casos, a intuição para o abraço sincero ao familiar em luto pode também ser ferramenta para, nesse caso, exteriorizar energias acolhedoras, assistenciais e afetivas, fato também ocorrido comigo na atuação em plantões de UTI. Logicamente, essa é mera condição paliativa, porém de grande efeito e importância em determinadas situações, como é o caso da dessoma de um ente querido quando inesperada para os familiares.

Ainda dentro da questão energossomática, cabe ressaltar a importância da desassimilação simpática de energias e a autossustentabilidade energética do assistente, potencializando a autoconfiança na comunicação interassistencial na UTI. Quem começa a perceber as próprias energias e aprende técnicas voltadas para o seu domínio, notará facilmente o quanto os contágios energéticos, as assimilações das energias dos pacientes e familiares e as consequentes intoxicações energéticas influenciam a capacidade pessoal de realizar uma comunicação interassistencial, acolhedora e afetiva.

Apenas relembrando, a assimilação energética é feita após qualquer contato com outras consciências ou até mesmo ambientes. Logo, o próprio ambiente da UTI, para pessoas frágeis e sensíveis, pode levar ao desequilíbrio energético. Do mesmo modo, o contato com pacientes graves e seus familiares também leva à interfusão energética e, se não for dada a devida atenção à *desassim,* pode gerar doenças energéticas, físicas e até mesmo emocionais.

A falta de *desassim* tende a gerar *ressacas energéticas* e o distanciamento patológico ao comunicar-se com assistidos em ambiente de terapia intensiva. Em muitos casos, pode explicar os padrões de alheamento e frieza típicos da síndrome de *burnout.* Desse modo, o domínio do estado vibracional (EV), conforme abordado no capítulo 11, torna-se ferramenta diferencial e, se fosse massificável o seu ensino e entendimento, poder-se-ia dizer até essencial para a humanização nos ambientes de UTI.

De qualquer modo, o padrão ideal na comunicação de uma notícia impactante é o de acolhimento e assistencialidade, porém sem emocionalismos, ou seja, mentalsomático. Informar com lucidez, visando esclarecer e não obnubilar, é agir sobre o mentalsoma (corpo mental ou das ideias) do assistido, clareando os procedimentos, tratamentos e possibilidade de prognóstico de modo objetivo, respeitando, obviamente, as condições holossomáticas do momento.

Do ponto de vista do holossoma do profissional-assistente, ao dar uma notícia impactante, deve-se observar, pelo menos, estas 8 condições, enumeradas na ordem alfabética:

1. **Atenção:** buscar ouvir com atenção as necessidades dos assistidos antes de tomar qualquer postura de comunicação verbal, embasando-se pelo *princípio de primeiro ouvir para depois falar.*

2. **Fala:** estar atento à velocidade da fala, observando a capacidade da família ou paciente em acompanhar as informações ou ideias.

3. **Olhar:** olhar para quem recebe a notícia, preferencialmente "olhos nos olhos", demonstrando autoconvicção e sinceridade.

4. **Palavras:** escolher palavras mais simples buscando descomplicar a comunicação e evitar confundir ou deixar pacientes e familiares em dúvida quanto aos procedimentos realizados.

5. **Postura:** adotar postura corporal e energética firme, denotando segurança ao passar as informações.

6. **Sorriso:** demonstrar sorriso franco, auxiliando no acolhimento energético, *rapport* ou empatia com paciente e familiares.

7. **Vestes:** utilizar vestes adequadas, de preferência o jaleco branco, o que tende a transmitir mais confiança aos assistidos.

8. **Voz:** modular o tom de voz, tornando-o acolhedor, afetivo e firme, evitando ser melífluo ou emocional.

Com relação ao diálogo com familiares, um estudo realizado na França em 2007 demonstrou a influência das estratégias de comunicação na qualidade de vida dos mesmos durante a estadia e após o óbito do paciente. Nessa pesquisa, levou-se em consideração a regra mnemônica *VALUE,* enumerada a seguir na ordem funcional (V. **Santos,** Franklin Santana; Org.; ***Cuidados Paliativos: Diretrizes, Humanização e Alívio dos Sintomas;*** *Atheneu;* 2011; páginas 42 e 43):

1. *Valorize* (Valorizar): o que a família disser.

2. *Acknowledge* (Reconhecer): as emoções da família.

3. *Listen* (Ouvir): lembrar da importância de ouvir ativamente.

4. *Understand* (Entender): o paciente em sua condição de ser humano, com seus valores, gostos e tendências.

5. *Elicit questions* (Elucidar questões): perguntar ativamente para esclarecer dúvidas.

No estudo anteriormente citado, o uso da regra mnemônica *VALUE* tornou mais fácil e rápido o consenso entre equipe e família, utilizando-se menos intervenções fúteis. Mas, acima de tudo, levou à redução da ansiedade, depressão e estresse pós-traumático nos familiares, diminuindo a incidência de luto complicado.

As atitudes dos assistidos frente a notícias impactantes não são controláveis. As consciências são individuais e as formas de reagir são idiossincráticas. O profissional-assistente interessado em ampliar a condição da humanização nos ambientes de terapia intensiva deve estar atento a isso. O modo de se comportar de cada familiar ou paciente não deve ser motivo de frustração ou desmotivação pessoal.

Na condição pessoal de médico plantonista em UTI, este autor vivenciou, por exemplo, reações variadas dos familiares em relação à notícia da dessoma do paciente. Essa variação foi desde a indiferença até a agressividade e raiva dirigida a mim e outros profissionais presentes na sala ou, em casos extremos, ocorrência de sensações de desmaio (lipotimia).

Do ponto de vista físico, fato comum é o desencadeamento de crise hipertensiva em familiares predispostos ou com diagnóstico de hipertensão arterial. Já pelo viés emocional, é a tendência de muitos familiares, principalmente aqueles omissos, de reagir culpando a equipe de saúde, o que na realidade, apenas demonstra a tentativa de transferência do sentimento de autoculpa.

A autoculpa, aliás, é ocorrência das mais comuns. Dentre suas causas, as mais evidentes são as duas enumeradas a seguir:

1. **Ausência.** A ausência ou indiferença do familiar ao paciente quando este ainda era saudável, ou seja, familiares negligentes e omissos no período anterior ao adoecimento, agora sentindo remorso.

2. **Responsabilidade.** A autoculpabilização pelo fato do paciente ter adoecido, seja qual tenha sido o motivo, isto é, a tendência do familiar se achar responsável pela enfermidade de um ente querido e se martirizar.

Quanto mais agudo o caso do doente (seja clínico ou cirúrgico), ou quando relacionado a situações de acidente ou violência, piores as reações dos familiares. Essa condição é óbvia, como já foi dito anteriormente, pois não há tempo de se preparar a família, uma vez que nada daquilo era esperado e toda a ocorrência foi abrupta.

Nos casos de pacientes crônicos, a correta preparação dos familiares, sem dúvida nenhuma, minimiza os efeitos da notícia impactante. Mas, mesmo nesses casos, vale frisar a capacidade individual de cada um de lidar com a angústia, a ansiedade, a frustração ou o desgosto pela dessoma de alguém a quem se ama.

Uma condição ligada à *interação comunicação–energias conscienciais–emocionalidade* no ambiente de UTI é a força energética da informação, podendo ajudar ou piorar a situação. Saber identificar a possibilidade de cura do paciente é fundamental e a notícia deve ser individualizada caso a caso.

Por exemplo, este autor conheceu um plantonista o qual preferia dizer a todos os familiares que os pacientes estavam muito graves e iriam dessomar, segundo ele, para "prepará-los para o pior". Na realidade, essa *radicalização da comunicação na UTI* é equivocada e apenas evidencia um modo de autodefesa patológica do médico, em geral pelo medo em lidar com as frustrações e possíveis reações negativas posteriores dos familiares.

Uma questão a ser considerada como atenuante é o fato de o profissional de UTI ser constantemente submetido a diversas pressões, tais quais: carga excessiva de trabalho, peso da responsabilidade de suas ações, episódios de extrema tensão e envolvimento repetido com a dor, a perda e a morte.

Poucos conseguem lidar com essas condições de modo imparcial e acabam desenvolvendo mecanismos de negação e fuga. Esse fato pode ter, como resultado, a atuação fria, distante e despersonalizada, a qual evita o envolvimento emocional e leva a atitudes equivocadas do ponto de vista da comunicação (V. **Souza,** Raquel Pusch de; Org.; ***Humanização em Cuidados Intensivos;*** *Revinter/AMIB;* 2004; página 65).

Por outro lado, quando bem colocada, coerente e adequada para o caso, a informação otimista amplia a motivação, traz esperanças sadias, preenche o ambiente com energias positivas e funciona potencializando a cura. Tal fato se deve ao equilíbrio energético oriundo da acalmia emocional dos familiares, além de minimizar as interferências negativas energéticas e extrafísicas sobre o paciente grave.

Portanto, quanto maior a capacidade do profissional-assistente de lidar com as próprias emoções, maior será a habilidade para lidar com a emocionalidade alheia.

Dar uma notícia com características impactantes invariavelmente mexerá na estrutura emocional do assistido, causando reverberações, podendo atingir emocionalmente as pessoas à sua volta. Cabe ao assistente manter o afastamento e a *frieza assistencial cosmoética,* sem fechadismos ou indiferenças, persistindo no padrão energético acolhedor e fraterno.

AO DAR *NOTÍCIAS IMPACTANTES* **NO** *AMBIENTE CRÍTICO,* **IMPORTA A** *AUTOEXPRESSÃO:* **FRANCA, MAS** *ACOLHEDORA;* **ANTIEMOTIVA, PORÉM** *AFETIVA;* **IMPACTANTE, TODAVIA** *ASSISTENCIAL,* **DENTRO DO PARADOXO DA COMUNICAÇÃO EM UTI.**

18. Catarse Familiar e o Desassédio Interconsciencial

A catarse é o ato ou efeito de a conscin, homem ou mulher, trazer para o consciente emoções e lembranças traumatizantes reprimidas ocasionando a liberação pessoal desses conteúdos e o consequente desbloqueio de sintomas psicossomáticos e o desassédio interconsciencial.

Para fins de contextualização, o desassédio interconsciencial é o conjunto de procedimentos técnicos assistenciais visando a eliminação do assédio pela resolução de conflitos, sejam eles intrapessoais (autoassédio ou assédio de si mesmo, autoimolação, autoinculcação) ou interpessoais, quando se refere ao assédio entre duas ou mais consciências, seja de origem intra ou extrafísica (V. **Machado,** Cesar; ***Proatividade Evolutiva: Sob a Ótica da Autoconsciencioterapia;*** *Editares;* 2014; página 182).

Importa relembrar a condição do assediador extrafísico, já citada no capítulo 3, ou seja, consciex ou consciência extrafísica doente realizando uma ação negativa ou perseguição insistente, direta ou indiretamente, de qualquer natureza, sobre outras consciências. Assim, conforme será relatado neste capítulo, a catarse propicia autodesassédio e pode levar à liberação de consciexes patológicas afinizadas à pessoa inculcada e autoassediada.

A palavra catarse vem do idioma Grego, *kátharsis,* "purificação, purgação; mênstruo; alívio da alma pela satisfação de uma necessidade moral". Apareceu no idioma português em 1938.

A origem do termo catarse é atribuída a Aristóteles (384–322 a.e.c.). Em seu uso psicológico e psicanalítico recente, relaciona-se aos processos de evocação de lembranças reprimidas, descarregamento de energias emocionais *(desabafo)* e consequente desrepressão (V. **Balona,** Málu; ***Autocura através da Reconciliação: Um Estudo Prático sobre a Afetividade;*** *Editares;* 2009; páginas 43 e 55).

Nos ambientes de terapia intensiva, em função da criticidade das doenças e da possibilidade da ocorrência da dessoma de muitos pacientes, ocorrem instabilidades emocionais nas pessoas próximas a essa conscin.

Mesmo nas doenças crônicas, nas quais se espera haver um preparo do paciente e dos familiares, a *tanatofobia* ou o medo da morte vem à tona, ocasionando crises intra e interpessoais em decorrência dessa condição.

São muito comuns as discussões entre os próprios membros da família diante de um quadro terminal do paciente. Nesses casos, por exemplo, parte aceita a condição e o correto tratamento paliativo; já outros agem com obstinação quanto à necessidade de tratar de todas as formas, como se fosse possível ainda recuperar o corpo físico daquela conscin e trazê-la de volta para as atividades do dia a dia, relutando de modo veemente a dessoma de seu ente querido.

Em outros casos, familiares discutem com membros da equipe de saúde diante da inevitabilidade da evolução do paciente, ocasionando brigas, desentendimentos e climas interconscienciais perturbados dentro do próprio ambiente da UTI.

Esses casos, em geral, demonstram que algo não está bem com o próprio familiar. As reações conscienciais fora de contexto, exacerbadas ou desequilibradas exteriorizam e denotam alguma perturbação interna da pessoa em questão.

O acompanhante, ao mostrar-se emocionalmente inquieto, está indiretamente dizendo à equipe de saúde que precisa de ajuda. Estar atento a esses pedidos irá requerer acuidade, perspicácia e empatia dos profissionais da UTI.

Humanização demanda intercompreensão. A comunicação não ocorre apenas através do diálogo. *Qualquer forma de autoexpressão explicita alguma necessidade intraconsciencial.* Ao profissional humanizado, a assistência ao outro torna-se prioridade, e as atitudes pessoais voltam-se *a favor* do assistido e *não contra* ele.

Humanização na UTI é a primazia da interassistência universalista. Em terapia intensiva, em função das demandas holossomáticas de profissionais, pacientes e familiares, todos estão sujeitos a crises intraconscienciais. Ou seja, em um momento ou outro, qualquer um pode tornar-se assistido, mesmo do ponto de vista energético ou emocional.

Vale lembrar, também, que as conscins ali presentes podem ter as mais variadas origens sociais, étnicas, políticas e religiosas, sem contar, muitas vezes, um fato comum nas UTIs que atendem pacientes politraumatizados, os contraventores de variados tipos e até homicidas. Quem ali se predispõe a ser assistente, não tem como fazer acepção de consciências.

Importa lembrar da realidade multidimensional, complexificando o *caldo das relações* entre as consciências. As companhias extrafísicas, quando perturbadas (assediadoras), pioram as condições holossomáticas ou emocionais das conscins. Isso não é diferente nos ambientes de terapia intensiva.

As consciências atraem-se por afinidade pensênica. O modo de agir no dia a dia irá conectar a conscin às consciexes com padrão semelhante. À conscin assistencial, humanizada, disponível para auxiliar a quem for preciso, sempre haverá a ajuda dos amparadores extrafísicos.

Por outro lado, as perturbações da conscin irão modificar seu próprio campo energético para pior, atraindo para si consciexes com padrão semelhante ou afim. Isso pode ocorrer com todos no ambiente de UTI, sejam profissionais, pacientes ou familiares.

De qualquer modo, as demonstrações emocionais são retratos da intraconsciencialidade e, ao profissional atento, podem favorecer desassédios entre as consciências. Ao realizar a catarse, ou seja, trazer à tona um estado afetivo ou emocional penoso, pesaroso ou difícil de carregar consigo mesma, a conscin propicia a possibilidade de ser assistida ou ajudada e, inclusive, pode favorecer a iscagem de consciexes assediadoras inerentes ao caso em questão.

A fim de facilitar a compreensão do leitor e leitora, a iscagem interconsciencial aqui referida é a lúcida e sadia, quando a personalidade humana atua tal qual isca energética consciente, atraindo para si consciências extrafísicas enfermas ou carentes de energias para poderem ser ajudadas ou assistidas (V. **Vieira,** Waldo; ***Iscagem Interconsciencial;*** *Enciclopédia da Conscienciologia; EDITARES/CEAEC;* 8ª Ed. Eletrônica; 2013; página 6.385 e 6.386).

Este autor, na condição de médico em UTI, vivenciou um exemplo da condição de catarse familiar, iscagem de consciex doente e dessassédio interconsciencial, caso relatado a seguir.

A história se inicia em um dia aparentemente comum para J.F.S. Uma jovem mulher de 25 anos de idade, em mais um dia de trabalho. Havia se mudado para a cidade de Foz do Iguaçu, Paraná, havia alguns anos, aonde veio à procura de emprego. Pelas informações recebidas, não se entendia com sua família. Procurou a fronteira com o Paraguai pelo trabalho de *laranja* ou *sacoleira.*

Começou a trabalhar, então, para uma família na qual a mulher era dona de uma loja em Foz do Iguaçu. J.F.S. atravessava a ponte para o Paraguai quase diariamente, trazendo as mercadorias a serem revendidas por aqui. Após algum tempo, fez amizade com as filhas de sua chefe, passando a morar na casa da mesma, tamanha a afinidade entre elas.

Em um determinado dia, porém, inicia-se a sequência de fatalidades: a jovem pegou a moto da empresa para buscar um produto com certa urgência e acabou se acidentando, fraturando o tornozelo direito.

Foi socorrida e encaminhada para o hospital. Preparada durante o primeiro dia, foi levada ao centro cirúrgico. Ocorre então o infortúnio maior: sofre uma parada cardíaca durante a anestesia, sendo reanimada, intubada e encaminhada para a UTI.

Após o tempo mínimo necessário, foi realizada uma tomografia de crânio que mostrou o mais temido. A paciente havia feito grave lesão cerebral em decorrência de hipóxia ou falta de oxigênio, comum nas paradas cardio-respiratórias. A partir dessa informação, e tão logo houve a estabilização do quadro clínico, retiraram-se os sedativos da paciente na tentativa de acordá-la.

Porém, nesse tipo de lesão cerebral, há importante deterioração neurológica. Essa paciente permaneceu no popularmente denominado *estado vegetativo,* em linguagem médica, *coma vígil.*

Deste ponto em diante, iniciam-se então os ciclos praticamente diários de conflitos entre a equipe da UTI e a acompanhante (ex-chefe) da paciente.

Apenas para contextualizar, no hospital no qual eu trabalhava havia duas UTIs: uma geral, para priorizar paciente clínicos, onde eu atuava, e uma para esses pacientes, vítimas de traumas. Havia uma contiguidade entre elas, separadas por uma porta lateral.

Voltando ao caso, quase todos os dias, no momento da visita dos familiares, durante todo o período de internação dessa paciente, ouvia-se a discussão entre a agora acompanhante e a equipe da UTI. Às vezes, gritos desesperados, outras vezes, xingamentos direcionados à equipe, médicos ou à instituição hospitalar.

Mostrando o despreparo de alguns profissionais, muitos entravam no desequilíbrio da acompanhante e acabavam retornando as desavenças em padrão semelhante. Esqueciam-se de seu papel de assistente, buscando a atitude de autodefesa através do contra-ataque às críticas exacerbadas recebidas, ora falando alto e exasperadamente, ora deixando o recinto com a acompanhante em desespero ou em choro desequilibrado.

Aqui cabem já alguns comentários. Primeiramente, se os profissionais tivessem avaliado a acompanhante na condição de assistida, isso minimizaria o impacto das críticas por ela realizadas. A dramatização é sinal de algo não estar bem com a consciência. Quem tem razão plena e está isento, não necessita de agressividade. As descompensações emocionais demonstravam haver algo ainda não dito.

Vale lembrar que os familiares são uma extensão do paciente e precisam ser tratados em conjunto com ele. Sentem-se ansiosos, muitas vezes desamparados e com medo da perda em razão da proximidade da morte de seu parente internado. Tendem a passar por desequilíbrios e exacerbações emocionais as quais podem incluir sentimento de angústia, impotência, desolação e culpa (V. **Gotardo,** Glória Inês Beal; & **Silva,** Cláudia Aparecida; ***O Cuidado Dispensado aos Familiares na Unidade de Terapia Intensiva;*** *Revista de Enfermagem da UERJ;* 2005; páginas 223 e 224).

A comunicação mais madura é a afetiva, direta, firme, porém empática e fraterna. Quando o assistente entra na dramatização do assistido, irá perder a conexão com os amparadores e se acumpliciar com os assediadores extrafísicos.

Quando se analisa estudos sobre satisfação de familiares em relação ao período no qual frequentou a UTI, as falhas na comunicação motram-se como principal fator apontado para a qualidade insatisfatória do serviço. O diálogo surge, portanto, na condição de ato fundamental para adequada qualificação da *Medicina Intensiva*. Desse modo, a avaliação do nível de satisfação dos familiares deveria ser considerado um "critério maior" a ser utilizado em se tratando de humanização em UTI (V. **Wallau,** Rodrigo Ambros; *et al.; **Qualidade e Humanização do Atendimento em Medicina Intensiva. Qual a Visão dos Familiares?;** RBTI;* 2006; páginas 46, 50 e 51).

Um segundo ponto, para quem raciocina multidimensionalmente, já poderia ter sido evidenciado. Por que a ocorrência de tal sequência de fatalidades? De um dia comum de trabalho para uma simples fratura de tornozelo, até um quadro permanente de coma? Tragédias são acontecimentos não programados. São decorrências da entropia energética e emocional pessoal gerando brechas para interferências extrafísicas negativas. A hipótese de assédio extrafísico nesse caso tornava-se, desse modo, bastante palpável.

Uma terceira condição pode ser, então, analisada. Conforme discutido no início deste capítulo, exacerbações emocionais dão pistas para algum conflito interno. Logo, poder-se-ia ter pensado: qual o motivo dessas exasperações? O que pretende mostrar essa acompanhante? Para uma equipe de profissionais na área de saúde, são bem claros os riscos com qualquer procedimento cirúrgico. A reação anestésica seguida de parada cardíaca pode ocorrer com qualquer pessoa. A acompanhante poderia querer não aceitar tal fatalidade, mas as explicações sobre os riscos cirúrgicos sempre são bem detalhadas. Obviamente teria algo a mais não esclarecido.

Após aproximadamente duas semanas, o trauma já havia deixado de ser a condição da internação e a paciente foi transferida à UTI geral para o acompanhamento clínico. Muitos funcionários mostraram-se angustiados, pois pensavam no fato de ter que lidar com a acompanhante, já famosa em função dos inúmeros conflitos criados.

No primeiro dia após a transferência da paciente, estava eu, na condição de médico, encarregado de conversar com os familiares. Todas as questões anteriormente relatadas neste capítulo já haviam passado pela minha cabeça. Antes do contato com a acompanhante, procurei me preparar tranquilizando-me e trabalhando com as minhas energias.

Iniciei a visita pelos demais familiares, deixando-a por último, com o objetivo de evitar a pressa. Ao me aproximar, como de costume com todos os familiares, questionei se havia alguma dúvida ou alguma pergunta. Ela, a princípio, disse não ter nada a perguntar, pois já estava acompanhando desde o início da internação. Subitamente, começou a falar alto, queixando-se do hospital, dos médicos, falando em advogado e processo, em tom irritado e incluindo alguns *palavrões*. Durante sua fala, o que fiz foi apenas observá-la e escutá-la.

Estudos sobre o diálogo entre médicos e familiares mostram ser fundamental deixar paciente e familiares falarem, ouvindo-os com atenção. Observou-se maior satisfação da família quanto menos os médicos falavam (V. **Moritz,** Rachel Duarte; Org.; ***Cuidados Paliativos nas Unidades de Terapia Intensiva;*** *Atheneu;* 2013; página 14). É um princípio até básico: o de primeiro ouvir para depois, *se for o caso,* falar.

Naquele momento de queixume da acompanhante, eu percebia a presença de uma consciex amparadora, identificada por mim a partir da sinalética pessoal. Conforme relatado no capítulo específico sobre sinalética energética, tal fato me trouxe mais segurança para minha atuação. Após a mesma ter se aquietado, veio-me a intuição de questionar sobre a relação dela com a paciente, com toda a tranquilidade e fraternismo possível. Foi quando o restante da história surgiu.

A acompanhante revelou, então, toda a sua história e das filhas com a paciente, condição antes não sabida pela equipe. Contou sobre a má relação da enferma com a família, que agora, após o acidente, havia aparecido na cidade querendo, segundo a mesma, apenas se aproveitar da situação, pensando poder auferir algum dinheiro com um possível processo contra o hospital.

Deslindou, ao final, o restante do acontecido. Relatou o fato de a paciente, no dia do acidente, querer ir de carro buscar a mercadoria. Porém, pela pressa da entrega, a chefe (ou seja, a acompanhante) solicitou-lhe ir de moto. A consequência foi a queda e, a partir daí, toda a sequência já relatada, culminando com o estado comatoso.

Nesse instante, ela começou a chorar. Relatou sobre seu sentimento de culpa, brevemente. Procurei, sem muitas palavras, desdramatizar a situação, buscando ajudá-la a reperspectivar a situação e aliviar aquele sentimento de culpa há dias corroendo-a e que, por várias vezes, já havia dado sinal da necessidade da catarse realizada naquele exato momento.

Durante o processo de catarse, interessante notar a questão parapsíquica. A percepção, ou seja, a manifestação do amparador ali presente se intensificou. Percebi exteriorizações espontâneas de energia e, ao mesmo tempo, a iscagem de uma consciex a qual fora encaminhada. Não pude perceber os motivos da consciex ou o destino dado para a mesma, mas com certeza foi levada pelo amparador.

Outro fato marcante ocorreu após aquela conversa: apenas os familiares passaram a acompanhar o caso e a ex-chefe não mais apareceu no hospital. Depois de alguns dias, a paciente recebeu alta da UTI.

O término desse caso, com a ausência do retorno da acompanhante, que já havia gerado tantos conflitos no entorno da paciente dentro da UTI, mostra pelo menos duas condições.

Primeiramente, a empatia e o *rapport* estabelecidos entre mim e ela favoreceu a assistência extrafísica para a consciex ligada ao caso. O primeiro passo para a assistência é mostrar-se tranquilo e acessível. Em seguida, tornar-se aberto para ouvir e *paraouvir* com atenção; ver e *paraver* com acuidade; perceber e *paraperceber* o contexto, utilizando-se dos atributos mentaissomáticos e parapsíquicos em prol da interassistencialidade.

Ao externalizar o interesse pessoal pelo outro, gera-se o acoplamento áurico necessário para a aproximação entre conscins e consciexes, assistentes e assistidos. Só assim é possível perceber multidimensionalmente as necessidades assistenciais em cada situação.

Uma segunda condição se evidenciou ao fim desta história. Ao ouvir a acompanhante em suas reais necessidades, a mesma realizou a catarse da autoculpa geradora de suas manifestações, e consequente autodesassédio, permitindo a ela seguir a própria vida.

Possivelmente, um profissional mais humanizado, com visão assistencial e acolhedor, teria ajudado a acompanhante muito tempo antes do meu contato.

Por outro lado, o parapsiquismo atuou na condição de ferramenta para tornar o atendimento mais humanizado do ponto de vista multidimensional favorecendo, além do autodesassédio pela catarse, o desassédio extrafísico e o encaminhamento da consciex assediadora.

O** PROFISSIONAL **DE** UTI HUMANIZADO, **QUANDO** PARAPSÍQUICO, **AUXILIA NA PROMOÇÃO DE** CATARSES **COM REPERCUSSÕES** MULTIDIMENSIONAIS **FAVORECENDO O** DESASSÉDIO INTERCONSCIENCIAL **INTRA E EXTRAFÍSICO.

19. Comunicação Interassistencial Multidisciplinar

Dentre os recursos indispensáveis a serem utilizados para um bom funcionamento da Unidade de Terapia Intensiva, podemos dizer com toda certeza que a *comunicação* está no topo dos requisitos para um desempenho assistencial de qualidade.

A prática da comunicação clara, objetiva e direcionada contribui diretamente para o andamento coeso da terapêutica preestabelecida para cada paciente, refletindo em posturas assistenciais de maior qualidade por parte dos membros da equipe. Afinal, *Terapia Intensiva* ou *Cuidados Intensivos* são sinônimos de atuação multidisciplinar.

Uma das condições que caracteriza o trabalho da terapia intensiva é exatamente a junção de vários profissionais. É a reunião de diversas especialidades e áreas de atuação diferentes as quais, somadas umas às outras, buscam um único *objetivo:* o *paciente.* A isso damos o nome de multidisciplinaridade.

A *Terapia Intensiva* é, por definição, uma área de convergência multiprofissional dentro do sistema de atendimento hospitalar, sendo os resultados de suas atividades consequência de um estreito relacionamento entre os profissionais da equipe. O grau qualificado do relacionamento interpessoal é essencial para a harmonia e o funcionamento satisfatório do grupo (V. **Orlando**, José Maria C.; *et al.; **UTI: Muito além da Técnica...A Humanização e a Arte do Intensivismo;*** *Atheneu*; 2001; página 3).

Dessa forma, inúmeras consciências possuidoras de conhecimentos específicos, com experiências pessoais singulares e, principalmente, apresentando mecanismos de funcionamentos diferenciados, unem-se para que, dentro de uma equipe de trabalho multidisciplinar, apresentem um foco em comum.

Sendo assim, *a clareza na comunicação, que consequentemente proporcionará a convergência de objetivos, resultará em eficácia assistencial.*

Para termos ideia, somente em um plantão de 12 horas o paciente entrará em contato, em média, com 8 profissionais de diferentes especialidades. Isso sem contar o fato de, após essas 12 horas de plantão, ocorrer a troca de todos os profissionais, entrando em campo mais 8 novos integrantes da equipe.

Desse modo, as questões de inter-relacionamento tornam-se delicadas tanto para o paciente, o qual se vê em situação de um fluxo intenso de pessoas à sua volta, quanto do ponto de vista dos profissionais, os quais precisam interagir com vários outros colegas de trabalho, de diversas áreas, para poder desempenhar sua função. Assim, tornam-se necessários o afinamento e a harmonização entre os envolvidos para os objetivos serem conquistados de maneira satisfatória.

Atualmente, com a preocupação de se prestar uma assistência com visão mais humanizada, ocorreu também a ampliação no número de especialidades envolvidas nos cuidados prestados na UTI, ocasionando o aumento da complexidade no atendimento dispensado ao paciente crítico (V. **Younes,** Riad; ***As UTIs no Brasil;*** Entrevista Guilherme Schettino; *Carta Capital;* disponível em: <http://www.cartacapital.com.br/saude/as-utis-no-brasil>; acesso em: 03.03.2015).

A equipe multiprofissional, hoje em dia, compreende: o médico plantonista, o médico assistente ou titular e, em alguns casos, o médico cirurgião; o enfermeiro; os técnicos de enfermagem; o fisioterapeuta; o psicólogo; o nutricionista; o fonoaudiólogo; o farmacêutico e o assistente social. Esses profissionais atuam diretamente na abordagem e acompanhamento prestado ao paciente, cada um contribuindo com determinado conhecimento para a melhor tomada de decisão quanto à terapêutica a ser conduzida.

Quando observamos o mecanismo de funcionamento da UTI, percebemos que a tomada de decisão é fruto de consensos. Estes serão formados mediante o somatório de conhecimentos provenientes dos diferentes profissionais. Porém, para se chegar ao consenso, a comunicação adequada e de qualidade é essencial.

A realização de uma comunicação eficiente beneficia não só o mais interessado, no caso o paciente, mas também todos os profissionais envolvidos na equipe, pois proporciona um ambiente de trabalho muito mais amistoso, equilibrado e harmônico, influenciando diretamente as manifestações interpessoais do dia a dia. Consequentemente, isso irá causar maior satisfação pessoal ao se trabalhar nesse local.

Imaginemos se, além de exercer atividade em um ambiente de extrema tensão e ansiedade, como é a rotina da UTI, ainda precisarmos conviver com situações de conflitos interpessoais na equipe de trabalho. Certamente a vontade de trabalhar nesse ambiente e a qualidade da assistência prestada serão prejudicadas. E no final das contas, quem sempre sairá perdendo será o paciente.

Sendo assim, a comunicação de qualidade é a base para todo o trabalho assistencial realizado dentro da UTI, partindo da compreensão entre os profissionais envolvidos, passando pelo paciente o qual sente todo o reflexo dessa interação, até o relacionamento com os familiares. A comunicação acaba permeando todos os envolvidos de maneira direta e indireta. E é em vista disso que a base do conceito de *humanização parte do princípio de um diálogo satisfatório entre todas essas partes.*

Podemos dividir os relacionamentos e, especificamente, a *comunicação,* em três esferas distintas as quais, porém, ao final, atuam de maneira conjunta: a comunicação entre o profissional e o paciente; a comunicação entre o profissional e os familiares e a comunicação na própria equipe multidisciplinar. Importa lembrar que todas as esferas de comunicação visam, ao final, a interassistencialidade.

Dentro da comunicação entre o profissional e o paciente, existem sutilezas as quais vão muito além das palavras expressas verbalmente. Pessoas passando por situação de doença e, consequentemente, pela perda de sua liberdade de manifestação, geram uma dependência advinda da necessidade dos cuidados. Ao convivermos com tais consciências, percebemos o quanto somos complexos na expressão e no entendimento de nossas necessidades e o quanto manifestamos nossas angústias sem ao menos dizer uma só palavra.

Se observarmos o paciente de maneira integral, notaremos o quanto uma determinada maneira de olhar, aparentemente sem importância, pode ser interpretada de inúmeras formas, todas sempre com significado específico. Sendo assim, o paciente pode comunicar-se através da fala ou do olhar, seja mediante manifestação antagônica ou receptiva, seja através dos dados fisiológicos e hemodinâmicos apresentados no monitor ou também por meio de suas próprias energias.

A primeira forma de interlocução realizada pela consciência na dimensão intrafísica é energética, ou seja, o contato inicial estabelecido com os demais indivíduos à nossa volta é mediante as energias. O resultado da expressão energética pode ser visto em qualquer movimento corporal, gestual, visual ou verbal.

Em contrapartida, a recepção da mensagem dependerá, entre outros fatores, da capacidade de interpretação do receptor, o qual, de acordo com o seu nível de lucidez, empatia e habilidade parapsíquica, conseguirá *ler energeticamente, retextualizar ou decodificar as energias*, possibilitando assim a discriminação minuciosa do conteúdo, do padrão, da intensidade e da qualidade da energia percebida (V. **Seno**, Ana; ***Comunicação Evolutiva nas Interações Conscienciais;*** *Editares*; 2013; página 180).

Além da atenção às apresentações fisiopatológicas da doença e a observação dos modos físicos e energéticos de se manifestar do paciente, deve-se preconizar também o seu cuidado emocional. A emocionalidade muito nos diz a respeito do assistido e se expressa em suas energias. O cuidado emocional prestado ao ser humano, muitas vezes, depende da capacidade de captar a expressão de um olhar dirigido a nós ou ao ambiente. O olhar, aliado à expressão facial, a um gesto ou à expressão corporal, pode trazer informações importantes no direcionamento a ser conduzido no cuidado ao ser humano (V. **Sá**, Ana Cristina de; ***O Cuidado do Emocional em Saúde;*** *Atheneu*; 2010; página 15).

Ou seja, inúmeras são as capacidades de comunicação apresentadas pela consciência. Elas, contudo, tornam-se cada vez mais enigmáticas conforme a situação na qual nos encontramos. Cabe, entretanto, ao profissional de saúde humanizado, além da competência técnica, aprimorar a sua habilidade comunicativa ao modo de instrumento de trabalho por meio da ampliação de recursos de comunicação favorecedores da melhoria da qualidade de seu relacionamento com os pacientes, familiares e colegas de trabalho.

No caso específico do paciente, a comunicação deve ser embasada no acolhimento, compreensão, tolerância, empatia e abertismo, escutando e observando as suas manifestações, sem prejulgamentos ou rótulos preestabelecidos.

Escutar sem rótulos significa, por exemplo, não se deixar levar pelas experiências vivenciadas por outros colegas de plantão, as quais acabam transformando-se em histórias antes mesmo de se conhecer o paciente. No processo de relacionamento, sabemos que muitos fatores podem influenciar a empatia ou antipatia entre as pessoas, tornando-se altamente subjetivas as afinidades estabelecidas em pouco tempo de convivência. Dessa forma, um paciente o qual muito me agrada e me faz sentir confortável ao seu lado pode não causar o mesmo sentimento em outro colega de trabalho.

Por exemplo, o indivíduo, quando doente, e em alguns casos em condição de terminalidade, em razão do momento angustiante vivenciado, quase sempre solicita muito os cuidados da equipe de saúde e passa a ser rotulado de *"poliqueixoso"*, acabando por ser desvalorizado em suas solicitações (V. **Sá**, Ana Cristina de; ***O Cuidado do Emocional em Saúde;*** *Atheneu*; 2010; página 15). Esse ato de rotular o enfermo torna-se totalmente antagônico ao cuidado humanizado.

O ponto ao qual queremos chegar é que as percepções interpessoais são diferentes para cada indivíduo. E com isso, devemos sempre tomar o cuidado de nunca julgarmos o paciente ou rotulá-lo por experiências previamente vivenciadas por outras pessoas e, possivelmente, compartilhadas entre os membros da equipe, pois isso contamina a nossa interpretação das manifestações não verbais do paciente, podendo causar prejuízos à realização da assistência.

Ainda na comunicação profissional-paciente, um dos aspectos aparentemente banais, porém interferindo consideravelmente na relação estabelecida entre eles, é com relação ao *nome,* uma questão tão simples a qual, muitas vezes pela rotina assoberbada, acaba passando despercebida para quem atua na condição de assistente. Entretanto, representa muito para quem está na posição de assistido.

Ser chamado pelo nome é sinal de dignidade. Esse simples fato contribui para a manutenção da identidade pessoal do paciente, evitando torná-lo somente mais um número qualquer, situação totalmente fria, porém ainda observada nas rotinas diárias de algumas UTIs.

Certamente não é confortável ser chamado de "o senhor do leito 8" ou a "senhora do leito 2", assim como também não é confortável para o enfermo não saber o nome de quem, por algum tempo, troca as suas fraldas ou realiza a sua higiene pessoal.

Questões como essas são detalhes, porém, detalhes os quais fazem toda a diferença no estabelecimento da relação humanizada entre o profissional e o paciente. Portanto, a boa comunicação realizada por parte do profissional acaba sendo o *adubo* para um relacionamento harmonioso e produtivo, tornando-se um ato terapêutico.

Mesmo a tecnologia estando presente fortemente nos cuidados em UTI e nos proporcione ganhos antigamente inimagináveis, não podemos nos manifestar de maneira mecânica. Devemos saber aproveitar todas as formas de cuidados, sem deixar de lado a essência humana de nossas manifestações.

Outro aspecto a ser levado em consideração na comunicação com o enfermo é que, pelo fato de estar debilitado, a sua sensibilidade tende a se apresentar muito mais exacerbada. Em determinadas situações de doença, quando os *nervos se encontram à flor da pele,* o humor do paciente pode variar da agressividade à apatia.

Algumas vezes, a comunicação não verbal do paciente pode evidenciar sua contrariedade para determinadas ações propostas pela equipe, interferindo diretamente em sua fisiologia. Um exemplo dessa condição é a do paciente internado na UTI com restrição para saída do leito, porém apresentando-se com lucidez.

Nesses casos, há a necessidade de realizar suas micções e evacuações sem sair da cama, na "comadre" (reservatório metálico utilizado em ambientes hospitalares, no próprio leito, para micção ou evacuação), porém ele pode sentir-se constrangido com tal situação. Afinal, privacidade não é um *ponto forte* do ambiente de UTI.

Apesar de estar desconfortável, não comenta com a equipe, e pode estar diminuindo ou retendo suas evacuações, resultando em prejuízo ao seu funcionamento fisiológico. Por exemplo, em consequência disso, pode desenvolver dores e aumento de volume abdominal, complicando ainda mais seu quadro.

Em casos como esse, o paciente está nos comunicando, mesmo de modo não verbal, o fato de não estar sentindo-se bem com a situação, de estar constrangido e desconfortável. Nesses casos, torna-se importante, por parte da equipe, uma reavaliação da real necessidade de se manter o modo de evacuação restrito ao leito e não tentar levá-lo ao banheiro. Muitas vezes, pelas rotinas e definições rígidas e mecânicas da UTI, esquece-se da possibilidade de flexibilizar certas condutas.

Assim, deve predominar o bom senso, a humanização e o custo-benefício dos procedimentos e ações escolhidas. Mas, antes disso, está a capacidade de observação e interpretação da comunicação não verbal expressa pelo paciente, manifestada por sua ação silenciosa. Afinal, se o paciente permanecer sem evacuar, poderá apresentar complicações secundárias em nada relacionadas com a sua entrada na UTI.

Quando nos colocamos na posição de quem está deitado, quase sempre sem opções e intensamente necessitado da atenção e presença da equipe da UTI, passamos a valorizar mais todas as manifestações emitidas por ele. Olhares, comentários, gestos, conversas, toques, enfim, qualquer maneira de comunicação tem para o paciente uma importância fundamental (V. **Souza**, Raquel Pusch de; Org.; ***Humanização em Cuidados Intensivos;*** *Revinter/AMIB*; 2004; página 66).

Na comunicação do paciente, é possível distinguir 2 níveis de mensagens: a *mensagem manifesta*, interpretada ao modo de "fachada" ou *o dito pelas palavras;* a *mensagem latente*, ou seja, aquela *presente nas "entrelinhas"*, os sentimentos subjacentes às palavras, muitas vezes, expressos por meio de *pistas na linguagem não verbal* (V. **Maldonado,** Maria Tereza; & **Canella,** Paulo; ***Recursos de Relacionamento para Profissionais de Saúde: A Boa Comunicação com Clientes e seus Familiares em Consultórios, Ambulatórios e Hospitais;*** *Novo Conceito Saúde*; 2009; página 101).

Somando-se a *sensibilidade pessoal* à capacidade de *percepção* e *observação,* juntamente com a *parapercepção,* tem-se ferramentas-chaves dentro da *comunicação profissional-paciente.*

Com relação à *comunicação profissional-familiares,* a situação em alguns casos pode até ser considerada mais delicada do que com o próprio paciente. A condição de se deixar um ente querido aos cuidados de pessoas estranhas, somada ao fato da ausência de conhecimento dos procedimentos realizados em uma UTI, além da própria tensão por se tratar de um ambiente tão temido, são fatores os quais contribuem fortemente para o sentimento de insegurança e medo dos familiares.

Desse modo, torna-se indispensável por parte dos integrantes da equipe multiprofissional que acompanha o paciente, o estabelecimento de relação mais próxima também com os familiares. Tal posicionamento contribuirá para a melhor interação entre os envolvidos e, consequentemente, influenciará positivamente no planejamento dos cuidados a serem prestados ao doente. *O contato inicialmente bem-sucedido e humanizado certamente minimizará conflitos futuros.*

É fato que os comportamentos das consciências moldam-se com as experiências e, com o tempo, manifestam-se através das relações interpessoais. Na interação entre profissionais, pacientes e familiares, o estabelecimento de vínculos pode ser positivo ou negativo. Estes, dependendo da qualidade, são capazes de influenciar positivamente na promoção da saúde e cura de doenças; mas, se mal realizados, também podem dificultar e, até mesmo, impedir o processo terapêutico.

Muitos dos conflitos gerados pelos familiares no processo de tratamento ao paciente são decorrentes de dúvidas mal esclarecidas. A *comunicação* adequada, portanto, passa a assumir um papel de *ferramenta profilática,* minimizando os sentimentos de insegurança e medos manifestados pelos familiares, ocasionando reflexos positivos no relacionamento com os integrantes da equipe.

Se não levarmos devidamente em conta a família do paciente, não poderemos ajudá-lo com eficácia, visto que humanizar significa ter uma visão holística do assistido (V. **Souza,** Raquel Pusch de; Org.; ***Manual: Rotinas de Humanização em Medicina Intensiva;*** *Atheneu*; 2010; página 57).

Finalmente, devemos considerar, sem sombra de dúvidas, que a comunicação e interação sadia entre os membros da equipe é a base para todo entendimento mútuo realizado dentro de uma UTI, seja ele com pacientes ou familiares.

Se a equipe multiprofissional não se comunica de maneira adequada, clara e com convergência de objetivos, dificilmente será possível uma relação de franco entendimento com pacientes e familiares.

Tal fato irá interferir negativamente em todo o conjunto assistencial onde se encontram os envolvidos.

Desse modo, o êxito dos membros da equipe estará diretamente vinculado à compreensão clara de seus objetivos, à colaboração mútua entre os vários profissionais da equipe multidisciplinar e à percepção e entendimento dos próprios papéis, sendo a chave para tudo a *habilidade de comunicação* entre os diferentes integrantes em atuação.

Portanto, podemos pensar que, se as tarefas e os objetivos são explicitados e entendidos claramente, o processo energético entre os membros da equipe também se torna mais claro, e a possibilidade de conflitos é minimizada. Todo o trabalho se apresentará mais fluido e harmônico.

Se uma equipe não consegue comunicar-se ou criar uma interação leal entre si, o atendimento acaba sendo prejudicado. Antes de cuidar do paciente, a equipe precisa aprender a se cuidar, a se comunicar e a criar vínculos entre os próprios colegas de trabalho (V. **Souza,** Raquel Pusch de; Org.; ***Manual: Rotinas de Humanização em Medicina Intensiva;*** *Atheneu*; 2010; página 57).

A comunicação eficiente entre os membros da equipe é sinal de saúde grupal. Quando a comunicação ocorre de modo adequado, irá aumentar o bem-estar dos profissionais, com implicações diretas nos cuidados aos pacientes. Com isto, a humanização torna-se globalizada ou integral.

O trabalho na UTI pode ser considerado uma *engrenagem,* na qual todos os acontecimentos e todos os envolvidos estão interligados, e a ação de um reflete na condição do outro, somando-se e acumulando todos os sentimentos, manifestações e posturas pessoais. Em função disso, torna-se fundamental o desenvolvimento da melhor forma de comunicação, verbal ou não verbal.

Pesquisas mostram, por exemplo, a grande influência da comunicação não verbal exercida na compreensão da informação por parte do receptor da mensagem, condição muito mais agudizada em contexto de saúde-doença e, principalmente, quando envolve muitas consciências ao mesmo tempo.

Estudos realizados pelo pesquisador estadunidense Albert Mehrabian (1939–), relacionados à comunicação de sentimentos e atitudes, concluíram que o conteúdo percebido pela mensagem falada representa somente 7%, a maneira pela qual a mensagem é transmitida corresponde a 38% e 55% da percepção por parte do receptor ocorre pela linguagem corporal. Dados como esses expressam a importância da linguagem não verbal, a qual envolve atos e expressões corporais do comunicador. Elementos como esses, portanto, representam 93% do processo comunicativo (V. **Souza**, Raquel Pusch de; Org.; ***Humanização em Cuidados Intensivos;*** *Atheneu*; 2004; páginas 72 e 73).

A principal função da comunicação não verbal pode ser vista pela exteriorização de sentimentos dos comunicadores, principalmente pelas manifestações das expressões faciais e paraverbais que auxiliam a demonstrar determinadas emoções, mesmo não sendo explicitamente verbalizadas.

Portanto, torna-se primordial, em ambientes de UTI, a escolha cuidadosa e planejada da melhor forma de comunicação para se evitar interpretações indesejadas ou distorcidas. Tal posicionamento servirá, desse modo, para todas as esferas de interação no ambiente de terapia intensiva: *profissional-paciente, profissional-família, profissional-profissional.*

Trabalhos semelhantes ao citado anteriormente indicam, em proporção similar, que a expressão facial somada ao tom de voz corresponde a 90% da comunicação, enquanto que o significado literal das palavras, apenas 10%. Destaca também que em momentos de muita empatia é quando conseguimos perceber o notável poder da comunicação não verbal, quando, por exemplo, conseguimos "ler" com um olhar ou um gesto o significado exato da palavra emitida (V. **Souza**, Raquel Pusch de; Org.; ***Humanização em Cuidados Intensivos;*** *Atheneu*; 2004; página 72).

Em situações onde a comunicação entre os membros da equipe não ocorre de maneira clara e objetiva, podem surgir brechas para maus entendimentos, seja de informações quanto à conduta com o paciente, seja com relação ao próprio convívio pessoal com colegas de trabalho. Tal fato pode gerar, muitas vezes, discussões desnecessárias, instabilidades energéticas e, consequentemente, assédios extrafísicos causando situações de conflitos ainda mais sérios, com reflexos ainda piores ao paciente.

O próprio ambiente de UTI, por envolver questões relacionadas à doença, sentimentos de dor, medo, aflição, tensão e incertezas, é propício para a ocorrência de ataques extrafísicos. Consciexes que se afinizam com esses tipos de sentimentos, colaboram para o assoberbamento ainda maior do holopensene do local, contribuindo para dificultar ainda mais questões ligadas aos relacionamentos interpessoais e, consequentemente, à assistência prestada.

Muitas vezes, passamos por situações na rotina da UTI nas quais nem sempre entendemos ou conseguimos interpretar adequadamente as ocorrências, por exemplo o simples fato de um profissional, ao passar o plantão para o colega da noite, esquecer de comunicar uma informação essencial à assistência a ser prestada para um determinado paciente.

Quando analisamos somente intrafisicamente, podemos chegar às seguintes hipóteses: o profissional estava cansado? Havia muito trabalho a ser realizado naquele dia? Esqueceu de repassar tal informação? Porém, quando analisamos de maneira mais ampla e cosmovisiológica, colocamos em observação outros itens os quais podem ter influenciado tal acontecimento: seria questão de esgotamento energético por parte do profissional? Ou até mesmo intrusão pensênica realizada pelas consciexes ligadas ao paciente, com interesse em que o mesmo seja prejudicado?

Ou seja, o leque de possibilidades de causas se multiplica. E todo o funcionamento da UTI e de seus integrantes se torna muito mais amplo, em relação ao convencionalmente conhecido, assumindo uma condição de complexidade multidimensional.

Sob o ponto de vista da *Conscienciologia*, além da comunicação verbal, visual, escrita e corporal, também existe a *comunicação parapsíquica*. Esta representa a capacidade da consciência saber traduzir, para si ou para os outros, as manifestações parapsíquicas, extrassensoriais, identificadas de modo lúcido, durante as interações multidimensionais.

Eis 5 situações mais corriqueiras, passíveis de serem vivenciadas em um ambiente de UTI por qualquer profissional atuante, enumeradas na ordem alfabética:

1. **Autoparapercepção:** qualquer parapercepção observada pela consciência, captada da dimensão extrafísica.

2. **Clarividência ou clariaudiência:** condição de ver ou ouvir, respectivamente, ocorrências de outras dimensões.

3. **Leitura energética:** rastreamento e diagnóstico energético do ambiente de trabalho ou das consciências intra e extrafísicas que interagem nesse local pelo acoplamento áurico e assimilação simpática de energias.

4. **Psicometria:** conhecimento haurido pela consciência humana do presente, do passado e de minúcias de aspectos de personalidades e locais por intermédio do contato com as energias de objetos físicos.

5. **Sinalética energética pessoal:** representada pelo conjunto de sinais energéticos, anímicos ou parapsíquicos, manifestos por toda conscin, servindo na condição de alarme ou radar paraperceptivo, útil, por exemplo, ao modo de elemento de diagnóstico em processos intrusivos interconsciencias (assédio extrafísico) ou até mesmo na identificação da presença de amparadores extrafísicos.

Manifestações como essas, em ambientes de contextos assistenciais, podem ser potencializadas por amparadores e vivenciadas pelas consciências mais sensíveis energeticamente. Com isso, tornam-se fonte de comunicação valiosíssima nos relacionamentos multidisciplinares e principalmente na realização de uma assistência mais eficaz ao paciente crítico.

Sendo assim, cabe ao profissional interessado na humanização e integrante da equipe multidisciplinar o interesse e o aprofundamento em todas as formas de habilidades e manifestações comunicativas a fim de enriquecer cada vez mais seu papel individual dentro de um trabalho grupal voltado à assistência da consciência enferma.

Desse modo, estará contribuindo, concomitantemente, para a própria realização enquanto assistente e para o bem-estar e equilíbrio dos colegas de trabalho. Estes passarão a ser considerados com muito mais flexibilidade e ponderação.

A equipe profissional, quando em sintonia, presta ao paciente uma assistência mais ajustada e humanizada.

***A** COMUNICAÇÃO INTERASSISTENCIAL MULTIDISCIPLINAR **É CONDIÇÃO** PRIMORDIAL **PARA O** ENTENDIMENTO **INTERCONSCIENCIAL** NA UTI, **ATUANDO ENQUANTO DESASSEDIADORA E** PROPULSORA DA ASSISTÊNCIA **CRÍTICA DE** QUALIDADE.*

Argumentos Conclusivos

A arte do cuidar, da realização da promoção à saúde e do bem-estar proporcionado às demais consciências constitui-se condição valiosíssima e infinitamente gratificante no transcorrer do processo evolutivo individual da consciência e, consequentemente, grupal.

A história nos mostra o avanço e as conquistas imensuráveis que a *Medicina* e todo o processo de cuidar alcançaram. Hoje, tratamentos e procedimentos antigamente inimagináveis são realizados de maneira segura a todo o momento nos hospitais. Conquistamos equipamentos os quais nos auxiliam na respiração quando não conseguimos respirar sozinhos; outros filtram nosso sangue quando o mesmo está impuro e o nosso próprio organismo não dá conta de purificar; descobrimos até a proeza de manipularmos células e criarmos órgãos e vidas em laboratórios.

Todas essas foram realizações alcançadas ao longo dos séculos com a incrível capacidade de atuação racional apresentada pelo homem. Porém, em seu deslumbramento com a própria capacidade, o homem vem deixando de lado conceitos como respeito à dignidade do próximo, acolhimento, altruísmo, empatia e sensibilidade com o sofrimento alheio, criando, assim, uma condição paradoxal e de estagnação evolutiva enquanto consciência dentro da própria evolução.

Essa condição paradoxal representa o distanciamento entre o profissional da saúde com relação ao paciente, cada vez mais acentuado com os avanços tecnológicos e com a supervalorização das especialidades em detrimento do generalismo, no qual deixamos de nos preocupar com o todo para entender somente a parte. Porém, nem só de tecnologia e domínio de partes específicas se faz a saúde da consciência. Afinal, somos indivíduos complexos e singulares.

A proposta desse livro traz justamente esse novo conceito de evolução nos cuidados ao paciente crítico. Através da interação entre *ciência convencional–humanização–parapsiquismo*, esta obra busca enxergar a *consciência-paciente* visando a atuação de maneira ainda mais detalhada, valorizando todas as suas necessidades, sejam elas físicas, psíquicas, mentais ou conscienciais (espirituais).

Devido a isso, consideramos ocorrer real avanço e qualificação assistencial quando conseguimos somar todas as possibilidades de atuação a favor de um único objetivo comum: o assistido.

Ao longo da evolução humana, é fato já termos conquistado muitas ferramentas a nosso favor. Uma delas é o parapsiquismo, o qual desde os povos antigos já se manifestava a favor de curas e, até mesmo, favorecia novos estudos. Porém, foi desvalorizado e se perdeu em meio a tanta tecnologia.

Mesmo assim, manifestações parapsíquicas ocorrem diariamente nos ambientes de trabalho voltados à saúde, isso devido à assistência prestada diretamente às consciências enfermas. Onde há assistência, existe amparo extrafísico e, consequentemente, intervenções extrafísicas. O que ocorre geralmente é que, em razão do desconhecimento ou até mesmo pela correria do dia a dia, tais manifestações não são valorizadas e, em alguns casos, podem ser relacionadas a processos religiosos.

Entretanto, as ideias expostas nesse livro em nada se relacionam à religião. Muito pelo contrário, são puramente *científicas*, propondo a cada profissional da saúde a *experimentação* e análise das *próprias experiências,* as quais certamente ocorrem no dia a dia e passam despercebidas devido a crenças ou até mesmo pela postura automática de agir.

A integração do conhecimento técnico-científico aos processos de domínio parapsíquico enriquecem imensuravelmente a realização da assistência. Tal interação intervém enquanto ferramenta direta aos cuidados e de maneira indireta no processo de humanização.

Quando agimos pautados no conhecimento da multidimensionalidade e da multiexistencialidade, nas leis de causa e efeito e nas relações grupocármicas, passamos a entender o fato de nada acontecer ao acaso, de tudo ter o seu motivo. E o próprio fato de uma consciência, hoje profissional da saúde, estar nesse *barco da assistência,* não é à toa. A partir daí o significado da palavra paciente ganha novo sentido e, principalmente, outro valor. Deixa de ser apenas mais uma D. Maria ou Sr. José e passa a ser compreendido tal qual consciência única, complexa, lapidada pela sua história de vida, que por força maior dos percursos evolutivos chega a nossas mãos.

A partir dessa visão multidimensional do assistir, o paciente deixa de ser encarado como sendo apenas um portador de uma doença, um ser desprovido de sentimentos e escolhas. A humanização em associação com o parapsiquismo busca justamente o resgate da visão integral do paciente. Este encontra-se em meio a angústias, incertezas, medos e, acima de tudo, carente de atenção.

Portanto, cabe a nós, profissionais da saúde, que nos disponibilizamos a trilhar esse caminho tão nobre da assistência, perguntarmos: *estamos realmente tratando os nossos pacientes como gostaríamos de ser tratados? Valorizamos suas aflições e necessidades de maneira sincera?* Tais perguntas podem parecer clichês, porém são a base para toda *manifestação assistencial humanizada,* que será potencializada quando em parceria com o *parapsiquismo.*

A *ABERTURA CONSCIENCIAL* ***PARA*** *NOVAS IDEIAS*
É GASOLINA *PROPULSORA* ***DA HISTÓRIA*** *DA EVOLUÇÃO* ***HUMANA.*** *SEM VERPONS,* ***O HOMEM, ENQUANTO*** *CONSCIÊNCIA* ***MULTIEXISTENCIAL,*** *ESTACIONARIA.*

Bibliografia Específica Exaustiva

Autoconhecimento:

1. **Machado,** Cesar; ***A Importância do Autoenfrentamento na Autoconsciencioterapia;*** Artigo; Anais do II Simpósio de Autoconsciencioterapia/V Jornada de Saúde da Consciência; 11 p.; *Conscientia;* Revista; Vol. 12; N. 1; 29 enus.; 1 questionamento; 3 técnicas; 8 refs.; *Associação Internacional do Centro de Altos Estudos da Conscienciologia (CEAEC);* Foz do Iguaçu, PR; Janeiro/Março, 2008; páginas 7 a 17.

2. **Machado,** Cesar; ***O Papel da Autoconsciencioterapia e do Evoluciente na Consciencioterapia;*** Artigo; 8 p.; *Conscientia;* Revista; Vol.14; N. 3; 12 enus.; 1 tab.; 1 teste; 9 refs.; *Associação Internacional do Centro de Altos Estudos da Conscienciologia (CEAEC);* Foz do Iguaçu, PR; Julho/Setembro, 2010; páginas 462 a 469.

Autocura:

3. **Balona,** Málu; ***Autocura através da Reconciliação: Um Estudo Prático sobre a Afetividade;*** pref. Cristina Arakaki; revisores Fernanda Thomaz; & Julieta Mendonça; 354 p.; 2 partes; 11 caps.; 2 diagramas; 19 *E-mails;* 58 enus.; 6 fichários; 12 gráfs.; 3 ilus.; 20 questionários; 20 siglas; 2 tabs.; 16 técnicas; 1 teste; 16 *websites;* 93 notas; 72 filmes; 334 refs.; 25 webgrafias; 2 apênds.; alf.; 21 x 14 cm; br.; 3ª Ed. rev. e aum.; *Associação Internacional Editares;* Foz do Iguaçu, PR; 2009; páginas 43 e 55.

4. **Ceotto, Bárbara; *Diário de Autocura: Da Doença à Saúde Consciencial;*** apres. e posf. Leonardo Rodrigues; pref. Felix Wong; & Mário Oliveira; revisores Equipe de Revisores da Editares; 224 p.; 16 caps.; 45 abrevs.; 4 diagramas; 23 *E-mails;* 25 enus.; 22 estrangeirismos; 1 fluxograma; 2 técnicas; 20 *websites;* 1 apênd. (Entrevista Waldo Vieira); glos. 22 termos médicos; 102 notas; 31 filmografias; 73 refs.; alf.; geo.; ono.; 23 x 16 cm; br.; *Associação Internacional Editares;* Foz do Iguaçu, PR; 2014; páginas 76 a 80.

Biografia:

5. **Bassi,** Mery Aidar; ***Florence Nightingale: A Dama da Lâmpada;*** Biografia; 140 p.; 10 caps.; 1 enu.; 1 ilus.; 1 microbiografia; 3 refs.; 1 sigla; 20,5 x 15 cm; br.; 2ª Ed.; *Fundação Escola de Enfermagem R. W. Johnson;* São Paulo, SP; 2002; página 21.

6. **Lopes,** Dantas Anselmo; & **Lichtenstein,** Arnaldo; ***William Osler;*** Artigo; 4 p.; *Revista de Medicina;* V. 86; N. 3; 5 fotos; 1 sigla; *Universidade de São Paulo (USP);* Ribeirão Preto, SP; 2007; páginas 185 a 188.

7. **Lopes,** Lúcia Marlene Mácario; & **Santos,** Sandra Maria Pereira dos; ***Florence Nightingale: Apontamentos sobre a Fundadora da Enfermagem Moderna;*** Artigo; 9 p.; *Referência;* Revista; V. 3; N. 2; 1 enu.; 5 fotos; 9 refs.; 1 webgrafia; *Escola Superior de Enfermagem de Coimbra;* Coimbra, Portugal; 2010; páginas 181 a 189.

8. **Wiand,** Lenore; ***Bernard Grad: The Legacy Lives on;*** Artigo; 3 p.; *Subtle Energies & Energy Medicine Journal;* Revista; V. 21; N. 2; 1 sigla; *International Society for the Study of Subtle Energies and Energy Medicine (ISSSEEM);* Colorado, EUA; 2010; páginas 9 a 11.

Comunicologia:

9. **Maldonado,** Maria Tereza; & **Canella,** Paulo; ***Recursos de Relacionamento para Profissionais de Saúde: A Boa Comunicação com Clientes e seus Familiares em Consultórios, Ambulatórios e Hospitais;*** revisores Ivai Panazzolo Junior; & Beatriz Simões; 320 p.; 5 partes; 32 caps.; 1 abrev.; 2 *E-mails;* 11 enus.; 2 esquemas; 14 siglas; 1 tabela; 44 refs.; alf.; 24,5 x 18 cm; br.; *Novo Conceito Saúde;* Ribeirão Preto, SP; 2009; páginas 5, 6, 43 e 101.

10. **Seno,** Ana; ***Comunicação Evolutiva nas Interações Conscienciais;*** pref. Málu Balona; revisores Equipe de Revisores da Editares; 344 p.; 4 seções; 29 caps.; 20 abrevs.; 20 citações; 3 diagramas; 22 *E-mails;* 72 enus.; 5 esquemas; 1 fluxograma; 1 foto; 1 ilus.; 1 microbiografia; 10 notas; 2 questionários; 9 tabs.; 17 técnicas; 14 testes; 20 *websites;* 2 apênds.; glos. 219 termos; 17 filmografias; 113 refs.; 13 webgrafias; alf.; 23 x 16 cm; br.; *Associação Internacional Editares;* Foz do Iguaçu, PR; 2013; página 180.

Cosmoética:

11. **Pereira,** Jayme; ***Princípios do Estado Mundial Cosmoético;*** pref. Rosemary Salles; revisores Equipe de Revisores da Editares; 306 p.; 3 seções; 25 caps.; 32 enus.; 58 estrangeirismos; 24 siglas; 1 tab.; glos. 84 termos; 107 refs.; 9 webgrafias; 1 anexo; alf.; geo.; ono.; 23 x 16 cm; br.; *Associação Internacional Editares;* Foz do Iguaçu, PR; 2013; páginas 151 a 154.

Cuidados Paliativos:

12. **Filho,** Rubens C. Costa; *et al.;* ***Como Implementar Cuidados Paliativos de Qualidade na Unidade de Terapia Intensiva;*** Artigo; 5 p.; *Revista Brasileira de Terapia Intensiva (RBTI);* V. 20; N. 1; 1 enu.; 2 fichários; 1 gráf.;

1 mapa; 4 siglas; 2 *websites;* 28 refs.; *Associação de Medicina Intensiva Brasileira (AMIB);* São Paulo, SP; Janeiro/Março, 2008; páginas 88 a 92.

13. **Santos,** Franklin Santana; Org.; ***Cuidados Paliativos: Diretrizes, Humanização e Alívio dos Sintomas;*** Tratado; pref. Ricardo Camponero; & Ana Georgia Cavalcanti de Melo; XXXII + 654 p.; 3 partes; 68 caps.; 15 citações; 11 diagramas; 239 enus.; 20 escalas; 37 fichários; 22 fluxogramas; 24 fotos; 2 fórmulas; 7 formulários; 10 gráfs.; 15 ilus.; 2 mapas; 6 questionários; 90 tabs.; 17 notas; 2.701 refs.; alf.; 28 x 21 x 3,5 cm; enc.; *Atheneu;* São Paulo, SP; 2011; páginas 42, 43, 175, 176 e 187.

14. **Santos,** Franklin Santana; Org.; ***Cuidados Paliativos: Discutindo a Vida, a Morte e o Morrer;*** pref. Irineu Tadeu Velasco; XXVIII + 448 p.; 27 caps.; 14 citações; 1 cronologia; 1 diagrama; 2 *E-mails;* 39 enus.; 2 escalas; 2 esquemas; 3 fichários; 4 fotos; 2 gráfs.; 2 ilus.; 39 microbiografias; 2 questionários; 14 tabs.; 650 refs.; 22 *webgrafias;* 4 anexos; alf.; 25 x 17,5 cm; br.; *Atheneu;* São Paulo, SP; 2009; páginas 1, 2 e 295.

Desassédio Interconsciencial:

15. **Machado**, César I.; ***Desassédio Intrafísico;*** Artigo; Anais da III Jornada de Autopesquisa Conscienciológica; 14 p.; 20 enus.; 1 teste; 69 refs.; *Instituto Internacional de Projeciologia e Conscienciologia (IIPC);* Foz do Iguaçu, PR; Brasil; 2004; páginas 175 a 188.

Dicionários:

16. **Wright,** Edmund; & **Law,** Jonathan; ***Dicionário de História do Mundo*** *(A Dictionary of World History);* revisores Aline Sobreira; *et al.;* pref. Rejane Dias; trad. Cristina Antunes; 784 p.; glos. 4.729 termos; 1 *website;* 23 x 16 x 4 cm; br.; *Autêntica Editora;* Belo Horizonte, MG; 2013; página 317.

Distanásia:

17. **Silva,** Fernando Salomão; **Pachemshy,** Luiza Rita; & **Rodrigues,** Inês Gimenes; ***Percepção de Enfermeiros Intensivistas sobre Distanásia em Unidade de Terapia Intensiva;*** Artigo; 7 p.; *Revista Brasileira de Terapia Intensiva (RBTI);* V. 21; N. 2; 2 siglas; 24 refs.; *Associação de Medicina Intensiva Brasileira (AMIB);* São Paulo, SP; Abril/Junho, 2009; páginas 148 a 154.

Dupla Evolutiva:

18. **Vieira**, Waldo; ***Manual da Dupla Evolutiva;*** revisores Erotides Louly; & Helena Araújo; 208 p.; 40 caps.; 20 *E-mails;* 88 enus.; 1 foto; 1 microbiografia;

1 teste; 17 *websites;* 16 refs.; alf.; 21 x 14 cm; br.; 3ª Ed.; *Associação Internacional Editares;* Foz do Iguaçu, PR; 2012; página 11.

Educação Médica:

19. **Pagliosa,** Fernando Luiz; & **Da Ros,** Marco Aurélio; ***O Relatório Flexner: Para o Bem e para o Mal;*** Artigo; 8 p.; *Revista Brasileira de Educação Médica (RBEM);* V. 32; N. 4; 3 siglas; 25 refs.; *Associação Brasileira de Educação Médica (ABEM);* Rio de Janeiro, RJ; 2008; páginas 492 a 499.

Enfermagem:

20. **Carraro,** Telma Elisa; ***Enfermagem e a Assistência: Resgatando Florence Nightingale;*** pref. Marta Lenise do Prado; revisores Cléssia Poliana Rocha; & Getúlio Gonçalves Pontes; XVI + 118 p.; 5 caps.; 7 citações; 4 enus.; 1 esquema; 1 microbiografia; 16 siglas; 64 refs.; 21 x 14 cm; br.; 2ª Ed.; *AB Cultura e Qualidade;* Goiânia, GO; 2001; páginas 1 a 111.

Experiência de Quase Morte (EQM):

21. **Anjo,** Paula Rodrigues; ***EQM – Explicando o Inexplicável?;*** Artigo; 6 p.; *Revista Bioethikos;* V. 5; N. 4; 3 siglas; 1 tab.; 4 refs.; 2 *webgrafias; Centro Universitário São Camilo;* São Paulo, SP; 2011; páginas 456 a 461.

22. **Fenwick,** Peter; ***As Experiências de Quase Morte (EQM) podem Contribuir para o Debate sobre a Consciência?*** *(Can Near Death Experiences (NDEs) Contribute to the Debate on Consciousness?);* trad. Adriana Sleutjes; Artigo; 5 p.; *Revista de Psiquiatria Clínica;* V. 40; N. 5; 1 enu.; 2 siglas; 35 refs.; *Universidade de São Paulo (USP);* São Paulo, SP; 2013; páginas 203 a 207.

23. **Greyson,** Bruce; ***Experiências de Quase Morte: Implicações Clínicas*** *(Near-death experience: clinical implications);* trad. Ana Catarina de Araújo Elias e Alexandre Augusto Correa Macedo; Artigo; 10 p.; *Revista de Psiquiatria Clínica;* V. 34; S. 1; 3 siglas; 77 refs.; *Universidade de São Paulo (USP);* São Paulo, SP; 2007; página 117.

24. **Souza,** José Zacarias de; ***Podemos Voltar da Morte? Algumas Reflexões sobre EQM;*** Artigo; 10 p.; *Psicologia Argumento;* Revista; V. 27; N. 56; 3 enus.; 2 siglas; 19 refs.; *Pontifícia Universidade Católica do Paraná (PUCPR);* Curitiba, PR; Janeiro-Março, 2009; páginas 55 a 64.

Estado Vibracional:

25. **Machado,** Cesar; ***A Prática do Estado Vibracional;*** Artigo; 16 p.; *Journal of Conscientiology;* Vol. 5; N. 17; 9 enus.; 1 graf.; 4 técnicas; 6 refs.;

International Academy of Conscientiology (IAC); Miami, FL; USA; Julho, 2002; páginas 43 a 58.

Evoluciologia:

26. **Vieira,** Waldo; Org.; ***Enciclopédia da Conscienciologia Eletrônica;*** revisores Equipe de Revisores do Holociclo-CEAEC; 11.034 p.; 234 especialidades; 191 microbiografias; 147 tabs.; 2.499 verbetes; 191 verbetógrafos; 8ª Ed. Eletrônica rev. e aum.; *Associação Internacional do Centro de Altos Estudos da Conscienciologia (CEAEC);* & *Associação Internacional Editares;* Foz do Iguaçu; PR; 2013; páginas 500 a 504, 3.604 a 3.606, 3.995 a 3.999, 5.641 a 5.645, 6.385 a 6.387, 8.131 a 8.134, 8.175 a 8.179, 8.798 a 8.800, 10.036 a 10.038, 10.852 a 10.855, 10.971 a 10.976.

27. **Vieira,** Waldo; ***Homo sapiens pacificus;*** revisores Equipe de Revisores do Holociclo; 1.584 p.; 24 seções; 413 caps.; 403 abrevs.; 38 *E-mails;* 434 enus.; 484 estrangeirismos; 1 foto; 37 ilus.; 168 megapensenes trivocabulares; 1 microbiografia; 36 tabs.; 15 *websites;* glos. 241 termos; 25 pinacografias; 103 musicografias; 24 discografias; 20 cenografias; 240 filmes; 9.625 refs.; alf.; geo.; ono.; 29 x 21,5 x 7 cm; enc.; 3ª Ed. Gratuita; *Associação Internacional do Centro de Altos Estudos da Conscienciologia (CEAEC);* & *Associação Internacional Editares;* Foz do Iguaçu, PR; 2007; página 205.

28. **Vieira,** Waldo; ***Homo sapiens reurbanisatus;*** revisores Equipe de Revisores do Holociclo; 1.584 p.; 24 seções; 479 caps.; 139 abrevs.; 12 *E-mails;* 597 enus.; 413 estrangeirismos; 1 foto; 40 ilus.; 1 microbiografia; 25 tabs.; 4 *websites;* glos. 241 termos; 3 infográficos; 102 filmes; 7.665 refs.; alf.; geo.; ono.; 29 x 21 x 7 cm; enc.; 3ª Ed. rev. e aum.; *Associação Internacional do Centro de Altos Estudos da Conscienciologia (CEAEC);* Foz do Iguaçu, PR; 2004; página 224.

29. **Vieira,** Waldo; ***Nossa Evolução;*** revisora Tatiana Lopes; 170 p.; 15 caps.; 149 abrevs.; 17 *E-mails;* 1 foto; 1 microbiografia; 162 perguntas; 162 respostas; 13 *websites;* glos. 282 termos; 6 refs.; alf.; 21 x 14 cm; br.; 3ª Ed.; 1ª reimp.; *Associação Internacional Editares;* Foz do Iguaçu, PR; 2013; página 75.

Experimentologia:

30. **Vieira,** Waldo; ***200 Teáticas da Conscienciologia;*** revisores Alexander Steiner; *et al.;* 260 p.; 200 caps.; 13 refs.; alf.; 21 x 14 cm; br.; *Instituto Internacional de Projeciologia e Conscienciologia (IIPC);* Rio de Janeiro, RJ; 1997; páginas 23 e 32.

31. **Vieira,** Waldo; ***700 Experimentos da Conscienciologia;*** 1.058 p.; 700 caps.; 147 abrevs.; 600 enus.; 8 índices; 2 tabs.; 300 testes; glos. 280 termos; 5.116 refs.; alf.; geo.; ono.; 28,5 x 21,5 x 7 cm; enc.; *Instituto Internacional de Projeciologia (IIP);* Rio de Janeiro, RJ; Brasil; 1994; páginas 337 e 348.

32. **Vieira**, Waldo; ***O Que é a Conscienciologia;*** revisores Erotides Louly; & Helena Araújo; 184 p.; 100 caps.; 20 *E-mails;* 1 foto; 1 microbiografia; 15 técnicas; 11 testes; 16 *websites;* glos. 280 termos; 3 refs.; alf.; 21 x 14 cm; br.; 4ª Ed.; *Associação Internacional Editares;* Foz do Iguaçu, PR; 2012; páginas 11, 12, 18 e 19.

Filosofia:

33. **Papineau,** David; Org.; ***Filosofia: Grandes Pensadores, Principais Fundamentos e Escolas Filosóficas*** *(Philosophy);* revisores Ceci Meira; Hebe Ester Lucas; & Olgária Matos; trad. Maria da Anunciação Rodrigues; & Eliana Rocha; 224 p.; 6 caps.; 1 enu.; 71 fichários; 1 fluxograma; 122 fotos; 16 ilus.; 8 siglas; 123 refs.; alf.; 23,5 x 18 cm; br.; *Publifolha;* São Paulo, SP; 2009; páginas 44 a 49.

Filosofia da Ciência:

34. **Kuhn,** Thomas S.; ***A Estrutura das Revoluções Científicas*** *(The Structure of Scientific Revolutions);* revisores Saulo Alencastre; & Cristina Ayumi Futide; trad.; Beatriz Vianna Boeira; & Nelson Bolira; 264 p.; 7 fórmulas; 172 notas; posf.; 20,5 x 11 cm; br.; 9ª Ed.; 1ª imp.; *Perspectiva;* São Paulo, SP; 2009; páginas 14 e 24.

Fisioterapia – UTI:

35. **Sarmento,** George Jerre Vieira; Org.; ***Fisioterapia em UTI;*** apres. Adilson Apolinário; pref. Alexandre Luque; 529 p.; 29 caps.; 113 enus.; 8 esquemas; 53 fórmulas; 1 formulário; 86 fotos; 72 gráfs.; 25 ilus.; 53 microbiografias; 216 siglas; 46 tabelas; alf.; 25,5 x 17,5 cm; enc.; *Atheneu;* São Paulo, SP; 2010; página 3.

História da Medicina:

36. **Rooney,** Anne; ***A História da Medicina: Das Primeiras Curas aos Milagres da Medicina Moderna*** *(The Story of Medicine: From Early Healing to the Miracles of Modern Medicine);* trad. Maria Lúcia Rosa; 216 p.; 6 caps.; 3 diagramas; 3 esquemas; 86 fichários; 151 fotos; 108 ilus.; 16 siglas; 2 tabs.; alf.; 24 x 17 cm; br.; *M. Books;* São Paulo, SP; 2013; páginas 18 a 20, 24.

Histórias Médicas:

37. **Knobel,** Elias; ***A Vida por Um Fio e por Inteiro;*** pref. Moacyr Scliar; 320 p.; 47 caps.; 1 foto; 50 ilus.; 1 microbiografia; 10 siglas; 21 x 14 cm; br.; *Atheneu;* São Paulo, SP; 2010; páginas 15 a 320.

38. **Knobel,** Elias; ***Memórias Agudas e Crônicas de uma UTI;*** pref. Drauzio Varella; 164 p.; 15 caps.; 1 foto; 15 ilus.; 1 microbiografia; 3 siglas; 21 x 14 cm; br.; 5ª reimp.; *Atheneu;* São Paulo, SP; 2010; páginas 9, 111 e 116.

39. **Knobel,** Elias; ***Vivências e Confidências: Histórias Médicas;*** pref. Adib Domingos Jatene; revisores Maria R. Teixeira; Telma B. G. Dias; XII + 181 p.; 21 caps.; 2 fotos; 23 ilus.; 1 microbiografia; 21 x 14 cm; br.; *Atheneu;* São Paulo, SP; 2013; páginas 3 a 181.

40. **Taylor,** Jill Bolte; ***A Cientista que Curou o Próprio Cérebro*** *(My Stroke of Insight: A Brain Scientists Personal Journey);* revisora Márcia Duarte; trad. Débora da Silva Guimarães Isidoro; 223 p.; 20 caps.; 3 abrevs.; 2 enus.; 1 microbiografia; 13 siglas; 13 notas; 21 x 13,5 cm; br.; 2ª Ed.; *Agir;* Rio de Janeiro, RJ; 2013; páginas 54, 65 e 66.

41. **Varella,** Drauzio; ***O Médico Doente;*** revisores: Marise S. Leal; & Ana Maria Barbosa; 129 p.; 1 citação; 1 foto; 1 microbiografia; 21 x 14 cm; br.; *Companhia das Letras;* São Paulo, SP; 2007; páginas 25, 29, 42, 49, 50 e 117.

42. **Varella,** Drauzio; ***Por um Fio;*** revisores Isabel Jorge Cury; *et al.;* 218 p.; 35 caps.; 1 foto; 1 microbiografia; 21 x 14 cm; br.; 14ª reimp.; *Companhia das Letras;* São Paulo, SP; 2013; página 20.

Humanização em Saúde:

43. **Benevides,** Regina; & **Passos,** Eduardo; ***Humanização na Saúde: Um Novo Modismo?;*** Artigo; 6 p.; *Interface – Comunicação, Saúde e Educação;* Revista; V. 9; N. 17; 7 siglas; 14 refs.; *Universidade Estadual Paulista (UNESP);* Botucatu, SP; Março/Agosto, 2005; páginas 389 a 394.

44. **Campos,** Gastão Wagner de Souza; ***Humanização na Saúde: Um Projeto em Defesa da Vida?;*** Artigo; 3 p.; *Interface – Comunicação, Saúde e Educação;* Revista; V. 9; N. 17; 2 refs.; *Universidade Estadual Paulista (UNESP);* Botucatu, SP; Março/Agosto, 2005; páginas 398 a 400.

45. **Deslandes,** Suely Ferreira; Org.; ***Humanização dos Cuidados em Saúde: Conceitos, Dilemas e Práticas;*** Antologia; pref. Maria Cecília de Souza Minayo; revisora Irene Ernest Dias; 416 p.; 3 partes; 16 caps.; 2 abrevs.; 2 citações; 5 enus.; 21 microbiografias; 26 siglas; 45 notas; 539 refs.; 6 webgrafias; 23 x 16 cm; br.; 2ª reimp.; *Fiocruz;* Rio de Janeiro, RJ; 2011; páginas 24, 25, 33, 35, 34 e 54.

46. **Giglio,** Auro Del; ***Sofrimento como Síntese;*** pref. Milton de Arruda Martins; 86 p.; 8 caps.; 1 abrev.; 10 citações; 2 enus.; 1 foto; 2 ilus.; 1 microbiografia; 3 siglas; 59 notas; 18 refs.; 21 x 14 cm; br.; *Atheneu;* São Paulo, SP; 2013; páginas 19 a 83.

47. **Sá,** Ana Cristina de; ***O Cuidado do Emocional em Saúde;*** XIV + 146 p.; 14 caps.; 1 foto; 1 microbiografia; 12 questionários; 11 siglas; 13 refs.; 21 x 14 cm; br.; 3ª Ed.; *Atheneu;* São Paulo, SP; 2010; páginas 1, 6, 15, 44, 92 e 104.

Humanização em UTI:

48. **Bergamini,** Andrea C. A. G.; ***Humanização em uma UTI Adulto no Distrito Federal;*** Tese; 166 p.; 3 caps.; 30 enus.; 12 fichários; 6 tabs.; 8 siglas; 138 refs.; 4 anexos; *Universidade de Brasília (UNB);* Brasília, DF; 2008; páginas 72 a 77.

49. **Bolela,** Fabiana; & **Jericó,** Marli de Carvalho; ***Unidade de Terapia Intensiva: Considerações da Literatura Acerca das Dificuldades e Estratégias para sua Humanização;*** Artigo; 8 p.; *Escola Anna Nery Revista de Enfermagem;* V. 10; N. 2; 3 enus.; 6 siglas; 16 refs.; 1 anexo; *Universidade Federal do Rio de Janeiro (UFRJ);* Rio de Janeiro, RJ; Agosto, 2010; páginas 301 a 308.

50. **Orlando,** José Maria C.; Org.; ***UTI: Muito Além da Técnica... A Humanização e a Arte do Intensivismo;*** pref. Cid Célio Jayme Carvalhaes; XXVI + 588 p.; 7 caps.; 15 citações; 100 enus.; 4 fichários; 10 fluxogramas; 19 fórmulas; 1 formulário; 6 ilus.; 4 questionários; 5 tabs.; 122 *websites;* 16 notas; 322 refs.; 4 apênds.; alf.; 23 x 15,5 x 3 cm; br.; *Atheneu;* São Paulo, SP; 2001; páginas 3 e 213.

51. **Souza,** Raquel Pusch de; Org.; ***Humanização em Cuidados Intensivos;*** X + 118 p.; 11 caps.; 10 diagramas; 50 enus.; 14 fichários; 3 fluxogramas; 3 fotos; 7 ilus.; 3 tabs.; 209 refs.; 5 webgrafias; 27,5 x 21 cm; br.; *Revinter/AMIB;* Rio de Janeiro, RJ; 2004; páginas 1, 5, 65, 66, 72 e 73.

52. **Souza,** Raquel Pusch de; Org.; ***Manual: Rotinas de Humanização em Medicina Intensiva;*** pref. Alvaro Réa Neto; XVIII + 110 p.; 5 partes; 62 caps.; 1 *E-mail;* 86 enus.; 81 fichários; 9 formulários; 18 ilus.; 5 microbiografias; 7 siglas; 29 refs.; 11 anexos; 25 x 17,5 cm; br.; 2ª Ed.; *Atheneu;* São Paulo, SP; 2010; páginas X, 57, 77, 78, 83 e 85.

Humanização em UTI – Cuidado Humanizado:

53. **Caetano,** Joselany Áfio; *et al.;* ***Cuidado Humanizado em Terapia Intensiva: Um Estudo Reflexivo;*** Artigo; 6 p.; *Escola Anna Nery Revista de Enfermagem;* V. 11; N. 2; 4 enus.; 2 siglas; 14 refs.; *Universidade Federal do Rio de Janeiro (UFRJ);* Rio de Janeiro, RJ; Junho, 2007; páginas 325 a 330.

54. **Camponogara,** Silviamar; *et al.;* ***O Cuidado Humanizado em Unidade de Terapia Intensiva: Uma Revisão Bibliográfica;*** Artigo; 9 p.; *Revista*

de Enfermagem da UFSM (REUFSM); V.1; N.1; 5 siglas; 14 refs.; *Universidade Federal de Santa Maria (UFSM);* Santa Maria; RS; Janeiro/Abril, 2011; páginas 124 a 132.

55. **Farias,** Flávia Baluz Bezerra; ***Cuidado Humanizado em UTI: Desafios na Visão dos Profissionais de Saúde;*** Artigo; 8 p.; *Journal of Research Fundamental Care Online;* Revista; V. 5; N. 4; 3 enus.; 4 siglas; 22 refs.; *Universidade Federal do Rio de Janeiro (UNIRIO);* Rio de Janeiro, RJ; Outubro/Dezembro, 2013; páginas 635 a 642.

56. **Vila,** Vanessa da Silva Carvalho; & **Rossi,** Lídia Aparecida; ***O Significado Cultural do Cuidado Humanizado em Unidade de Terapia Intensiva: "Muito Falado e Pouco Vivido";*** Artigo; 8 p.; *Revista Latino-Americana de Enfermagem;* V. 10; N. 2; 2 sigla; 20 refs.; *Universidade de São Paulo (USP);* São Paulo, SP; Março/Abril, 2002; páginas 137 a 144.

Humanização em UTI – Enfermagem:

57. **Costa,** Silvio Cruz; **Figueiredo,** Maria Renita Burgh; & **Schaurich,** Diego; ***Humanização em Unidade de Terapia Intensiva Adulto (UTI): Compreensões da Equipe de Enfermagem;*** Artigo; 10 p.; *Interface – Comunicação, Saúde e Educação;* Revista; V. 13; S. 1; 2 enus.; 4 siglas; 1 tab.; 21 refs.; *Universidade Estadual Paulista (UNESP);* Botucatu, SP; 2009; páginas 571 a 580.

58. **Santana,** Júlio César Batista; *et al.; **Humanização do Cuidar em uma Unidade de Terapia Intensiva Adulto: Percepções da Equipe de Enfermagem;*** Artigo; 10 p.; *Revista de Enfermagem UFPE On Line (REUOL);* V. 3; N. 1; 11 enus.; 1 sigla; 19 refs.; *Universidade Federal do Pernambuco (UFPE);* Recife, PE; Janeiro/Março, 2009; páginas 1 a 10.

Humanização em UTI – Família do Paciente:

59. **Gotardo,** Glória Inês Beal; & **Silva,** Claudia Aparecida; ***O Cuidado Dispensado aos Familiares na Unidade de Terapia Intensiva;*** Artigo; 6 p.; *Revista de Enfermagem da UERJ;* V. 13; N. 2; 1 sigla; 10 refs.; *Universidade Estadual do Rio de Janeiro (UERJ);* Rio de Janeiro, RJ; 2005; páginas 223 a 228.

60. **Silveira,** Rosemary Silva; *et al.; **Uma Tentativa de Humanizar a Relação da Equipe de Enfermagem com a Família de Pacientes Internados na UTI;*** Artigo; 6 p.; *Texto e Contexto – Enfermagem;* Revista; V. 14; S/N; 7 siglas; 6 refs.; *Universidade Federal de Santa Catarina (UFSC);* Florianópolis, SC; 2005; páginas 125 a 130.

61. **Wallau,** Rodrigo Ambros; *et al.; **Qualidade e Humanização do Atendimento em Medicina Intensiva. Qual a Visão dos Familiares?;*** Artigo; 7 p.;

Revista Brasileira de Terapia Intensiva (RBTI); V. 18; N. 1; 1 questionário; 8 siglas; 6 tabs.; 25 refs.; *Associação de Medicina Intensiva Brasileira (AMIB);* São Paulo, SP; Janeiro/Março, 2006; páginas 45 a 51.

Humanização em UTI – Fisioterapia:

62. **Lopes,** Fernanda Maia; & **Brito,** Eliana Sales; ***Humanização da Assistência de Fisioterapia: Estudo com Pacientes no Período Pós-Internação em Unidade de Terapia Intensiva;*** Artigo; 9 p.; *Revista Brasileira de Terapia Intensiva (RBTI);* V. 21; N. 3; 1 enu.; 2 siglas; 3 tabs.; 11 refs.; 1 anexo; *Associação de Medicina Intensiva Brasileira (AMIB);* São Paulo, SP; Julho/Setembro, 2009; páginas 283 a 291.

Humanização em UTI – Paciente:

63. **Barra,** Daniela Couto Carvalho; *et al.; **Processo de Humanização e a Tecnologia para o Paciente Internado em uma Unidade de Terapia Intensiva;*** Artigo; 7 p.; *Revista Mineira de Enfermagem (REME);* V. 9; N. 4; 8 siglas; 15 refs.; *Universidade Federal de Minas Gerais (UFMG);* Belo Horizonte, MG; Outubro/Dezembro, 2005; páginas 341 a 347.

64. **Bitencourt,** Almir Galvão Vieira; *et al.; **Análise de Estressores para o Paciente em Unidade de Terapia Intensiva;*** Artigo; 7 p.; *Revista Brasileira de Terapia Intensiva (RBTI);* V. 18; N. 1; 1 gráf.; 8 siglas; 2 tabs.; 24 refs.; *Associação de Medicina Intensiva Brasileira (AMIB);* São Paulo, SP; Janeiro/Março, 2007; páginas 53 a 59.

65. **Cesarino,** Claudia B.; *et al.; **Percepções dos Pacientes em Relação à Unidade de Terapia Intensiva;*** Artigo; 4 p.; *Arquivos de Ciências da Saúde;* Revista; V. 12; N. 3; 5 siglas; 19 refs.; *Faculdade de Medicina de São José do Rio Preto (FAMERP);* São José do Rio Preto, SP; Julho/Setembro, 2005; páginas 158 a 161.

66. **Guirardello,** Edinêis de Brito; *et al.*; ***A Percepção do Paciente sobre sua Permanência na Unidade de Terapia Intensiva;*** Artigo; 7 p.; V. 33; N. 2; 3 enus.; 2 siglas; 13 refs.; *Revista Escola de Enfermagem da USP; Universidade de São Paulo (USP);* São Paulo, SP; 1999; páginas 123 a 129.

67. **Jr.,** Geraldo R. Rodrigues; & **Amaral,** José Luiz G.; ***Impacto Psicológico da Internação na Unidade de Terapia Intensiva;*** Artigo; 6 p.; *Revista Brasileira de Terapia Intensiva (RBTI);* V. 13; N. 4; 1 enu.; 3 gráfs.; 3 siglas; 1 tab.; 30 refs.; *Associação de Medicina Intensiva Brasileira (AMIB);* São Paulo, SP; Outubro/Dezembro, 2001; páginas 92 a 98.

68. **Pinto,** Juliana Maria de Sousa; *et al.*; ***A Humanização da Assistência na Unidade de Terapia Intensiva na Visão dos Usuários;*** Artigo; 7 p.; *Revista Brasileira em Promoção da Saúde (RBPS);* V. 21; N. 2; 1 questionário; 7 siglas; 28 refs.; *Universidade de Fortaleza (Unifor);* Fortaleza, CE; 2008; páginas 121 a 127.

69. **Ribeiro,** Cristina Gomes; **Silva,** Carla Viviane Nunes Soares; & **Miranda,** Matilde Meire; ***O Paciente Crítico em uma Unidade de Terapia Intensiva: Uma Revisão de Literatura;*** Artigo; 7 p.; *Revista Mineira de Enfermagem (REME);* V. 9; N. 4; 2 enus.; 4 siglas; 19 refs.; *Universidade Federal de Minas Gerais (UFMG);* Belo Horizonte, MG; Outubro/Dezembro, 2005; páginas 371 a 377.

Humanização em UTI – Tecnologia:

70. **Marques,** Isaac Rosa; & **Souza,** Agnaldo Rodrigues de; ***Tecnologia e Humanização em Ambientes Intensivos;*** Artigo; 4 p.; *Revista Brasileira de Enfermagem (REBEn);* V. 63; N. 1; 2 siglas; 16 refs.; *Associação Brasileira de Enfermagem;* Brasília, DF; Janeiro/Fevereiro, 2010; páginas 141 a 144.

Linguagem Não Verbal:

71. **Pease,** Allan; & **Pease,** Barbara; ***Desvendando os Segredos da Linguagem Corporal*** *(The Definitive Book of Body Language);* trad. Pedro Jorgensen Junior; 272 p.; 17 caps.; 18 enus.; 17 esquemas; 93 ilus.; 18 testes; 21 x 14 cm.; br.; 5ª. Ed.; *Sextante;* Rio de Janeiro, RJ; Brasil; 2005; páginas 11 a 271.

72. **Weil,** Pierre; & **Tompakow,** Roland; ***O Corpo Fala: A Linguagem Silenciosa da Comunicação Não-Verbal;*** 288 p.; 17 caps.; 20 enus.; 13 esquemas; 285 ilus.; 4 tabs.; 2 técnicas; índice de semantemas; alf.; 21 x 13,5 cm.; br.; 63ª. Ed.; *Editora Vozes;* Petrópolis, RJ; Brasil; 2001; páginas 14 a 278.

Medicina Alternativa:

73. **Dossey,** Larry; ***Reinventando a Medicina: Transcendendo o Dualismo Mente-Corpo para uma Nova Era de Cura*** *(Reinventing Medicine);* trad. Milton Chaves de Almeida; 208 p.; 6 caps.; 1 abrev.; 8 citações; 5 enus.; 1 microbiografia; 9 siglas; 1 tab.; posf.; 283 notas; 23 x 16 cm; br.; 10ª Ed.; *Cultrix;* São Paulo, SP; 1999; páginas 43, 44 e 45.

74. **Luz,** Protásio L. da; ***Nem só de Ciência se Faz a Cura: O que os Pacientes me Ensinaram;*** apres. Eduardo Moacyr Krieger; 214 p.; 2 partes; 30 caps.; 1 citação; 8 enus.; 1 foto; 81 refs.; 29 siglas; 23,5 x 16 cm; br.; 2ª Ed.; *Atheneu;* São Paulo, SP; 2004; páginas 9 a 14, 66, 67, 149 a 159.

75. **Shealy,** Norman; & Church, Dawson; ***Medicina da Alma: Um Cirurgião e um Pesquisador da Área da Saúde Revelam as Novas e Extraordinárias Fontes de Cura Acessíveis a Todos Nós*** *(Soul Medicine);* pref. Caroline Myss; revisão Claudete Agua de Melo; 294 p.; 5 partes; 18 caps.; 6 *E-mails;* 28 enus.; 17 fotos; 1 gráf.; 1 ilus.; 2 microbiografias; 57 siglas; 7 tabelas; 23 notas; 238 referências; 23 x 16 cm; br.; *Cultrix;* São Paulo, SP; 2011; páginas: 156 a 159.

Medicina Intensiva:

76. **Schettino,** Guilherme; *et al.;* Org.; ***Paciente Crítico: Diagnóstico e Tratamento;*** Tratado; apres. Paulo César Ayrosa Galvão; pref. Gonzalo Vecina Neto; & Paulo Chap Chap; XXVIII + 1068 p.; 10 seções; 104 caps.; 47 diagramas; 638 enus.; 20 escalas; 146 fichários; 124 fluxogramas; 65 fórmulas; 1 formulário; 177 fotos; 72 gráfs.; 79 ilus.; 245 tabs.; 9 técnicas; 2 testes; 6 questionários; 2.954 refs.; alf.; 28 x 21,5 x 5 cm; enc.; 2ª Ed. ver. e aum.; *Manole;* Barueri, SP; 2012; páginas 71 e 72.

Multidisciplinaridade:

77. **Leite,** Maria Abadia; & **Vila,** Vanessa da Silva Carvalho; ***Dificuldades Vivenciadas pela Equipe Multiprofissional na Unidade de Terapia Intensiva;*** Artigo; 6 p.; *Revista Latino-Americana de Enfermagem;* V. 13; N. 5; 1 sigla; 19 refs.; *Universidade de São Paulo (USP);* São Paulo, SP; Março/Abril, 2005; páginas 145 a 150.

Ortotanásia:

78. **Santana,** Júlio César Batista ; *et al.;* ***Ortotanásia: Uma Visão Multidisciplinar acerca do Morrer com Dignidade;*** Artigo; 16 p.; *Enfermagem Revista; Revista;* V. 17; N. 1; 1 enu.; 9 siglas; 1 tab.; 23 refs.; *Pontifícia Universidade Católica de Minas Gerais (PUC Minas);* Belo Horizonte, MG; Janeiro/Abril, 2014; páginas 14 a 29.

Parapsiquismo:

79. **Machado,** Cesar I.; ***A Importância da Autonomia Parapsíquica na Invéxis;*** Artigo; Anais do VII CINVÉXIS – Congresso Internacional de Inversão Existencial; 9 p.; *Conscientia;* Revista; Vol. 11; N. 4; 13 enus.; 4 questionamentos; 16 refs.; *Associação Internacional do Centro de Altos Estudos da Conscienciologia (CEAEC);* Foz do Iguaçu, PR; Brasil; Outubro/Dezembro, 2007; páginas 240 a 248.

Proatividade:

80. **Machado,** Cesar; ***Proatividade Evolutiva: Sob a Ótica da Autoconsciencioterapia;*** pref. Tony Musskopf; revisores Equipe de Revisores da Editares; 440 p.; 7 seções; 53 caps.; 69 abrevs.; 2 diagramas; 335 enus.; 1 escala; 38 estrangeirismos; 1 foto; 2 fórmulas; 1 ilus.; 4 questionários; 14 tabs.; 61 técnicas; 59 testes; 10 filmes; 406 refs.; 6 webgrafias; glos. 196 termos; glos. neológico 17 termos; alf.; geo.; ono.; 22,5 x 15,5 cm; br.; *Associação Internacional Editares;* Foz do Iguaçu, PR; 2014; páginas 182, 198 e 291.

Projeciologia:

81. **Vieira,** Waldo; ***Projeciologia: Panorama das Experiências da Consciência Fora do Corpo Humano;*** revisores Alexander Steiner; *et al.;* 1.254 p.; 18 seções; 525 caps.; 150 abrevs.; 17 *E-mails;* 1.156 enus.; 1 escala; 1 foto; 3 gráfs.; 42 ilus.; 1 microbiografia; 1 sinopse; 2 tabs.; 15 *websites;* glos. 300 termos; 2.041 refs.; alf.; geo; ono.; 28 x 21 x 7 cm; enc.; 10ª Ed. rev. e aum.; *Associação Internacional Editares;* Foz do Iguaçu, PR; 2009; páginas 141 a 144; 299 a 309, 575 a 577, 580 a 594, 973 a 975.

Psicologia Hospitalar:

82. **Ismael,** Silva Maria Cury; Org.; ***Psicologia Hospitalar: Sobre o Adoecimento... Articulando Conceitos com a Prática Clínica;*** Antologia; apres. Bernadete Weber; 102 p.; 3 partes; 11 caps.; 11 citações; 7 enus.; 10 microbiografias; 24 siglas; 1 nota; 134 refs.; alf.; 21 x 14 cm; br.; *Atheneu;* São Paulo, SP; 2013; páginas 1 a 94.

Psicologia – UTI:

83. **Silva,** Alice Borges Humildes Cruz da; ***O Estresse na Prática Profissional do Psicólogo em UTI: Uma Revisão de Literatura;*** Artigo; 19 p.; *SBPH;* Revista; V. 13; N. 1; 1 diagrama; 2 enus.; 3 siglas; 2 tabs.; 15 refs.; *Sociedade Brasileira de Psicologia Hospitalar (SBPH);* Rio de Janeiro, RJ; Junho, 2010; páginas 33 a 51.

Saúde Energética:

84. **Machado,** Cesar I.; ***Crise Energética;*** Artigo; 9 p.; *Conscientia*; Revista; Vol. 4; N. 2; 20 enus.; 1 questionário; 111 refs.; *Associação Internacional do Centro de Altos Estudos da Conscienciologia (CEAEC);* Foz do Iguaçu, PR; Brasil; Abril-Junho, 2000; páginas 96 a 104.

Sinalética Energética:

85. **Machado**, Cesar I.; ***Sinalética Energética-Anímica-Parapsíquica***; Artigo; Anais da I Jornada de Intrafisicologia; 11 p.; *Conscienciologia Aplicada;* Revista; Ano 04; N. 6; 19 enus.; 1 esquema; 1 tab.; 1 técnica; 1 teste; 36 refs.; *ARACÊ – Associação Internacional para a Evolução da Consciência;* 2006; páginas 104 a 114.

86. **Machado**, Cesar I.; ***Sinalética Paradidática***; Artigo; Anais da II Jornada de Educação Conscienciológica; 8 p.; 14 enus.; 28 refs.; *Instituto Internacional de Projeciologia e Conscienciologia (IIPC);* Rio de Janeiro, RJ; Brasil; 2003; páginas 130 a 137.

87. **Pereira,** Adriane; ***Intuição e Sinalética Parapsíquica;*** Relato de Caso; 2 p.; *Journal of Conscientiology;* Vol. 8; N. 30; *International Academy of Consciousness (IAC);* London, UK; Outubro, 2005; páginas 159 e 160.

88. **Tornieri,** Sandra; ***Mapeamento da Sinalética Energética Parapsíquica;*** pref. Hernande Leite; revisores Mabel Teles; *et al.;* 296 p.; 4 seções; 55 caps.; 23 *E-mails;* 132 enus.; 1 formulário; 6 ilus.; 1 microbiografia; 7 questionários; 2 tabs.; 15 técnicas; 13 testes; 22 *websites;* glos. 210 termos; 6 filmes; 51 refs.; 1 anexo; 2 apênds.; alf.; 21 x 14 cm; br.; *Associação Internacional Editares;* Foz do Iguaçu, PR; 2015; página 107.

Sincronicidade:

89. **Mlodinow,** Leonard; ***O Andar do Bêbado: Como o Acaso determina nossas Vidas*** *(The Drunkard's Walk – How Randomnes rules our Lives);* trad. Diego Alfaro; 264 p.; 10 caps.; 1 *E-mail;* 4 enus.; 1 foto; 6 gráfs.; 1 microbiografia; 6 tabs.; 1 *website;* 273 notas; alf.; 23 x 16 cm; br.; *Zahar;* Rio de Janeiro, RJ; 2009; página 14.

Síndrome da Angústia Respiratória Aguda (SARA):

90. **Amato,** Marcelo B. P.; *et al.;* ***Ventilação Mecânica na Lesão Pulmonar Aguda / Síndrome do Desconforto Respiratório Agudo;*** Artigo; 10 p.; *Revista Brasileira de Terapia Intensiva (RBTI);* V. 19; N. 3; 2 enus.; 1 fichário; 18 siglas; 50 refs.; *Associação de Medicina Intensiva Brasileira (AMIB);* São Paulo, SP; Julho/Setembro, 2007; páginas 374 a 383.

91. **Oliveira,** Raquel Hermes Rosa; **Deheizelin,** Daniel; & **Kairalla,** Ronaldo Adib; ***Incidência de Lesão Pulmonar Aguda e Síndrome da Angústia Respiratória Aguda na Unidade de Terapia Intensiva do Hospital Sírio Libanês;*** Artigo; 5 p.; *Revista Brasileira de Terapia Intensiva (RBTI);* V. 14; N. 1;

1 enu.; 10 siglas; 4 tabs.; 22 refs.; *Associação de Medicina Intensiva Brasileira (AMIB);* São Paulo, SP; Janeiro/Março, 2002; páginas 44 a 48.

Síndrome de *Burnout*:

92. **Barros,** Dalton de Souza; *et al.; **Médicos Plantonistas de Unidade de Terapia Intensiva: Perfil Sócio-Demográfico, Condições de Trabalho e Fatores Associados à Síndrome de Burnout;*** Artigo; 6 p.; *Revista Brasileira de Terapia Intensiva (RBTI);* V. 20; N. 3; 1 gráf.; 5 siglas; 6 tabs.; 16 refs.; *Associação de Medicina Intensiva Brasileira (AMIB);* São Paulo, SP; Julho/Setembro, 2008; páginas 235 a 240.

93. **Bittencourt,** Fátima; ***Estresse: O Mal do Século;*** *Psique Ciência&Vida;* Revista; Mensário; Ano VI; N. 63; 4 enus.; 2 fichários; 25 fotos; 2 tabs.; *Editora Escala;* São Paulo, SP; Março, 2011; páginas 24 a 31.

94. **Skorek,** Josenei; *et al.; **Síndrome de Burnout em Profissionais de Enfermagem Atuantes em Unidade de Terapia Intensiva;*** Artigo; 10 p.; *Revista de Enfermagem UFPE On Line (REUOL);* N. 7; 2 enus.; 5 siglas; 3 tabs.; 21 refs.; *Universidade Federal do Pernambuco (UFPE);* Recife, PE; 2013; páginas 6.174 a 6.183.

95. **Sobrinho,** Carlito Lopes Nascimento; *et al.; **Médicos de UTI: Prevalência da Síndrome de Burnout, Características Sociodemográficas e Condições de Trabalho;*** Artigo; 10 p.; *Revista Brasileira de Educação Médica (RBEM);* V. 34; N. 1; 1 enu.; 1 gráf.; 7 siglas; 5 tabs.; 19 refs.; *Associação Brasileira de Educação Médica (ABEM);* Rio de Janeiro, RJ; 2010; páginas 106 a 115.

Tanatologia:

96. **Kübler-Ross,** Elisabeth; ***Sobre a Morte e o Morrer*** *(On Death and Dying);* trad. Paulo Menezes; 296 p.; 12 caps.; 1 abrev.; 13 citações; 1 diagrama; 4 siglas; 3 notas; 180 refs.; 21 x 14 cm; br.; 9ª Ed.; *Martins Fontes;* São Paulo, SP; 2008; páginas 5 a 282.

Tenepes:

97. **Thomaz,** Marina; & **Pitaguari,** Antonio; Org.; ***Tenepes: Assistência Interdimensional Lúcida;*** Antologia; revisores Erotides Louly; Eucardio de Rosso; & Roseli Oliveira; 664 p.; 5 partes; 34 caps.; 9 cronologias; 235 enus.; 1 foto; 44 gráfs.; 52 siglas; 27 tabs.; glos. 210 termos; 18 notas; 1 filme; alf.; 23 x 16 x 3,5 cm; br.; *Associação Internacional Editares;* Foz do Iguaçu, PR; 2015; páginas 202, 203, 307 e 308.

98. **Vieira,** Waldo; ***Manual da Tenepes: Tarefa Energética Pessoal;*** revisores Erotides Louly; Helena Araújo; & Julieta Mendonça; 154 p.; 34 caps.; 147 abrevs.; 18 *E-mails;* 52 enus.; 1 foto; 1 microbiografia; 1 tab.; 1 teste; 19 *websites;* glos. 282 termos; 5 refs.; alf.; 21 x 14 cm; 3ª Ed.; *Associação Internacional Editares;* Foz do Iguaçu, PR; 2011; página 11.

Terminalidade:

99. **Moritz,** Rachel Duarte; ***Como Melhorar a Comunicação e Prevenir Conflitos nas Situações de Terminalidade na Unidade de Terapia Intensiva;*** Artigo; 5 p.; *Revista Brasileira de Terapia Intensiva (RBTI);* V. 19; N. 4; 2 siglas; 21 refs.; *Associação de Medicina Intensiva Brasileira (AMIB);* São Paulo, SP; Outubro/Dezembro, 2007; páginas 485 a 489.

100. **Moritz,** Rachel Duarte; *et al.;* ***Percepção dos Profissionais sobre o Tratamento no Fim de Vida, nas Unidades de Terapia Intensiva da Argentina, Brasil e Uruguai;*** Artigo; 8 p.; *Revista Brasileira de Terapia Intensiva (RBTI);* V. 22; N. 2; 1 enu.; 2 gráfs.; 7 tabs.; 6 siglas; 27 refs.; *Associação de Medicina Intensiva Brasileira (AMIB);* São Paulo, SP; Abril/Junho, 2010; páginas 125 a 132.

101. **Moritz,** Rachel Duarte; *et al.;* ***Terminalidade e Cuidados Paliativos na Unidade de Terapia Intensiva;*** Artigo; 7 p.; *Revista Brasileira de Terapia Intensiva (RBTI);* V. 20; N. 4; 3 enu.; 6 fichários; 1 siglas; 36 refs.; *Associação de Medicina Intensiva Brasileira (AMIB);* São Paulo, SP; Outubro/Dezembro, 2008; páginas 422 a 428.

102. **Silva,** Rudival Souza; **Campos,** Ana Emília Rosa; & **Pereira,** Álvaro; ***Cuidando do Paciente no Processo de Morte na Unidade de Terapia Intensiva;*** Artigo; 7 p.; *Revista Escola de Enfermagem da USP;* V. 45; N. 3; 4 enus.; 3 siglas; 24 refs.; *Universidade de São Paulo (USP);* São Paulo, SP; 2011; páginas 738 a 744.

103. **Soares,** Márcio; ***Cuidando da Família de Pacientes em Situação de Terminalidade Internados na Unidade de Terapia Intensiva;*** Artigo; 4 p.; *Revista Brasileira de Terapia Intensiva (RBTI);* V. 19; N. 4; 1 enu.; 2 siglas; 18 refs.; *Associação de Medicina Intensiva Brasileira (AMIB);* São Paulo, SP; Outubro/Dezembro, 2007; páginas 481 a 484.

UTI – Perfil dos Pacientes:

104. **França,** Caroline Dourado Marques; **Albuquerque,** Pablo Ribeiro; & **Santos,** Andréa Carla Brandão da Costa; ***Perfil Epidemiológico da Unidade de Terapia Intensiva de um Hospital Universitário;*** Artigo; 11 p.; *InterScientia;*

Revista; V. 1; N.2; 1 enu.; 10 siglas; 4 tabs.; 24 refs.; *Centro Universitário de João Pessoa (UNIPÊ);* João Pessoa, PB; Maio/Agosto, 2013; páginas 72 a 82.

105. **Moritz,** Rachel Duarte; *et al.*; ***Análise das UTIs do Estado de Santa Catarina e Avaliação do Perfil dos Pacientes Internados nesses Setores;*** Artigo; 5 p.; *Arquivos Catarinenses de Medicina;* Revista; V. 39; N. 4; e enus.; 7 siglas; 5 tabs.; 15 refs.; 1 apênd.; *Associação Catarinense de Medicina (ACM);* Florianópolis, SC; 2010; página 51 a 55.

UTI – Visitação:

106. **Beccaria,** Lúcia M.; *et al.*; ***Visita em Unidades de Terapia Intensiva: Concepção dos Familiares quanto à Humanização do Atendimento;*** Artigo; 5 p.; *Arquivos de Ciências da Saúde;* Revista; V. 15; N. 2; 4 siglas; 4 tabs.; 20 refs.; *Faculdade de Medicina de São José do Rio Preto (FAMERP);* São José do Rio Preto, SP; Abril/Junho, 2008; páginas 65 a 69.

107. **Liu,** Vicent; *et al.*; ***Visitation Policies and Practices in US ICUs;*** Artigo; 7 p.; *Critical Care;* Revista; V. 17; N. 2; 1 enu.; 1 gráf.; 1 sigla; 3 tabs.; 49 refs.; 2013; páginas 1 a 7.

108. **Souza,** Sônia Regina de Oliveira e Silva; **Chaves,** Sandra Regina Ferreira; & **Silva,** Cláudia Aparecida; ***Visita na UTI: Um Encontro entre Desconhecidos;*** Artigo; 5 p.; *Revista Brasileira de Enfermagem (REBEn);* V. 59; N. 5; 2 enus.; 2 siglas; 10 refs.; *Associação Brasileira de Enfermagem;* Brasília, DF; Setembro/Outubro, 2006; páginas 609 a 613.

Infografia Específica

1. **AMIB – Associação de Medicina Intensiva Brasileira;** ***Censo AMIB;*** São Paulo, SP; página 9; disponível em: <www.amib.org.br/fileadmin/CensoAMIB2010.pdf>; acesso em: 03.03.2015; 21h30.

2. **SuperInteressante;** Redação; ***Morte: A Um Passo do Fim do Túnel;*** Revista; S.L.; Maio, 2005; Seção: *Comportamento;* disponível em: <http://super.abril.com.br/comportamento/morte-a-um-passo-do-fim-do-tunel>; acesso em: 15.12.2015; 14h40.

3. **Younes,** Riad; ***As UTIs no Brasil;*** Entrevista Guilherme Schettino; *Carta Capital;* Revista; 31.05.2011; 13h24; Seção: *Saúde;* disponível em: <http://www.cartacapital.com.br/saude/as-utis-no-brasil>; acesso em: 03.03.2015; 22h40.

Glossário da Conscienciologia

Observações. Aqui estão listadas 196 denominações, palavras compostas, expressões e seus equivalentes técnicos da Conscienciologia utilizados neste livro:

Abertismo consciencial – Condição avançada da conscin neofílica com abertura *omnilateral* da autopensenidade ao conhecimento quanto à evolução da consciência, capaz de executar intencionalmente, com a própria vida, as técnicas evolutivas avançadas da *Conscienciologia,* por exemplo a *Cosmoeticologia,* a invéxis, a tenepes e a desperticidade.

Absorção de energias – Atitude de trazer para si as energias do ambiente, incorporando-as em seu energossoma.

Acoplamento áurico – Interfusão das energias do energossoma entre duas ou mais consciências.

Amparador – Consciex auxiliadora de uma conscin ou de várias conscins; benfeitor extrafísico. Expressões equivalentes, arcaicas, desgastadas e envilecidas pelo emprego continuado: *anjo da guarda; anjo guardião; anjo de luz; guia; mentor.*

Animismo (Latim: *animus,* alma) – Conjunto dos fenômenos intra e extracorpóreos produzidos pela conscin, sem interferências externas, por exemplo, o fenômeno da projeção consciente induzida pela própria vontade.

Anticosmoética – Falha pessoal quanto à cosmoética ou moral cósmica; atitudes pessoais as quais vão contra a cosmoética.

Assediador extrafísico – Consciex promotora da condição patológica da assedialidade extrafísica, ação negativa ou perseguição insistente, direta ou indiretamente, de qualquer natureza, sobre outras consciências.

Assim *(as + sim)* – Assimilação simpática de ECs, ou energias conscienciais, pela vontade, não raro com a decodificação de um conjunto de pensenes de outra(s) consciência(s).

Ataque extrafísico – Ação assediadora abrupta desempenhada por parte de consciex parapsicótica, molestadora, assediadora extrafísica, sobre a conscin ou consciência humana.

Aura projetiva – Fenômeno da sensação particular, específica, precedendo ou anunciando o início da projeção lúcida da consciência para fora do corpo humano ou soma.

Autoassédio – Condição ou estado da conscin emocional, intelectual e energeticamente predisposta a se molestar autopensenicamente, com insistência importuna e patológica sobre si mesma, sem qualquer Higiene Consciencial nem autodisciplina ideativa, constituindo o embasamento para todo tipo de heterassédio.

Autoconscientização Multidimensional (AM) – Condição da lucidez madura da consciência humana (conscin) quanto à vida consciencial no estado evoluído de multidimensionalidade, alcançado através da projetabilidade lúcida (PL).

Autodesassédio – Habilidade pessoal em erradicar os traf*a*res, patopensenes e bloqueios energéticos pessoais.

Autoexperimentação – Ação na qual o próprio pesquisador se coloca na condição de objeto de pesquisa, realizando experimentos consigo mesmo. A autoexperimentação é condição chave para o desenvolvimento do parapsiquismo. A *Conscienciologia* oferece inúmeras técnicas com esta finalidade em seus livros, além de recursos físicos (laboratórios de autopesquisa, aos moldes dos existentes no CEAEC) e pedagógicos (dinâmicas parapsíquicas com auxílio de professores).

Autopesquisa – Averiguação sistemática e rigorosa do próprio microuniverso consciencial, em busca de um maior entendimento sobre si mesmo e os próprios mecanismos de funcionamento intraconscienciais, e ampliação do autoconhecimento; autopesquisa; autoinvestigação.

Autopesquisologia – Ciência aplicada aos estudos ou pesquisas da própria consciência, por si mesma, empregando todos os instrumentos pesquisísticos disponíveis, ao mesmo tempo, no microuniverso consciencial e no Cosmos.

Cardiochacra *(cardio + chacra)* – O quarto chacra básico, agente influente na emotividade da conscin, vitalizador do coração e dos pulmões.

Cardiochacralidade – Qualidade das manifestações da conscin derivadas do cardiochacra.

Chacra – Núcleo ou campo limitador de energia consciencial, cujo conjunto constitui basicamente o *energossoma,* paracorpo energético dentro do soma, fazendo a junção ao psicossoma, atuando como ponto de conexão pelo qual a EC flui de um veículo consciencial para outro.

Ciclo multiexistencial – Multiexistencialidade ou condição de alternância contínua, em nosso nível evolutivo médio, de um período de renascimento intrafísico *(seriéxis)* com outro período pós-desativação somática, extrafísico, ou a *intermissão.*

Clariaudiência – Capacidade relativa às conscins *parapsíquicas audientes,* sensitivas ouvintes ou clariaudientes, em captar, perceber ou receber mensagens telepáticas, para elas, no caso, às vezes sonoras, enviadas ou emitidas pelas consciexes e conscins projetadas.

Clarividência – Capacidade parapsíquica de captar, perceber ou sentir determinado padrão de energia consciencial, seja referente a objeto, ambiente ou consciência, localizada na dimensão intrafísica ou extrafísica, estando cronologicamente no passado, presente ou futuro, e transformar essa percepção energética em imagem.

Compléxis *(comple + exis)* – Condição da completude existencial da proéxis da consciência humana.

Consciência (Latim: *con + scientia,* com conhecimento) **livre (CL)** – Consciência – ou melhor, consciex – que se libertou definitivamente (desativação) do psicossoma ou paracorpo emocional e das fieiras das seriéxis, situada na *hierarquia evolutiva* depois do *Homo sapiens serenissimus.*

Conscienciologia – Ciência que estuda a consciência de modo integral, holossomático, multidimensional, multimilenar, multiexistencial e, sobretudo, conforme as suas reações perante as EIs e as ECs, bem como em seus múltiplos estados.

Conscienciólogo(a) – Conscin empenhada no estudo permanente e na experimentação objetiva, dentro do campo de pesquisas da *Conscienciologia,* na qualidade de agente de renovações evolutivas *(agente retrocognitor),* no trabalho libertário das consciências em geral.

Consciencioterapeuta – Conscin médico(a) ou psicólogo(a), praticante da tenepes, técnico da interassistencialidade, capaz de acionar o tratamento, alívio ou remissão das patologias e parapatologias das consciências, por intermédio dos recursos e das técnicas derivadas da *Conscienciologia* ou, mais especificamente, da *Consciencioterapia.*

Consciencioterapia – Especialidade da *Conscienciologia* cuja finalidade é estudar e desenvolver métodos terapêuticos centrados na consciência, derivados da abordagem da consciência "inteira", visando o alívio ou remissão das parapatologias e a paraprofilaxia das imaturidades conscienciais.

Consciex *(consci + ex)* – Consciência *extra*física; o paracidadão ou paracidadã da Sociex. Sinônimo envilecido pelo uso: *desencarnado.*

Consciex energívora – Consciex carente, ávida e insaciável, permanentemente, de energias conscienciais em seu relacionamento paratroposférico, vampirizador, com os seres humanos (conscins) e animais subumanos.

Conscin *(consci + in)* – Consciência *intra*física; a personalidade humana; o cidadão ou cidadã da Socin. Sinônimo envilecido pelo uso: *encarnado.*

Contágio energético – Intoxicação energética ocorrida mediante o acoplamento áurico ou assimilação simpática de energias, seja de modo inconsciente ou pela falta da posterior desassimilação energética.

Cordão de prata – Laço semimaterial que mantém o psicossoma ligado ao corpo humano com uma conexão inicial no psicossoma e outra, logo depois, no soma ou corpo físico.

Cosmoética *(cosmo + ética)* – Ética ou reflexão sobre a moral cósmica, multidimensional, que define a holomaturidade, situada além da moral social, intrafísica, ou que se apresenta sob qualquer rótulo humano.

Cosmoeticidade – Qualidade cosmoética da consciência.

Cosmoeticologia – Especialidade da *Conscienciologia* que estuda a ética ou reflexão sobre a moral cósmica, multidimensional, que define a holomaturidade consciencial, situada além da moral social, intrafísica, ou que se apresenta sob qualquer rótulo humano, ao modo de um discernimento máximo, moral e emocional, a partir da intimidade do microuniverso de cada consciência. É um subcampo científico da Evoluciologia.

Cosmovisão – Condição da conscin quando capaz de enxergar além das ocorrências ou interesses banais da cotidianidade diuturna, depois de ter alcançado alguma conquista intrafísica, ou terrestre, para servir de mirante e observar à distância, por cima, sobrepairando os impulsos da mediocridade e perdendo o interesse pelas miríades de estímulos das trivialidades e idiotismos culturais do *Zeitgeist*.

Cosmovisiologia – Ciência aplicada ao estudo teático do entendimento evolutivo da cosmovisão conscienciológica, exaustiva, multidimensional, multiexistencial, holopensênica, holomnemônica, holobiográfica, holocármica e holossomática.

Cosmovisiológico(a) – Relativo à cosmovisão e à *Cosmovisiologia*.

Curso intermissivo – Conjunto de disciplinas e experiências teáticas administradas à consciex, depois de um nível evolutivo específico, durante o período da intermissão consciencial, dentro do seu ciclo de existências pessoais, objetivando o completismo consciencial (compléxis) da próxima seriéxis.

Desassédio – Conjunto de procedimentos técnicos, holossomáticos e assistenciais visando a eliminação do assédio pela resolução de conflitos, sejam eles intraconscienciais (autoassédio) ou interconscienciais (heteroassédio).

Desassim *(desas + sim)* – Desassimilação simpática de ECs exercida pela impulsão da vontade, normalmente através do EV.

Descoincidência vígil – Condição parapsíquica da conscin – projetor ou projetora – em que a mesma se percebe com o psicossoma fora do estado de coincidência, em pleno estado de vigilância física ordinária, sem se sentir completamente integrada ao soma.

Descrenciologia – Ciência aplicada ao estudo pessoal, técnico, teático, de dissecção e aferição racional da qualidade, condição ou caráter da autenticidade ou realidade de qualquer assunto, fato, parafato, fenômeno ou parafenômeno, descartando toda postura ou qualquer atitude de credulidade, sem a chancela da autexperimentação ou autovivência específica, ou seja, somente com base no princípio da descrença.

Desperticidade – Qualidade consciencial do ser desperto.

Desperto *(des + per + to)* – Ser intrafísico, ou conscin, desassediado, permanente, total, plenamente autoconsciente da sua qualidade de desperticidade.

Despertologia – Especialidade da *Conscienciologia* que estuda a desperticidade ou a qualidade consciencial, evolutiva, do ser humano desperto, que não mais padece com os assédios interconscienciais patológicos e todas as consequências evolutivas prejudiciais dessa condição incômoda. É um subcampo científico da *Conscienciometrologia (Holomaturologia).*

Dessoma *(des + soma)* – Desativação somática, próxima e inevitável para todas as conscins; projeção final; *primeira morte*; morte biológica; monotanatose. A dessoma (simplesmente) ou *primeira* dessoma é a desativação do corpo humano ou soma. A *segunda* dessoma é a desativação do energossoma. A *terceira* dessoma é a desativação do psicossoma.

Dessomatologia – Especialidade da *Conscienciologia* voltada para o estudo e pesquisa da dessoma.

Dimensão intrafísica – Dimensão física; dimensão humana; intrafísico.

Dupla evolutiva – Duas consciências que interagem positivamente em evolução conjunta; condição existencial de *evolutividade intercooperativa* a dois.

Duplismo evolutivo – Propriedade ou qualidade das consciências aplicando a teoria e prática da dupla evolutiva.

Encapsulamento parassanitário (energético) – Isolamento assistencial e a anulação energética, temporária, das manifestações pensênicas – notadamente energéticas, intrusivas ou assediadoras – de uma ou mais consciências, conscins e/ou consciexes, enfermas, ao modo dos isolamentos sanitários existentes nos hospitais de doenças infectocontagiosas com internados que apresentam alto poder de contaminação doentia, radiativa ou tóxica.

Energia consciencial (EC) – A energia imanente que a consciência emprega em suas manifestações em geral; o *ene* do pensene.

Energia imanente (EI) – Energia primária, vibratória, essencial, multiforme, impessoal, difusa e dispersa em todos os objetos ou *realidades* do Universo, de modo onipotente, ainda indomada pela consciência humana, e demasiadamente sutil para ser descoberta e detectada pelos atuais instrumentos tecnológicos.

Energizador – Transmissor(a) intrafísico(a) de energias conscienciais (ECs), em trabalhos parapsíquicos assistenciais.

Energossoma – *(energo + soma)* – Paracorpo energético da consciência humana.

Energossomaticidade – Qualidade das manifestações da conscin derivadas do energossoma ou corpo energético.

Energossomática – Vivência energética da consciência, a partir de seu veículo energético – o energossoma – na dimensão intrafísica, e as consequências nas inter-relações e na saúde consciencial.

Energossomatologia – Especialidade da *Conscienciologia* que estuda a qualidade das manifestações da consciência humana (conscin) derivadas do energossoma ou o paracorpo energético. É um subcampo científico da *Holossomaticologia.*

Entropia energética – Condição de desordem, desorganização ou perturbação das energias de uma consciência ou ambiente.

Equipex *(equip + ex)* – Equipe extrafísica de amparadores ou assistentes.

Equipin *(equip + in)* – Equipe intrafísica de amparadores ou assistentes.

Estado Vibracional (EV) – Aceleração máxima das energias conscienciais pessoais, através da utilização da vontade, além das vibrações lentas do corpo humano, levando ao equilíbrio do energossoma e, consequentemente, permitindo a homeostase holossomática.

Evoluciologia – Especialidade da *Conscienciologia* que estuda a evolução da consciência abordada de modo integral, em alto nível, matéria adstrita especificamente ao evoluciólogo ou orientador evolutivo.

Evolutividade – Qualidade do que é relativo à *Evoluciologia* e à evolução consciencial.

Exteriorização de energias – Ato de lançar as próprias energias "para fora", ou seja, expandi-las para além do energossoma ou veículo energético pessoal.

Extrafisicalidade – Condição da vida extrafísica, ou da existência da conscin projetada ou da consciex.

Extrafísico – Relativo àquilo que esteja fora, ou além, do estado *intra*físico ou humano; estado consciencial *menos* físico do que o soma.

Força presencial – Magnetismo ou eletricidade humana derivada da psicosfera ou do holopensene específico da pessoa, compondo o conjunto de manifestações pensênicas, holossomáticas, notadamente com energias conscienciais exteriorizadas, de modo consciente ou inconsciente, influenciando cosmoética ou anticosmoeticamente esta e outras dimensões conscienciais.

Grupalidade – Qualidade do grupo evolutivo da consciência; condição da evolutividade em grupo.

Grupocarma *(grupo + carma)* – Princípio de causa e efeito, atuante na evolução da consciência, quando centrado no grupo evolutivo. Estado do livre-arbítrio individual, quando ligado ao grupo evolutivo.

Grupocármico(a) – Relativo ao grupocarma.

Grupocarmologia – Especialidade da *Conscienciologia* que estuda as relações ou princípios de causa e efeito atuantes na evolução da consciência quando centrados no grupo evolutivo. É um subcampo científico da Holocarmalogia.

Guia extrafísico amaurótico – Consciência amoral ou inexperiente que ajuda outra consciência, de modo anticosmoético, segundo os seus interesses egoicos do momento, em detrimento de outras.

Heteroassédio – Assédio ou intrusão pensênica ou energética patológica, de origem intra ou extrafísica, exercida por uma consciência sobre outra(s).

Higiene pensênica – Ou *Higiene Consciencial*, é a Ciência aplicada aos estudos, pesquisas ou técnicas sistemáticas, teáticas, do conjunto de medidas adotadas para evitar a intrusão e permanência de patopensenes no microuniverso consciencial em determinado holopensene específico, seja pessoal, grupal ou institucional, começando pelas eliminações das pensenizações patológicas, antipensenes doentios e contrapensenes fixos ou monoideísmos viciosos.

Holobiografia *(holo + biografia)* – Conjunto dos arquivos pessoais da evolução multidimensional da consciência ao longo das seriéxis.

Holobiográfico(a) – Relativo à holobiografia.

Holobiografologia – Estudo específico da holobiografia. É especialidade da *Conscienciologia.*

Holopensene *(holo + pen + sen + ene)* – Pensenes agregados ou consolidados. Sinônimo envilecido pelo uso: *egrégora*. Esta palavra gera resistência em larga faixa dos leitores sérios das ciências.

Holossoma *(holo + soma)* – Conjunto dos veículos de manifestação da conscin: soma, energossoma, psicossoma e mentalsoma; e da consciex: psicossoma e mentalsoma.

Holossomático(a) – Relativo ao holossoma.

Holossomatologia – Especialidade da *Conscienciologia* que estuda o holossoma, o conjunto dos veículos de manifestações, suas funções e aplicações pela consciência (conscin ou consciex). É um subcampo científico da Pensenologia.

Homeostaticologia – Especialidade da *Conscienciologia* que estuda a teática da homeostase holossomática ou o estado integrado, hígido e harmônico do holossoma a fim de a conscin viver melhor e com eficiência maior na execução da sua proéxis. É um subcampo científico da *Holossomatologia.*

Ideia Inata – Conhecimento ou informação inerente à conscin, homem ou mulher, manifesta de modo natural desde o renascimento na dimensão intrafísica, denotando suas tendências holobiográficas e paragenéticas, fruto de experiências pessoais prévias, humanas ou intermissivas, influenciando suas decisões ao longo da vida.

Imperturbabilidade – Condição, qualidade, atitude ou estado da conscin lúcida, serena, tranquila, eutímica, ortocentrada, autoconsciente e inabalável, sentindo-se intra e extrafisicamente em harmonia plena e estável com as consciências, ou compassageiros evolutivos, e com os fluxos das realidades do Cosmos.

Inteligência evolutiva – Capacidade para apreender, aprender ou compreender e adaptar-se à vida humana, com base na aplicação e expansão teática, autoconsciente, do mecanismo da evolução consciencial, pessoal, já assimilado, incluindo a *Cosmoeticologia,* a *Seriexologia* e a *Proexologia,* definindo o autodiscernimento da consciência quanto à evolução consciencial racional, inclusive a autoevolução lúcida, na dinamização do próprio desempenho autopensênico e cosmoético.

Interassistência – Assistência prestada pela consciência aos princípios conscienciais, ou compassageiros de evolução, desde os vegetais e micro-organismos até as conscíexes parapsicóticas e transmigradas interplanetárias do Cosmos.

Interassistencialidade – Qualidade da assistência prestada pela consciência aos princípios conscienciais, ou compassageiros de evolução, desde os vegetais e micro-organismos até as conscíexes parapsicóticas e transmigradas interplanetárias do Cosmos.

Interassistenciologia – Especialidade da *Conscienciologia* que estuda as técnicas de amparo e auxílio interconsciencial, notadamente no que se refere aos seus efeitos para a consciência considerada "inteira", holossomática e multimilenar com vistas à holomaturidade, um trabalho de solidariedade lúcida entre as consciências no caminho para a megafraternidade. É um subcampo científico da Conviviologia.

Interconsciencial – Aquilo relacionado a duas ou mais consciências. Por exemplo: assistência interconsciencial.

Intermissão – Período extrafísico da consciência entre duas das suas seriéxis pessoais.

Intermissivista – Consciex aluna ou ex-aluna de algum *Curso Intermissivo* (CI) pré-ressomático, contudo, no universo da *Conscienciologia,* é, especificamente, a conscin, homem ou mulher, ex-aluna autoconsciente quanto aos próprios compromissos e deveres evolutivos, variegados, acordados durante as vivências do período da pré-natalidade intermissiva por intermédio da assistência direta do evoluciólogo atuante naquela oportunidade extrafísica.

Intermissivo(a) – Relativo à intermissão.

Intermissivologia – Especialidade da *Conscienciologia* que estuda o *período da intermissão* da consciência em evolução, compreendido entre duas de suas vidas pessoais, dentro do seu ciclo evolutivo multiexistencial. É um subcampo científico da *Extrafisicologia.*

Interprisão grupocármica – Condição da inseparabilidade grupocármica do princípio consciencial evolutivo ou consciência.

Intoxicação energética – É a intoxicação vibratória do organismo, o bloqueio de energias ou a descompensação energética, ou seja, condições nas quais, após acoplamento áurico ou assimilação simpática de energias, o ser intrafísico não consegue fazer circular a energia consciencial dentro de si mesmo, podendo levar à ressaca energética e, até mesmo, sintomas físicos.

Intraconsciencial – Relativo à intimidade da consciência. Sinônimos: intrapessoal; intrapsíquico; intrassubjetivo.

Intraconsciencialidade – Qualidade das manifestações específicas da intimidade da consciência.

Intrafisicalidade – Condição da vida intrafísica, humana, ou da existência da consciência humana.

Intrafísico(a) – Relativo à dimensão física ou à intrafisicalidade.

Intrafisicologia – Especialidade da Conscienciologia que estuda as relações e vivências da conscin nesta dimensão intrafísica ou humana. É um subcampo científico da *Holorressomatologia.*

Intrusão energética – Invasão de uma consciência em outra através das ECs ou do energossoma.

Intrusão interconsciencial – Ação exercida por uma consciência sobre outra.

Intrusão pensênica – Invasão de uma consciência em outra através do mentalsoma.

Iscagem interconsciencial – Condição da conscin atuando ao modo de isca energética, assistencial, perante consciex ou consciexes enfermas, ou conseneres (consciências energívoras).

Laringochacra – O quinto chacra básico, cervical, *vishuda,* situado perto da área de encontro entre a coluna espinhal e a medula oblongada. Atua especialmente na comunicação da consciência.

Laringochacral – Relativo ao laringochacra.

Laringochacralidade – Qualidade das manifestações da conscin derivadas do laringochacra.

Materpensene *(mater + pen + sen + ene)* – Ideia-mãe ou a matriz de todo um desenvolvimento de tese, teoria ou ensaio, o *leitmotiv,* o pilar mestre ou o pensene predominante em um holopensene.

Maxidissidência – Momento crítico, a maior, de separação inapelável perante grupo ou instituição, quando a parte isolada trava o progresso consciencial da outra, visando desenvolvimento de ideia mais avançada e libertária. O *maxidissidente ideológico* é amparador intrafísico, nem sempre compreendido, mas, ao contrário, frequentemente caluniado e vítima de patrulhamentos ideológicos.

Mentalsoma *(mental + soma)* – Corpo mental; o *paracorpo* do discernimento da consciência. Plural: *mentaissomas.*

Mentalsomaticidade – Qualidade das manifestações da conscin derivadas do mentalsoma ou corpo das ideias.

Neopensene *(neo + pen + sen + ene)* – O pensene da conscin, quando se manifesta através de novas sinapses ou conexões interneuroniais, capaz de criar a recin ou a reciclagem *intra*consciencial; a *unidade de medida* da renovação consciencial, segundo a *Conscienciologia*, ou, mais apropriadamente, a *Consciencciometrologia.*

Neoverpon – Nova verdade relativa de ponta, neopensene, neoconstructo ou neoideia à espera de ser descoberta ou revelada por meio da persistência inabalável do desempenho do pesquisador autoconsciente ou pesquisadora lúcida.

Neoverponologia – Estudo da neoverpon. É especialidade da *Conscienciologia.*

Ortopensene *(orto + pen + sen + ene)* – O pensene *reto* ou cosmoético, próprio da holomaturidade consciencial; a *unidade de medida* da cosmoética prática, segundo a *Conscienciometrologia.*

Ortopensênico(a) – Relativo à ortopensenidade.

Ortopensenidade – Qualidade cosmoética da própria pensenidade.

Para – Prefixo que significa *além de, ao lado de*, como em *paracérebro*. Significa, também, *extrafísico.*

Paracorpo – Corpo imaterial; os veículos extrafísicos do holossoma (energossoma, psicossoma e mentalsoma).

Paradigma consciencial – Teoria-líder da *Conscienciologia* fundamentada na própria consciência.

Parafato – Fenômenos, ocorrências, eventos ou adventos extrafísicos relativos à consciência, conscin ou consciex.

Parafatologia – Ciência aplicada aos estudos específicos, sistemáticos, técnicos ou pesquisas dos parafatos, parafenômenos, eventexes, paraconjunturas, pararrealidades ou adventos extrafísicos relativos à consciência, conscin ou consciex.

Parafenômeno – Ocorrência de natureza parapsíquica, energética, holossomática ou mesmo projetiva.

Parafisiologia – Especialidade da *Conscienciologia* que estuda as funções dos veículos de manifestação da consciência ou holossoma (holochacra, psicossoma, mentalsoma), quando excluído o corpo humano (soma). É um subcampo científico da *Holossomaticologia.*

Paraolhos – Olhos extrafísicos ou pertencentes ao paracorpo emocional (psicossoma), os quais permitem visualizar diretamente as ocorrências extrafísicas. Correlacionam-se também ao frontochacra ou "terceiro olho" e, desse modo, ao fenômeno de clarividência.

Paraouvir – Ato de "ouvir" informações extrafísicas trazidas pelas consciexes mediante o uso das parapercepções pessoais.

Parapatologia – Patologia dos veículos de manifestação da consciência, excluído o corpo humano ou soma. É uma especialidade da *Conscienciologia.*

Parapatológico(a) – Relativo à parapatologia.

Paraperceber – Ato de perceber a realidade extrafísica, além dos sentidos humanos, mediante o parapsiquismo; parapercepção.

Parapercepção – Percepção da realidade extrafísica, a qual encontra-se além daquela adstrita aos sentidos do corpo humano.

Parapercepciologia – Especialidade da *Conscienciologia* que estuda as parapercepções da consciência, além das percepções adstritas ao corpo humano (soma), seus fenômenos e suas consequências evolutivas. É um subcampo científico da *Parafenomenologia.*

Paraperceptivo (a) – Relativo à parapercepção.

Parapsicose *post-mortem* – Condição do parapsicótico pós-dessomático, ou seja, consciex energívora, perturbada pelo choque biológico ou consciencial da morte física (dessoma), que ainda se julga pessoa humana (conscin), manifestando-se através do seu corpo humano (soma), desativado recentemente, como se prosseguisse respirando na vida intrafísica.

Parapsíquico – Conscin dotada de habilidades parapsíquicas ou capacidade de perceber além dos sentidos humanos, mediante o parapsiquismo.

Parapsiquismo – Exercício multidimensional das faculdades psicofisiológicas, além do psiquismo e da mente, capazes de permitir a vivência de *sentir, perceber ou captar* a interação direta das dimensões extrafísicas e das atuações das consciexes, inclusive das conscins quando projetadas a partir do soma.

Paratarefa do amparador – Trabalho extrafísico de função da consciex interassistencial, seja diretamente nas comunexes ou indiretamente nas comunins, assistindo paratecnicamente consciexes e conscins, no âmbito da *Interassistenciologia.*

Paraterapêutica – Relativo à *Paraterapeuticologia.*

Paraterapeuticologia – Subespecialidade da *Consciencioterapia* que tem por finalidade o tratamento das parapatologias conscienciais, usando para isso a abordagem da consciência "inteira", integral, holossomática, multidimensional e multiexistencial.

Paraver – Ato de "ver" ou observar os parafatos ou fatos extrafísicos mediante o uso das parapercepções pessoais.

Pensene *(pen + sen + ene)* – Unidade de manifestação prática da consciência, segundo a *Conscienciologia,* que considera o pensamento ou ideia (concepção), o sentimento ou a emocão e a EC (energia consciencial) em conjunto, de modo indissociável.

Pensenidade – Qualidade da consciência pensênica de alguém.

Pensenizar – Ato de emitir pensenes.

Pensenologia – Especialidade da *Conscienciologia* que estuda os *pensenes (pen*samentos, *sen*timentos, *ene*rgias), a *pensenidade* e os *pensenedores* da consciência, sua parafisiologia e sua parapatologia. A *autopensenidade* é o mecanismo da expressão incessante da consciência em todas as suas manifestações, em qualquer dimensão consciencial, sendo, em consequência, a *Pensenologia* o conceito (teoria) e o substrato (prática) de fundamentação da Ciência *Conscienciologia,* uma área ainda (2002) não descoberta pelas Ciências Convencionais.

Precognição (Latim: *pre,* antes; *cognoscere,* conhecer) – Faculdade perceptiva pela qual a consciência fica conhecendo fatos indeterminados vindouros, inclusive objetos, cenas e formas distantes, no tempo futuro.

Princípio da descrença – Princípio o qual adverte à conscin lúcida não acreditar em nada e, logicamente, em ninguém, nem mesmo nas falas das pessoas ou nos textos da *Conscienciologia,* mas fazer autopesquisas, investigar pessoalmente e desenvolver as próprias experiências lógicas, intra e extrafísicas, sobre quaisquer assuntos, recusando os apriorismos e mantendo o confronto de causação com a plenitude da racionalização. É campo de estudo da *Descrenciologia,* especialidade da *Conscienciologia.*

Projeciologia (Latim: *projectio,* projeção; grego: *logos,* tratado) – Ciência que estuda as projeções da consciência e seus efeitos, inclusive as projeções das ECs para fora do holossoma. É uma especialidade da *Conscienciologia.*

Projeção consciencial – Qualidade parafisiológica, projetiva, lúcida, da consciência, capaz de descoincidir-se ou tirar os seus veículos de manifestação da condição de alinhamento do holossoma, inclusive através da impulsão da própria vontade; projeção extracorpórea; projetabilidade lúcida.

Psicometria – Conhecimento haurido pela consciência humana do presente, do passado e de minúcias de aspectos de personalidades, por intermédio do contato direto com objetos físicos (catalisadores) pertencentes à época ou às épocas que deseja conhecer.

Psicosfera – Conjunto de manifestações energéticas da consciência, dentro do holopensene pessoal, envolvendo todo o holochacra (energossoma), a bioaura e demais manifestações da intencionalidade em qualquer dimensão consciencial. A psicosfera abarca sempre, por exemplo, a energia consciencial (o *ene* do pensene) do *holopensene* da consciência e até mesmo o *materpensene* pessoal, o núcleo do holopensene da consciência.

Psicossoma (Grego: *psyckhé,* alma; *soma,* corpo) – Paracorpo emocional da consciência; o *corpo objetivo* da conscin.

Psicossomaticidade – Qualidade das manifestações da conscin derivadas do psicossoma ou corpo emocional.

Psicossomático – Relativo ao psicossoma.

Psicossomatologia – Especialidade da *Conscienciologia* que estuda as emoções da consciência a partir do psicossoma, o paracorpo dos desejos. É um subcampo científico da *Holossomaticologia.*

Ressaca energética – Sensação de desconforto energético da conscin, com repercussões ou sintomas físicos, após o contato e a troca energética com outra consciência ou ambiente.

Ressoma *(re + soma)* – *Re*nascimento *somá*tico da consciex que passa para a condição temporária de conscin, ou sai da extrafisicalidade para a intrafisicalidade.

Retrocognição (Latim: *retro,* atrás; *cognoscere,* conhecer) – Faculdade perceptiva pela qual a conscin fica conhecendo fatos, cenas, formas, objetos, sucessos e vivências pertencentes ao tempo passado distante, comumente relacionados com a sua holomemória.

Robéxis *(rob + exis)* – *Rob*otização *exis*tencial; condição da conscin troposférica, excessivamente escravizada à intrafisicalidade ou quadridimensionalidade.

Serialidade – Qualidade da consciência sujeita às seriéxis.

Seriéxis *(seri + exis)* – 1. Seriação existencial evolutiva da consciência; existências sucessivas; renascimentos intrafísicos em série. 2. Vida humana ou intrafísica. Sinônimo desgastado e envilecido pelo uso excessivo para a primeira acepção: *reencarnação;* essa palavra arcaica não mais atinge as pessoas sérias dedicadas às pesquisas de ponta da consciência.

Seriexologia – Estudo da seriéxis ou existência sucessiva. É especialidade da *Conscienciologia.*

Seriexológico(a) – Relativo à seriéxis.

Sinalética energética – Conjunto de sinais, individuais ou pessoais, presente em todas as conscins, de caráter energético, anímico ou parapsíquico, que pode evidenciar para a própria consciência uma série de questões intraconscienciais e multidimensionais.

Sobrepairamento – Atitude ou postura isenta, inteligente e cosmoética da conscin lúcida pairar alto, acima ou além de todo nível primário de vivência baratrosférica, regressiva, dolosa ou anticosmoética na cotidianidade diuturna e multidimensional.

Soma – Corpo humano; o corpo do indivíduo do reino *Animal,* filo *Cordata,* classe *Mamíferos,* ordem *Primatas,* família *Hominídia,* gênero *Homo*, espécie *Homo sapiens*, o mais elevado nível de animal sobre este Planeta; apesar do exposto, o veículo mais rústico do holossoma da consciência humana.

Somático(a) – Relativo ao soma ou corpo físico.

Somatologia – Especialidade da *Conscienciologia* que estuda o soma ou o corpo humano dentro do holossoma, ou em relação aos outros veículos de manifestação da consciência, em sua evolução multidimensional. É um subcampo científico da *Holossomaticologia*.

Tanatofobia – Medo patológico ou a aversão em relação a algum processo referente à morte biológica, ou primeira dessoma, alimentado pela conscin, homem ou mulher, normalmente portadora de existência intrafísica trancada e / ou inexpressiva, ou pela consciex na condição de parapsicose pós-dessomática.

Taquipensene *(taqui + pen + sen + ene)* – O pensene de fluxo rápido, próprio da conscin taquipsíquica.

Taquipsiquismo – Qualidade de quem se manifesta através de taquipensenes.

Teática *(te + ática)* – Vivência conjunta da teoria e da prática por parte da conscin ou da consciex.

Telepatia – Transmissão e recepção do pensamento pelo processo de informação direta de uma consciência para outra, seja: entre duas conscins; da conscin projetada na dimensão extrafísica, para outra conscin no estado de vigília física ordinária; da conscin projetada para outra conscin projetada, ou, ainda, uma consciex.

Tenepes *(t + ene + pes)* – Tarefa energética pessoal, diária, multidimensional, com assistência permanente de amparadores, a longo prazo ou para o restante da vida intrafísica. Expressão popular: *passes-para-o-escuro*.

Trafal *(tra + fal)* – Traço faltante ou condição da ausência de determinado traf*or* – traço-força – básico para a personalidade ou consciência, conscin ou consciex, completar o quadro pessoal, razoável, conscienciométrico, do próprio nível evolutivo.

Traf*ar* *(tra + far)* – Traço-f*a*rdo da personalidade da conscin; componente negativo da estrutura do microuniverso consciencial que a consciência ainda não consegue alijar de si ou desvencilhar-se até o momento. Debilidade, "defeito", dificuldade ou inabilidade pessoal.

Trafor *(tra + for)* – Traço-força da personalidade da conscin; componente positivo da estrutura do microuniverso consciencial que impulsiona a evolução da consciência. Capacidade, habilidade ou qualidade pessoal.

Umbilicochacra *(umbilico + chacra)* – O chacra umbilical (acima do umbigo) ou relativo à fisiologia e parafisiologia (abdominais) da consciência humana.

Universalismo – Conjunto de ideias derivadas da universalidade das leis básicas da Natureza e do Universo e que, através da evolução natural da consciência, torna-se inevitavelmente a sua filosofia dominante; cosmismo.

Vampirismo energético – Ato ou ação de vampirizar as energias alheias, próprio do vampiro energético.

Vampiro energético – Ser intrafísico, homem ou mulher, descompensado em suas energias conscienciais, o qual vive parasitando energeticamente os demais, em geral de modo inconsciente.

Veículo da consciência – Instrumento ou corpo pelo qual a consciência se manifesta na intrafisicalidade (conscin) e nas dimensões extrafísicas (conscin projetada e consciex).

Verpon *(ver + pon)* – Verdade relativa de ponta; é a conformidade entre o neopensene, a expressão do neopensene (forma) e o objeto do neopensene (conteúdo), ou a realidade (fato) ou pararrealidade (parafato) nova, existindo iniludivelmente para a própria conscin (autoconvicção), segundo o princípio da descrença, obtida por intermédio das pesquisas da Conscienciologia.

Vigília física ordinária (VFO) – Estado ordinário de consciência, complementar ao estado de sono, ocorrente no ser humano e em alguns mamíferos, em que há máxima ou plena manifestação da atividade perceptivo-sensorial e motora voluntária; estado acordado; estado alerta; lucidez normal; vigília física.

Voliciolina – Energia consciencial, haurida pela consciência, a partir da energia imanente, apresentada como hipótese de tentativa para explicar racionalmente a realidade e a atuação das ECs da conscin, como sendo o combustível, motor ou agente fundamental de atuação da vontade sobre as forças, fluxos e refluxos do Cosmos.

Glossário Neológico Especializado

Terminologia. A seguir estão listados, na ordem alfabética, 6 neologismos propostos por estes autores, com as respectivas definições, sinonímias e antonímias:

Frieza Assistencial Cosmoética – A *frieza assistencial cosmoética* é a capacidade do assistente de posicionar-se de maneira acolhedora, empática, altruísta e cosmovisiológica, sem se deixar levar pelo comocionalismo, priorizando tomadas de decisão embasadas no mentalsoma em detrimento do psicossoma, prevenindo ações irracionais as quais possam comprometer a qualidade da assistência. SINONÍMIA: 1. Assistência ponderada. 2. Distanciamento cosmoético assistencial. 3. Sobrepairamento assistencial. ANTONÍMIA: 1. Assistência impensada. 2. Envolvimento assistencial comocional 3. Assistência sem discernimento.

Holopensene Consciencial Terapêutico – O *holopensene consciencial terapêutico* é o estado natural e espontâneo da consciência com atmosfera pensênica equilibrada, benevolente, pacificada, prudente, serena e fraterna, permitindo a atuação assistencial silenciosa em diferentes situações e necessidades interconscienciais. SINONÍMIA: 1. Holopensene homeostático assistencial. 2. Atmosfera pensênica acolhedora. 3. Holopensene consciencial pacificador. 4. Holopensene consciencial curativo. ANTONÍMIA: 1. Holopensene consciencial antiassistencial. 2. Atmosfera pensênica desagradável. 3. Holopensene consciencial perturbador. 4. Holopensene consciencial doentio.

Humanização Parapsíquica – A *humanização parapsíquica* é a ação de a conscin, homem ou mulher, atuante na área de saúde, integrar nas condutas assistenciais profissionais o cuidado humanizado e o parapsiquismo, elevando o processo de valorização e dignidade do ser humano para além da intrafisicalidade, mediante abordagem integral, considerando a consciência multidimensional, holossomática e multiexistencial. Sinonímia: 1. Humanização paraperceptiva. 2. Interação humanização-parapsiquismo. 2. Integração humanização-parapsiquismo. Antonímia: 1. Humanização sem parapsiquismo. 2. Desumanização. 3. Anti-humanização.

Intensivismologia – A *Intensivismologia* é a Ciência aplicada ao estudo e pesquisa teática da consciência atuante em unidade de terapia intensiva (UTI), seja na condição de assistente ou assistido, além da análise puramente intrafísica, levando em consideração as inter-relações conscienciais de modo integral, multidimensional, holossomático, holobiográfico e multiexistencial. Sinonímia: 1. Paraintensivismologia. 2. Intensivismo Consciencial. 3. Intensivismo Multidimensional. Antonímia: 1. Terapia Intensiva. 2. Intensivismo. 3. Medicina Intensiva.

Intensivista Assistencial Parapsíquico – O *intensivista assistencial parapsíquico* é a conscin, homem ou mulher, capaz de perceber, discriminar, discernir e distinguir as parapercepções e utilizá-las no amparo a pacientes internados em Unidades de Terapia Intensiva (UTIs), de maneira ágil, cosmoética e pontual. Sinonímia: 1. Profissional assistencial parapsíquico da UTI. 2. Intensivista parapsíquico assistencial. 3. Intensivista amparador atuante na UTI. 4. Intensivista paraperceptivo voltado para a assistência crítica. Antonímia: 1. Intensivista antiassistencial. 2. Intensivista casca-grossa em ambientes críticos. 3. Intensivista displicente parapsíquico. 4. Intensivista antiparapsiquista.

Pragmatismo parapsíquico interassistencial – O *pragmatismo parapsíquico interassistencial* é a análise da *Parapercepciologia*, especialidade de *Conscienciologia,* quanto ao emprego e utilidade prática das parapercepções no cotidiano, enfatizando as situações interassistenciais as quais requerem agilidade, prontidão e dinamismo nas decisões. Sinonímia: 1. Agilidade parapsíquica interassistencial. 2. Dinamismo parapsíquico interassistencial. 3. Praticidade parapsíquica interassistencial. Antonímia: 1. Parapsiquismo interassistencial maxidescoincidente. 2. Parapsiquismo interassistencial projetado. 3. Teoricidade parapsíquica antiassistencial.

Glossário de Termos da Área da Saúde

Observações. Aqui estão listados 118 termos, palavras compostas e expressões técnicas da Área da Saúde, utilizados neste livro:

Acidente Vascular Cerebral Isquêmico (AVCI) – Falta de circulação em uma área no cerébro, provocado por obstrução de uma ou mais artérias, em consequência de ateromas, trombose ou embolia. Ocorre geralmente em pessoas de mais idade, com diabetes, colesterol elevado, hipertensão arterial, problemas vasculares e fumantes.

Acidente Vascular Cerebral Hemorrágico (AVCH) – Sangramento cerebral provocado pelo rompimento de uma artéria ou vaso sanguíneo, em virtude de hipertensão arterial, problemas de coagulação sanguínea e traumatismos. Pode ocorrer em pessoas mais jovens e a evolução geralmente é mais grave que o AVCI.

Acupuntura – É um método terapêutico originado na Medicina Tradicional Chinesa que consiste na estimulação de pontos cutâneos específicos através de agulhas. A estimulação desses pontos tem a propriedade de regular o fluxo energético que, segundo a visão da Medicina Chinesa, é responsável pela fisiologia do corpo humano. Atualmente, a prática da Acupuntura não está mais condicionada somente à utilização de agulhas, pois é possível a estimulação dos pontos através da corrente elétrica, laser, vibração sonora, cor, esparadrapo e magneto.

AIDS – Também conhecida por SIDA, é uma doença de transmissão sanguínea ou sexual, causada por um vírus chamado HIV (Vírus da Imunodeficiência Humana), que destrói as defesas do organismo. Por esse motivo, a pessoa infectada fica sujeita a adquirir doenças as quais são chamadas de oportunistas.

Alcoolismo – É uma doença crônica, envolvendo aspectos comportamentais e socieconômicos, caracterizada pelo consumo compulsivo de álcool, na qual o usuário torna-se progressivamente tolerante à intoxicação produzida pela droga e desenvolve sinais e sintomas de abstinência quando a mesma é retirada.

Alimentação endovenosa – Também conhecida por Nutrição Parenteral, compreende a administração endovenosa de macro e micronutrientes, por meio da via periférica ou central. Utilizada tanto como terapia exclusiva quanto de apoio, a sua manutenção depende basicamente da capacidade fisiológica de cada paciente em digerir e absorver alimentos por via oral.

Alucinação – Perturbação mental que se caracteriza pelo aparecimento de sensações (visuais, auditivas, etc.) atribuídas a causas objetivas que, na realidade, inexistem; sensações sem objeto; impressões ou noções falsas, sem fundamento na realidade; devaneios, delírios, enganos, ilusões.

Anafilaxia – Tipo de reação alérgica sistêmica aguda que ocorre quando a pessoa foi sensibilizada (ou seja, quando o sistema imune foi condicionado a reconhecer uma substância como uma ameaça ao organismo). Na segunda exposição ou nas exposições subsequentes, ocorre uma reação alérgica, repentina e grave, abrangendo todo o corpo, podendo causar sintomas tais quais: contrações musculares, constrição das vias respiratórias, dificuldade respiratória, dor abdominal, câimbras, vômitos, diarreia, queda da pressão sanguínea, choque circulatório e urticária. Uma anafilaxia prolongada pode causar arritmia cardíaca e morte.

Anatomofisiologia – A palavra refere-se à junção de duas especialidades: a Anatomia, que representa o estudo das estruturas, ou seja, dos órgãos separadamente, e a Fisiologia, referente ao estudo das funções e do mecanismo de funcionamento desses órgãos, tanto de modo individual, quanto sistêmico no organismo.

Aneurisma cerebral – É uma dilatação formada na parede enfraquecida de uma artéria do cérebro. A pressão normal do sangue dentro da artéria força essa região menos resistente e dá origem a uma espécie de "bexiga", a qual pode crescer lenta e progressivamente. Os maiores riscos desse afrouxamento do tecido vascular são a ruptura da artéria seguida de homorragia ou compressão de outras áreas do cérebro.

Bomba de infusão – É um aparelho médico-hospitalar ou veterinário utilizado para infundir líquidos tais quais fármacos e nutrientes, com controle de fluxo e volume, nas vias venosa, arterial ou esofágica.

Broncoespasmo – É o estreitamento da luz bronquial em razão da contração da musculatura dos brônquios. É pelos brônquios que o ar entra e sai dos pulmões. Quando ocorre esse estreitamento, apresenta-se, consequentemente, a dificuldade para respirar. O broncoespasmo também pode ser definido como constrição das vias áereas pequenas, sendo tal situação reversível.

Coma vígil – Ou estado vegetativo, é uma desordem quantitativa da consciência na qual os pacientes permanecem em um estado rebaixado de consciência, em vez de consciência plena, podendo conservar, no entanto, algumas funções autônomas e cerebrais, tais quais a respiração, a deglutição e a excreção. O paciente se mantém em um estado de vigília, mas não está propriamente consciente e não tem a capacidade de percepção, apreensão, crítica e interação, não sendo capaz de usar a linguagem ou a memória.

Coma – É o estado em que uma pessoa fica com a consciência comprometida e demonstra pouca ou nenhuma reação a estímulos, não sendo capaz de abrir os olhos ou pronunciar palavras, nem obedecer a comandos simples. Representa um comprometimento grave no sistema nervoso central.

Coma induzido – É a condição de um coma temporário provocado por uma dose controlada de sedativos, visando a diminuição da atividade elétrica, teoricamente reduzindo as demandas de oxigênio e metabólica. Utilizada para proteger o cérebro durante complicações no Sistema Nervoso Central, em situações as quais o paciente necessite de ventilação mecânica artificial, permitindo assim melhor resposta ao tratamento.

Comadre – Reservatório metálico utilizado em ambientes hospitalares, no próprio leito, para micção ou evacuação.

CPAP – *Continous Positive Air Pressure;* um dos modos de se realizar a Ventilação Não Invasiva (VNI).

Crise hipertensiva – É a elevação repentina, rápida, severa, inapropriada e sintomática da pressão arterial em pessoa normotensa ou hipotensa. Os órgãos alvo da crise hipertensiva são: os olhos, os rins, o coração e o cérebro.

Cuidado paliativo – É difinido como uma abordagem ou tratamento que melhora a qualidade de vida de pacientes e familiares diante de doenças progressivas e irreversíveis, não apenas em doenças terminais, mas também nas enfermidades crônicas. Visa avaliar e controlar de maneira impecável não somente a dor, mas todos os sintomas de natureza física, social, emocional e espiritual.

Desfibrilador cardíaco – Aparelho com o qual se provocam descargas elétricas, com corrente alternada ou contínua, sobre a região torácica, incidindo em especial na área cardíaca, com a finalidade de fazer com que um ritmo cardíaco anormal volte à normalidade.

Desmame de sedação – Processo progressivo de diminuição do uso de sedativos em um paciente, até a sua suspensão, visando despertá-lo do coma induzido.

Desmame do ventilador mecânico – Processo progressivo de diminuição dos parâmetros utilizados em um ventilador mecânico visando retornar o paciente para a ventilação espontânea, liberando-o da necessidade de respirar com auxílio de um aparelho.

Deterioração neurológica – Declínio ou degeneração das funções do Sistema Nervoso Central, em decorrência de alguma patologia orgânica (localizada no próprio cérebro ou não), podendo ter origem aguda ou crônica.

Diafragma – É um músculo estriado esquelético extenso que separa a cavidade torácica da abdominal, responsável pelo processo de respiração.

Digitopressura – O mesmo que Shiatsu.

Disfunção de múltiplos órgãos e sistemas (DMOS) – Síndrome caracterizada pela deterioração aguda da função de dois ou mais órgãos, mais habitualmente pulmões, rins, coração (e sistema vascular) e fígado, muito comum em quadro de sepse grave, podendo evoluir para falência irreversível desses órgãos e morte.

Distanásia – É o prolongamento do processo da morte e, consequentemente, da agonia e sofrimento através de tratamentos extraordinários que visam apenas prolongar a vida biológica do doente grave em estado terminal ou fora de possibilidade de cura, sem garantir-lhe conforto ou bem-estar físico, psíquico e emocional.

Do-in – Técnica de automassagem de origem chinesa que utiliza os pontos dos meridianos energéticos do corpo humano, conhecidos nas práticas da Medicina Tradicional Chinesa por Acupuntura. É uma técnica curativa e preventiva, e aplicável em casos de emergência.

***Drive* respiratório** – Estímulo neuromuscular inspiratório capaz de produzir movimentos respiratórios espontâneos pelo paciente, ou seja, o comando respiratório. O *drive* respiratório adequado é definido por frequência respiratória entre 12 e 20 incursões por minuto.

Eletroencefalograma (EEG) – O EEG é um exame que analisa a atividade elétrica cerebral espontânea, captada através da utilização de eletrodos colocados sobre o couro cabeludo. Como a atividade elétrica espontânea está presente desde o nascimento, o EEG pode ser útil em todas as idades, desde recém-nascidos até pacientes idosos.

Endoscopia cerebral – Procedimento médico no qual se realiza uma pequena perfuração no crânio (trepanação) e introduz-se um endoscópio até os ventrículos cerebrais. Através da câmera localizada no equipamento, permite a visualização do cérebro e suas estruturas de maneira segura e minimamente invasiva, favorecendo, por exemplo: a ressecção ou biópsia de tumores e cistos, correação de malformações congênitas e tratamento de hidrocefalia.

Estado terminal – Por definição, paciente terminal é aquele cuja condição é irreversível e apresenta uma alta probabilidade de morrer num período relativamente curto de tempo. Um paciente é considerado em condição terminal quando sua doença, independentemente das medidas terapêuticas adotadas, evoluirá de forma inexorável para a morte. A irreversibilidade da doença é definida de forma consensual pela equipe médica, baseada em dados objetivos e subjetivos. Estabelecido este diagnóstico, os cuidados paliativos constituem o objetivo principal da assistência ao paciente.

Estável hemodinamicamente – Diz-se do paciente que consegue manter os parâmetros circulatórios, especialmente a pressão arterial, em níveis normais, estáveis ou adequados para a correta perfusão sanguínea dos órgãos e tecidos.

Eutanásia – Conjunto de procedimentos que proporcionam a morte sem sofrimento, por critério próprio de quem atua (médico, enfermeiro, familiar, etc.) ou por designação de quem sofre. Morte sem dor nem sofrimento. Pode ser definida também como a antecipação do processo de morrer, realizada de modo ativo. Apesar de legalizada em alguns países, no Brasil não há respaldo legal ou jurídico.

Extubação – Ação de tirar um tubo ou uma cânula.

Farmacologia – É a Ciência que estuda de que modo as substâncias químicas interagem com os sistemas biológicos. Abrange o campo da composição de medicamentos, propriedades e interações, toxologia e efeitos desejáveis que podem ser usados no tratamento de doenças.

Febre amarela – É uma doença infecciosa causada por um tipo de vírus chamado *flavivirus*, cujo reservatório natural são os primatas não humanos que habitam as florestas tropicais.

Fisiopatologia – Estudo dos distúrbios funcionais no organismo e seu significado clínico. A natureza das alterações morfológicas e sua distribuição nos diferentes tecidos influenciam o funcionamento normal, determinando as características clínicas, o curso e também o prognóstico da doença.

Futilidade terapêutica – Refere-se a intervenções que não produzem qualquer benefício para o paciente.

Gripe suína (H1N1) – É uma doença respiratória altamente contagiosa que atinge porcos, causada pelo vírus influenza tipo A. Pode acometer seres humanos.

Hemodinâmica – Ramo da Fisiologia que estuda as leis reguladoras da circulação do sangue nos vasos (velocidade, pressão etc.).

Hemodiálise – A hemodiálise é um processo artificial de filtração do sangue, que procura fazer a remoção de substâncias tóxicas do sangue por meio de um rim artificial mecânico, em substituição aos rins orgânicos não funcionantes.

Hepatite C – Doença causada por um vírus, transmitida principalmente pelo sangue contaminado, mas a infecção também pode passar através das vias sexual e vertical (de mãe para filho). O portador do vírus pode desenvolver uma forma crônica da doença que leva a lesões no fígado (cirrose) e, até mesmo, câncer hepático.

Hepatologia – A Hepatologia é o ramo de Medicina especializado no estudo, na prevenção, no diagnóstico e na gestão das doenças que afetam o fígado, a vesícula biliar, a árvore biliar e o pâncreas.

Hidrocefalia – É o acúmulo excessivo de líquido cefalorraquidiano dentro do crânio, que leva ao inchaço cerebral.

Hipertensão arterial sistêmica (HAS) – Hipertensão arterial é uma doença crônica determinada por elevados níveis de pressão sanguínea nas artérias, o que faz com que o coração tenha de exercer um esforço maior do que o normal para fazer circular o sangue através dos vasos sanguíneos.

Hipotensão – Ou pressão baixa, é a condição da pressão arterial estar abaixo do normal esperado.

Hipotermia – Diminuição excessiva da temperatura normal do corpo. Às vezes pode ser provocada artificialmente para fins terapêuticos ou para facilitar cirurgias.

Hipoxemia – A hipoxemia é caracterizada pela redução dos níveis de oxigênio na circulação sanguínea, ocasionando redução ou ausência de oxigênio nos tecidos, com graves consequências para os mesmos, podendo gerar lesões irreversíveis.

Homeopatia – A Homeopatia é especialidade da Medicina e consiste em fornecer a um paciente sintomático doses extremamente diluídas de compostos os quais, se experimentados por pessoas saudáveis, gerariam nestas os mesmos sintomas da doença a ser tratada. Os medicamentos homeopáticos são potencializados através de técnicas de diluição, dinamização e sucussão, as quais liberam a energia do composto, que permanece na água. Ao ingerir o medicamento, o sistema de cura natural da pessoa é estimulado a estabelecer uma reação de restauração da saúde por suas próprias forças, de dentro para fora.

Imagem radiológica – Imagem obtida a partir da realização de um Raio X.

Imunodepressão – Atenuação das reações imunitárias do organismo, que se observa no curso de certas doenças, tais quais câncer, AIDS etc. (A imunodepressão é impropriamente tomada por alguns como sinônimo de imunossupressão).

Imunologia – É a especialidade biomédica que estuda o conjunto dos mecanismos de defesa do organismo contra antígenos.

Infecção do trato urinário – Conhecida popularmente pelo nome de infecção urinária, é um quadro infeccioso que pode ocorrer em qualquer parte do sistema urinário, por exemplo rins, bexiga, uretra e ureteres. Acomete homens e mulheres, e a principal causa é bacteriana.

Instabilidade hemodinâmica – Dificuldade para manutenção dos parâmetros de circulação sanguínea (por exemplo pressão arterial, frequência cardíaca, etc), em decorrência de algum distúrbio orgânico. A expressão se reporta, comumente, a uma pressão arterial persistentemente anormal ou instável, especialmente hipotensão. Refere-se também à diminuição da perfusão sanguínea nos tecidos, levando à disfunção dos órgãos.

Insuficiência respiratória aguda – Incapacidade do sistema respiratório, desenvolvida agudamente, de promover a adequada troca gasosa, ou seja, oxigenação e eliminação de gás carbônico. Dificuldade respiratória aguda, a qual pode ser ocasionada por diferentes patologias, caracterizando uma urgência médica.

Intensivista – Nome dado ao profissional dedicado ao atendimento do paciente internado em UTIs. São considerados profissionais intensivistas integrantes da UTI: médicos intensivistas, fisioterapeutas intensivistas e enfermeiros intensivistas, além de técnicos de enfermagem, farmacêuticos, nutricionistas, fonoaudiólogos, odontólogos e psicólogos que se dedicam ao paciente crítico.

Intubação orotraqueal – Intubação endotraqueal ou orotraqueal (IOT) é um procedimento de suporte avançado de vida no qual o médico, com um laringoscópio, visualiza a laringe e através dela introduz um tubo na traqueia (tubo endotraqueal).

Limitação terapêutica – Não introdução ou retirada de tratamentos considerados fúteis e sem benefícios terapêuticos, em pacientes terminais ou fora de possibilidade de cura, permitindo que a doença siga seu curso natural, mantendo os devidos cuidados quanto ao conforto físico, emocional e espiritual.

Lipotimia – Sensação de desmaio, sem que esse efetivamente ocorra.

Líquido cefalorraquidiano – Também conhecido por líquor ou fluído cerebroespinhal, é definido por um fluído corporal estéril, incolor, encontrado no cérebro e na medula espinhal, entre as meninges aracnoide e pia-máter (membranas que recobrem as estruturas cerebrais, juntamente com a dura-máter).

Luto – Representa um conjunto de reações a uma perda significativa, geralmente pela morte de outro ser.

Medula espinhal – Porção alongada do Sistema Nervoso Central que se inicia logo abaixo do bulbo, atravessando o canal das vértebras, ocupando toda extensão do canal vertebral até a região lombar. Tem a forma de um cordão arredondado e origina os nervos espinhais. Tem a função de conduzir os impulsos nervosos até o cérebro, produzir impulsos, coordenar atividades reflexas, e é responsável pela produção dos movimentos musculares, pois exerce o controle direto sobre os músculos.

Meningite – Processo inflamatório das meninges, membranas que envolvem o cérebro e a medula espinhal. Pode ser causada por diversos agentes infecciosos, tais quais bactérias, vírus, parasitas e fungos, ou também por processos não infecciosos.

Microbiologia – Especialidade biomédica que se dedica ao estudo dos microrganismos patogênicos, responsáveis pelas doenças infecciosas, englobando a Bacteriologia, a Virologia e a Micologia.

Mioclonia – Contração brusca, rápida, incoordenada e involuntária de um fascículo muscular, de um músculo ou de um grupo muscular e que se repete com intervalos variáveis. É atribuída à disfunção ou lesão de qualquer das estruturas da função motora; pode surgir na epilepsia ou ser fisiológica (adormecer ou acordar, por exemplo). Do ponto de vista da Conscienciologia, pode estar relacionada a questões energéticas.

Monitor – Aparelho automático que realiza a monitorização dos sinais vitais do paciente.

Morte Cerebral (MC) – Compreende a perda definitiva e irreversível das funções cerebrais. Também conhecida por Morte Encefálica, aplica-se à condição final, irreversível e definitiva de cessação das atividades do tronco cerebral. O tronco cerebral é constituído pelo mesencéfalo, ponte e bulbo.

Morte Clínica – Compreende a parada da respiração, da atividade cardíaca e do funcionamento cerebral, entretanto, ainda se mantém a possibilidade de reanimação cardiorrespiratória do paciente e a sua recuperação.

Nasoenteral – Sondagem Nasoenteral é a introdução através da cavidade nasal/oral de uma sonda de poliuretano ou outro material, posicionada no estômago, duodeno ou jejuno, com o objetivo de disponibilizar uma via de acesso para nutrição.

Nebulização – Administração de medicamento líquido através de pulverizações realizadas pelo nariz ou pela boca.

Neurocientista – É o profissional especialista no estudo do campo científico da neurociência ou qualquer um de seus subcampos.

Neurologista – Médico especialista em Neurologia, a especialidade médica que trata dos distúrbios estruturais do sistema nervoso. Especificamente, lida com o diagnóstico e tratamento de todas as categorias de doenças que envolvem os sistemas nervoso central, periférico e autônomo, incluindo os seus revestimentos, vasos sanguíneos, e todos os tecidos efetores, tais quais os músculos.

Oncologista – Médico especialista na área de Oncologia, ou seja, no diagnóstico e melhor tratamento direcionado a cada tipo de câncer.

Ortotanásia – A atitude médica de acompanhar o moribundo a uma morte sem sofrimento, sem o uso de métodos artificiais de prolongamento da vida, tais quais respiração artificial e outras medidas invasivas, ou seja, a ortotanásia é morte sem abreviações nem prolongamentos heroicos e desnecessários; é o resultado da evolução natural de uma doença.

Paliativismo – É o conjunto de práticas médicas que visa oferecer dignidade e diminuição de sofrimento mais comum a pacientes terminais ou em estágio avançado de determinada enfermidade.

Parada cardiorrespiratória (PCR) – É a interrupção da circulação sanguínea que ocorre em consequência da interrupção súbita e inesperada dos batimentos cardíacos ou da presença de batimentos cardíacos ineficazes.

Parestesia – Perturbação anormal da sensibilidade (formigueiro, picada, adormecimento, etc.).

Patologia – Especialidade médica que estuda as doenças e as alterações que estas provocam no organismo. O termo patologia é, às vezes, empregado na condição de sinônimo do vocábulo doença.

Pneumonia – Inflamação do parênquima pulmonar, caracterizada por consolidação da região afetada (lobos, segmentos ou lóbulos), ficando os espaços alveolares preenchidos por exsudato, células inflamatórias e fibrina. A maior parte das pneumonias são infeciosas e provocadas por microrganismos (bactérias e vírus e, menos frequentemente, por protozoários, rikétsias e fungos). As pneumonias podem ser também provocadas por agentes químicos ou por traumatismos. Quando existe importante atingimento dos brônquios da região patológica, denomina-se broncopneumonia.

Poliomielite – Poliomielite ou paralisia infantil é uma doença contagiosa aguda causada pelo poliovírus (sorotipos 1, 2, 3), que pode infectar crianças e adultos por via fecal-oral (através do contato direto com as fezes ou com secreções expelidas pela boca das pessoas infectadas) e provocar ou não paralisia.

Poliqueixoso – Diz-se do paciente hipersensível do ponto de vista emocional, com tendência ao queixume ou hábito de queixar-se com frequência e, em geral, os relatos não podem ser explicados ou não são justificáveis do ponto de vista fisiopatológico. É o mesmo que paciente hipocondríaco. A causa principal do transtorno poliqueixoso é atribuída a problemas psicossociais. A maioria acaba sendo diagnosticada na condição de depressivo.

Pressão arterial – Força exercida pelo sangue contra as paredes arteriais, sendo determinada pelo débito cardíaco e pela resistência ao fluxo sanguíneo.

Pressão inaudível – Condição na qual a pressão arterial está tão baixa que não pode ser aferida pelos equipamentos ou tecnologias.

Processo infeccioso oportunista –É doença causada por microrganismo que se aproveita da fraqueza do sistema imunológico (responsável pela defesa do organismo) para se instalar e se replicar. Comum em pacientes com imunodepressão, por exemplo com AIDS ou câncer, mas também em pacientes que fazem tratamento para imunossupressão, por exemplo doentes que receberam órgãos em transplante.

Prognóstico – É conhecimento ou juízo antecipado, prévio, baseado necessariamente no diagnóstico e nas possibilidades terapêuticas, segundo o estado, a duração e a evolução de uma doença ou quadro clínico sob seu cuidado ou orientação. É a predição do médico sobre o modo pelo qual a doença do paciente irá evoluir e se há, e quais são, as chances de cura.

Pronto socorro (PS) – Unidade hospitalar responsável pelo atendimento inicial a pacientes em estado de urgência ou emergência, correndo risco iminente de morrer.

Psicopatologia – Ramo da medicina que tem como objetivo fornecer a referência, a classificação e a explicação para as modificações do modo de vida, do comportamento e da personalidade de um indivíduo, que se desviam da norma e/ou ocasionam sofrimento e são tidas como expressão de doenças mentais.

Psicopatológico – Relativo ou pertencente à psicopatologia (ramo da medicina).

Reposição volêmica – Refere-se às técnicas utilizadas para reposição da volemia ou volume do sangue e plasma circulante no organismo. Pode ser feita mediante reposição sanguínea (transfusão), quando a causa for hemorragia ou, por exemplo, em casos de desidratação severa e sepse, mediante a administração de soros estéreis.

Respiração espontânea – É o modo de "respiração" ou ventilação realizado pelo próprio paciente, sem a necessidade de suporte externo, ou seja, não requer auxílio de aparelhos ou tecnologias.

Sedação – Aplicação de sedativo visando aliviar sensação física, por exemplo a dor, ou induzir o paciente ao sono e, até mesmo, ao estado de coma (coma induzido).

Sepse – É uma condição com risco de vida na qual um agente infeccioso, por exemplo bactéria, vírus ou fungo, entra na corrente sanguínea de uma pessoa. A infecção afeta todo o sistema imunitário, o que desencadeia uma reação em cadeia que pode provocar inflamação descontrolada no organismo. Esta resposta de todo o organismo à infecção produz mudanças de temperatura, da pressão arterial, frequência cardíaca, contagem de células brancas do sangue e respiração. As formas mais graves de sepse também podem causar uma disfunção de órgãos ou o chamado choque séptico.

Shiatsu – Forma de manipulação administrada pelos polegares, dedos e palmas, sem o uso de qualquer instrumento mecânico ou de outro tipo, para aplicar pressão à pele humana, corrigir disfunções internas, promover e manter a saúde e tratar doenças específicas.

Síndrome da Angústia Respiratória Aguda (SARA) – Síndrome de insuficiência respiratória de instalação aguda, caracterizada por infiltrado pulmonar bilateral à radiografia de tórax, compatível com edema pulmonar; hipoxemia (redução da oxigenação) grave e presença de um fator de risco para lesão pulmonar.

Síndrome de *burnout* – Síndrome de esgotamento profissional, proveniente da exposição prolongada a fatores interpessoais crônicos no trabalho que apresenta 3 dimensões: exaustão emocional, despersonalização (frieza, insensibilidade, desumanização) e falta de realização profissional (ineficácia). Esta síndrome normalmente acomete trabalhadores que atendem ou assistem pessoas em situação de risco ou de extrema responsabilidade.

Sistema cardiocirculatório – A junção do coração com os vasos sanguíneos forma o sistema cardiovascular ou circulatório. Essa circulação de sangue impulsionada pelo coração permite o transporte e a distribuição de nutrientes, oxigênio e hormônios para as células de vários órgãos. O sangue também transporta resíduos do metabolismo para que possam ser eliminados do corpo.

Sistema gastrointestinal – O sistema gastrointestinal é um tubo oco que se estende da cavidade bucal ao ânus, sendo também chamado de trato digestório ou canal alimentar. As estruturas do sistema gastrointestinal incluem: boca, faringe, esôfago, estômago, intestino delgado, intestino grosso, reto e ânus.

Suporte ventilatório – Expressão utilizada para designar a condição na qual um paciente necessita de intubação orotraqueal e auxílio de um ventilador mecânico para a manutenção da oxigenação sanguínea, das funções cerebrais e da estabilidade hemodinâmica.

Tabagismo – É uma toxicomania caracterizada pela dependência física e psicológica do consumo de nicotina, substância presente no tabaco.

Tanatofobia – É a fobia ou medo da morte. Pode chegar a casos extremos em que a pessoa evita, até mesmo, sair de casa.

Tanatologia – Teoria ou estudo científico sobre a morte, suas causas e fenômenos a ela relacionados. Investiga os mecanismos e aspectos forenses da morte, tais como mudanças corporais que acompanham o período após a morte, bem como os aspectos psicológicos, sociais e legais mais amplos.

Taquicardia – É um termo utilizado para designar um aumento da frequência cardíaca. Convenciona-se como normal no ser humano uma frequência cardíaca entre 60 e 100 batimentos por minuto. A partir de 100, considera-se que há taquicardia.

Terapia Intensiva – É especialidade na área da saúde funcionando em uma estrutura hospitalar que se caracteriza por uma unidade complexa, dotada de sistema de monitorização contínua, que admite pacientes potencialmente graves ou com descompensação de um ou mais sistemas orgânicos e que, com o suporte e tratamento intensivos, tenham possibilidade de se recuperar.

Tetraplegia – Ou quadriplegia, decorrente da lesão na medula espinhal ao nível da coluna cervical, resulta em paralisia nos quatro membros, superiores (mãos, antebraços e braços) e inferiores (pés, pernas e coxas). Dependendo da altura da lesão, pode comprometer a respiração.

Tetraplégico – Diz-se do paciente com tetraplegia.

Tomografia – Exame radiológico que permite visualizar as estruturas anatômicas na forma de cortes.

Traqueia – Conduto situado na frente do esôfago, constituído de anéis cartilaginosos horizontalmente dispostos, que liga a laringe aos brônquios e serve para a passagem de ar.

Traqueostomia – Intervenção cirúrgica que consiste na abertura de um orifício na traqueia e na colocação de uma cânula para a passagem de ar.

Traqueostomizado – Diz-se do paciente que realizou uma traqueostomia.

Tratamento paliativo – Ou cuidado paliativo, é uma abordagem médica multidisciplinar que objetiva a melhoria na qualidade de vida do paciente e de seus familiares, ao realizar a prevenção e o alívio de sofrimento, diante de uma doença que ameaça a vida.

Tubo endotraqueal – Tubo utilizado na intubação orotraqueal para servir de via no fornecimento de oxigênio a pacientes incapazes de manterem a própria respiração e oxigenação sanguínea.

Tumoração – É um termo usado para designar uma proliferação celular anormal, excessiva e descoordenada, que não cessa quando o estímulo inicial termina. Pode ser benigna ou maligna.

UTI Coronária – Unidade de Terapia Intensiva destinada aos pacientes graves portadores de doença cardíaca.

UTI Geral – Unidade de Terapia Intensiva destinada aos pacientes graves em geral, independentemente das comorbidades ou etiologia das doenças.

UTI Neonatal – Unidade de Terapia Intensiva destinada aos pacientes recém-nascidos em estado grave.

Ventilação artificial – É a manutenção da respiração de um paciente realizada mediante o uso de um ventilador mecânico, quando o paciente não consegue realizar a ventilação ("respiração") espontânea.

Ventilação Não Invasiva (VNI) – A ventilação não invasiva (VNI) consiste na aplicação de um suporte ventilatório sem recorrer a métodos invasivos, evitando desta forma as complicações associadas à intubação orotraqueal e ventilação mecânica invasiva.

Listagem das Abreviaturas

Observação. Estão explicitadas aqui, na ordem alfabética, 77 siglas e abreviaturas empregadas neste livro:

a.e.c. = *a*ntes da *E*ra *C*omum.

AIDS = *Acquired Immunodeficiency Syndrome;* Síndrome da Imunodeficiência Adquirida.

alf. = índice alfabético de assuntos; índice remissivo.

AM = *A*utoconscientização *M*ultidimensional.

AMIB = *A*ssociação de *M*edicina *I*ntensiva *B*rasileira.

apênd. = apêndice ou apêndices.

apres. = apresentador ou apresentadora.

AVC = *A*cidente *V*ascular *C*erebral.

br. = brochurado.

caps. = capítulos.

CCC = *C*entro da *C*onsciência *C*ontínua.

CCCI = *C*omunidade *C*onscienciológica *C*osmoética *I*nternacional.

CEAEC = Associação Internacional do *C*entro de *A*ltos *E*studos da *C*onscienciologia.

Chi. = idioma Chinês.

cm = centímetros.

CNS = Conferência Nacional de Saúde.

CPAP = *Continous Positive Air Pressure;* Ventilação com Pressão Positiva Contínua.

CTI = *C*entro de *T*erapia *I*ntensiva.

DMOS = *D*isfunção de *M*últipla *Ó*rgãos e *S*istemas.

EC = *E*nergia *C*onsciencial.

Ed. = edição ou edições.

EI = *E*nergia *I*manente.

enc. = encadernado.

enu. = enumeração.

enus. = enumerações.

epíl. = epílogo.

EEG = Eletroencefalograma.

EQM = *E*xperiência de *Q*uase *M*orte.

EUA = *E*stados *U*nidos da *A*mérica.

EV = *E*stado *V*ibracional.

FEP = *F*icha *E*volutiva *P*essoal.

Fra. = idoma Francês.

geo. = índice geográfico.

glos. = glossário.

gráf. = gráfico.

gráfs. = gráficos.

Gre. = idioma Grego.

H1N1 = *H*emaglutinina 1 – *N*euroaminidase 1.

HAS = *H*ipertensão *A*rterial *S*istêmica.

HIV = *Human immunodeficiency vírus;* Vírus da Imunodeficiência Humana.

IIP = *I*nstituto *I*nternacional de *P*rojeciologia.

IIPC = *I*nstituto *I*nternacional de *P*rojeciologia e *C*onscienciologia.

ilus. = ilustração ou ilustrações.

Ing. = idioma Inglês.

int. = introdução.

IOT = Intubação orotraqueal.

ITU = *I*nfecção do *T*rato *U*rinário.

Lat. = idioma Latim.

MC = *M*orte *C*erebral.

ME = *M*orte *E*ncefálica.

N. = número ou números.

N^os^ = números.

NDE = *Near-Death Experience;* Experiência de Quase Morte.

OIC = *O*rganização *I*nternacional de *C*onsciencioterapia.

ono. = índice onomástico; índice de nomes.

p. = página ou páginas.

PA = *P*ronto *A*tendimento.

PCR = Parada Cardiorrespiratória.

PNH = *P*olítica *N*acional de *H*umanização.

PNHAH = *P*rograma *N*acional de *H*umanização da *A*tenção *H*ospitalar.

pref. = prefaciador.

ról. = prólogo.

PS = *P*ronto *S*ocorro.

refs. = referências bibliográficas.

S. = São.

SARA = *S*índrome da *A*ngústia *R*espiratória *A*guda.

SCCM = *Society of Critical Care Medicine;* Sociedade de Medicina Intensiva.

S.P. = *S*em *P*ágina

SUS = *S*istema *Ú*nico de *S*aúde.

tab. = tabela.

tabs. = tabelas.

tevê = Televisão.

Uniescon = *U*nião *I*nternacional dos *E*scritores da *C*onscienciologia.

UTI = *U*nidade de *T*erapia *I*ntensiva.

V. = veja.

VNI = *V*entilação *N*ão *I*nvasiva.

Vol. = volume ou volumes; tomo ou tomos.

Listagem dos Estrangeirismos

Observações. Aqui foram listados, na ordem alfabética, 29 estrangeirismos empregados no texto.

Ayurveda (Sânscrito) – "Ciência da vida"; sistema médico tradicional indiano.

Brainstorming (Ing.) – Tempestade cerebral; tempestade de ideias. Mais que uma técnica de dinâmica de grupo, é uma atividade desenvolvida para explorar a potencialidade criativa de um indivíduo ou de um grupo (criatividade em equipe), colocando-a a serviço de objetivos predeterminados.

Burnout (syndrome) (Ing.) – Síndrome do esgotamento profissional; fenômeno psicossocial que surge na condição de resposta crônica aos estressores interpessoais ocorridos na situação de trabalho, constituído por três dimensões relacionadas, mas independentes: exaustão emocional, despersonalização e baixa realização profissional.

Check up (Ing.) – Exame minucioso; exame médico completo.

Cocoanut Grove (Ing.) – Alameda dos coqueiros; boate ou casa noturna inaugurada em 1927, em Boston, Massachusets, EUA, destruída por um incêndio em 1942.

Continuous Positive Air Pressure (Ing.) – CPAP; Pressão de Ar Positiva e Contínua; modo ventilatório utilizado em pacientes em ventilação espontânea, mediante máscara acoplada a um ventilador mecânico, o qual facilitará o fluxo de ar durante a inspiração.

Crescendum (Lat.) – crescendo; gradação, intensificação progressiva.

Critical Care Medicine (Ing.) – Medicina Intensiva.

Drive (Ing.) – ato de conduzir, dirigir; esforço, energia, impulso, dinamismo, ímpeto; força motriz, mecanismo de engrenagem, transmissão, propulsão.

Élégance (Fra.) – Elegância; disposição marcada pela harmonia e leveza nas formas, proporção das partes e no movimento.

Fast food (Ing.) – Comida rápida; comida pronta; nome genérico dado ao consumo de refeições que podem ser preparadas e servidas em um intervalo pequeno de tempo.

Feedback (Ing.) – regeneração, realimentação; resposta; retroinformação; comentários e informações sobre algo que já foi feito com o objetivo de avaliação.

Flexner Report (Ing.) – Relatório Flexner; documento elaborado por Abraham Flexner (1866–1959), publicado em 1910, visando a reformulação radical do relapso ensino médico nos EUA.

Homo sapiens sapiens (Lat.) – Subdivisão *Homo sapiens* ao qual pertence o homem ou ser humano moderno.

Humanizing Health Care (Ing.) – Humanizando o Cuidado em Saúde; simpósio realizado nos EUA em 1972, o qual gerou uma publicação com a mesma denominação, considerado o marco da retomada do processo de Humanização.

Insight (Ing.) – Capacidade para compreender intuitivamente o caráter verdadeiro de seu próprio comportamento ou atitudes, de uma situação, condição; compreensão de si mesmo; autoconhecimento.

Kátharsis (Gre.) – Purificação, purgação; mênstruo; alívio da alma pela satisfação de uma necessidade moral; operação de trazer à consciência estados afetivos e lembranças recalcadas no inconsciente, liberando o paciente de sintomas e neuroses associadas a esse bloqueio.

Medicina Animi (Lat.) – Medicina da Alma; lema antigo gravado em um dos pórticos da Biblioteca de Alexandria.

Miss (Ing.) – Senhorita; forma de tratamento formal que antecede o nome da mulher solteira.

Modus operandi (Lat.) – Modo de operar ou funcionar; modo particular de trabalho de um profissional.

Near-Death Experience (Ing.) – Também conhecida pela sigla NDE, é expressão da Língua Inglesa para Experiência da Quase Morte (EQM).

Nightclub (Ing.) – Boate; casa noturna.

Pet shop (Ing.) – Loja de animais; nome dado a um estabelecimento comercial especializado em vender filhotes de animais, alimentos e acessórios, além de oferecer serviços de embelezamento como banho, tosa e perfumaria.

Poodle (Ing.) – Raça de cães domésticos, de pelo ondulado ou encaracolado e orelhas pendentes; cão d`água.

Post-mortem (Lat.) – Após a morte; além do túmulo; na outra vida; expressão empregada quando se trata de conferir honraria à pessoa dessomada.

Qi (Chi.) – Segundo a tradição chinesa, é a energia imanente, primária, essencial e impessoal, dispersa em todos os objetos ou realidades físicas; também denominada *Chi.*

Rapport (Fra.) – Trazer de volta; técnica usada para criar uma ligação de sintonia e empatia com outra pessoa.

Society of Critical Care Medicine (Ing.) – Sociedade de Medicina Intensiva.

University (Ing.) – Universidade; instituição de ensino e pesquisa constituída por um conjunto de faculdades e escolas destinadas a promover a formação profissional e científica de pessoal de nível superior e a realizar pesquisa teórica e prática nas principais áreas do saber humanístico, tecnológico e artístico e a divulgação de seus resultados à comunidade científica mais ampla.

Índice Geográfico

Índice Onomástico

Índice Remissivo

D

Q

R

S

Instituições Conscienciocêntricas (ICs)

ICs. As Instituições Conscienciocêntricas (ICs) são organizações cujos objetivos, metodologias de trabalho e modelos organizacionais estão fundamentados no *Paradigma Consciencial*. A atividade principal das ICs é apoiar a evolução das consciências através da *tarefa do esclarecimento* pautada pelas *verdades relativas de ponta*, encontradas nas pesquisas no campo da Ciência Conscienciologia e especialidades.

Voluntariado. Todas as Instituições Conscienciocêntricas são associações independentes, de caráter privado, sem fins de lucro e mantidas predominantemente pelo trabalho voluntário de professores, pesquisadores, administradores e profissionais de diversas áreas.

CCCI. O conjunto das Instituições Conscienciocêntricas e dos voluntários da Conscienciologia no planeta compõe a *Comunidade Conscienciológica Cosmoética Internacional* (CCCI) formada atualmente por 23 ICs, incluindo a *Associação Internacional Editares.*

AIEC – Associação Internacional para Expansão da Conscienciologia

Fundação: 22/04/2005
Sede: Av. Felipe Wandscheer, 6.200, sala 111, Cognópolis
Foz do Iguaçu, Paraná, Brasil, CEP: 85856-530
Tel.: +55 (45) 2102-1411
Site: www.worldaiec.org
Contato: aiec.comunicacao@gmail.com

Campus Discernimentum: Av. Felipe Wandscheer, 6.200, sala 201
Cognópolis, Foz do Iguaçu, Paraná, Brasil, CEP: 85856-530
Tel.: +55 (45) 2102-1400
Contato: contato@discernimentum.org

APEX – Associação Internacional da Programação Existencial

Fundação: 20/02/2007
Sede: Rua da Cosmoética, 1.635, Cognópolis, Caixa Postal 921, Centro
Foz do Iguaçu, Paraná, Brasil, CEP: 85853-755
Tel.: +55 (45) 3525-2652 – Fax: +55 (45) 3525-5511
Site: www.apexinternacional.org
Contato: contato@apexinternacional.org

ARACÊ – Associação Internacional para Evolução da Consciência

Fundação: 14/04/2001

***Campus* ARACÊ:** Rota do Conhecimento, Km 7, acesso pela BR-262 Km 87, Distrito de Aracê, Domingos Martins, Espírito Santo, Brasil

Endereço para correspondência: Caixa Postal 110, Pedra Azul Domingos Martins, Espírito Santo, Brasil, CEP: 29278-000

Tel.: +55 (27) 9739-2400

Site: www.arace.org

Contato: associacao@arace.org

ASSINVÉXIS – Associação Internacional de Inversão Existencial

Fundação: 22/07/2004

***Campus* de Invexologia:** Av. Maria Bubiak, 1.100, Cognópolis Foz do Iguaçu, Paraná, Brasil, CEP: 85853-728

Tel.: +55 (45) 3525-0913

Site: www.assinvexis.org

Contato: contato@assinvexis.org

ASSIPEC – Associação Internacional de Pesquisas da Conscienciologia

Fundação: IC apresentada oficialmente na Tertúlia Conscienciológica do dia 14/08/2011

Sede: Rua XV de Novembro, 1.681, Vila Municipal Jundiaí, São Paulo, Brasil, CEP: 13201-006

Tel.: +55 (11) 4521-8541

Site: www.assipec.org

Contato: assipec@assipec.org

ASSIPI – Associação Internacional de Parapsiquismo Interassistencial

Fundação: 29/12/2011

Sede: Av. Felipe Wandscheer, 6.200, sala 212, Cognópolis Foz do Iguaçu, Paraná, Brasil, CEP: 85856-530

Tel.: +55 (11) 2102-1421 – VOIP: +55 (45) 4053-9818

Site: www.assipi.org

Contato: assipi@assipi.com

CEAEC – Associação Internacional do Centro de Altos Estudos da Conscienciologia

Fundação: 15/07/1995

Sede: Rua da Cosmoética, 1.635, Cognópolis, Caixa Postal 921, Centro Foz do Iguaçu, Paraná, Brasil, CEP: 85853-755

Tel.: +55 (45) 3525-2652 – Fax:+55 (45) 3525-5511

Site: www.ceaec.org

Contato: ceaec@ceaec.org

COMUNICONS – Associação Internacional de Comunicação Conscienciológica

Fundação: 24/07/2005
Sede: Av. Felipe Wandscheer, 6.200, sala 206, Cognópolis
Foz do Iguaçu, Paraná, Brasil, CEP: 85856-530
Tel.: +55 (45) 2102-1409
Site: www.comunicons.org.br
Contato: comunicons@comunicons.org

CONSCIUS – Associação Internacional de Conscienciometria Interassistencial

Fundação: 24/02/2006
Sede: Av. Felipe Wandscheer, 6.200, casa 352, Cognópolis
Foz do Iguaçu, Paraná, Brasil, CEP: 85856-530
Tel.: +55 (45) 2102-1460
Site: www.conscius.org.br
Contato: conscius@conscius.org.br

CONSECUTIVUS – Associação Internacional de Pesquisas Seriexológicas e Holobiográficas

Fundação: 14/12/2014
Sede: Av. Felipe Wandscheer, 6.200, Casa 351, Cognópolis
Foz do Iguaçu, Paraná, Brasil, CEP: 85851-579
Tel.: +55 (45) 9807-1320
Site: www.consecutivus.com.br
Contato: consecutivus@consecutivus.com.br

COSMOETHOS – Associação Internacional de Cosmoeticologia

Fundação: 03/10/2015
Sede: Av. Felipe Wandscheer, 6.200, Sala 104, *Cosmoethicarium*
Cognópolis
Foz do Iguaçu, Paraná, Brasil, CEP: 85851-579
Tel.: +55 (45) 9807-1320
Site: www.cosmoethos.org.br
Contato: contato@cosmoethos.com.br

ECTOLAB – Associação Internacional de Pesquisa Laboratorial em Ectoplasmia e Paracirurgia

Fundação: 14/07/2013
Sede: Avenida Felipe Wandscheer, 6.200, sala 105, Cognópolis
Foz do Iguaçu, PR, Brasil, CEP: 85856-630
Telefone: +55 (45) 2102-1427
Site: www.ectolab.org
Contato: ectolab@ectolab.org

EDITARES – Associação Internacional Editares

Fundação: 23/10/2004
Sede: Av. Felipe Wandscheer, 6.200, sala 107, Cognópolis
Foz do Iguaçu, Paraná, Brasil, CEP: 85856-530
Tel.: +55 (45) 2102-1407 – VOIP: +55 (45) 4053-953
Site: www.editares.org.br
Shopcons: www.shopcons.com.br (portal de compra de livros)
Contato: editares@editares.org

ENCYCLOSSAPIENS – Associação Internacional de Enciclopediologia Conscienciológica

Fundação: 21/12/2013
Sede: Rua da Cosmoética, 1.635, Cognópolis
Foz do Iguaçu, Paraná, Brasil, CEP: 85853-755, Caixa Postal 921
Tel.: +55 (45) 3525-2652 – Fax: +55 (45) 3525-5511
Site: www.encyclossapiens.org
Contato: contato@encyclossapiens.org

EVOLUCIN – Associação Internacional de Conscienciologia para Infância

Fundação: 09/07/2006
Sede: Av. Felipe Wandscheer, 6.200, sala 102, Cognópolis
Foz do Iguaçu, Paraná, Brasil, CEP: 85856-530
Tel.: +55 (45) 9909-6129
Site: www.evolucin.org
Contato: evolucin@gmail.com

IIPC – Instituto Internacional de Projeciologia e Conscienciologia

Fundação: 16/01/1988
Sede: Av. Felipe Wandscheer, 6.200, sala 103, Cognópolis
Foz do Iguaçu, Paraná, Brasil, CEP: 85856-530
Tel.: +55 (45) 2102-1448
Site: www.iipc.org.br
Contato: iipc@iipc.org.br

***Campus* de Pesquisas IIPC:** Estrada do Universalismo, 1.177
Sampaio Correa, Saquarema, Rio de Janeiro, Brasil
CEP: 28997-970
Tel.: +55 (22) 2654-1186
Contato: campussaquarema@iipc.org

INTERCAMPI – Associação Internacional dos *Campi* de Pesquisas da Conscienciologia

Fundação: 23/07/2005
Sede: Av. Antonio Basílio, 3006, sala 602, Lagoa Nova
Natal, Rio Grande do Norte, CEP: 59056-005
Tel.: +55 (84) 3211-3126
Site: www.intercampi.org
Contato: intercampi@intercampi.org

INTERPARES – Associação Internacional de Aportes Interassistenciais

Fundação: 15/05/2016
Sede: Rua da Cosmoética, 1635, sala 11, Cognópolis
Foz do Iguaçu, Paraná, Brasil, CEP: 85853-755
Tel.: +55 (45) 3525-2652
Site: www.interpares.org.br
Contato: aslascani@yahoo.com.br

JURISCONS – Associação Internacional de Paradireitologia

Fundação: 25/04/2015
Sede: Av. Felipe Wandscheer, 6.200, sala 350 A, Cognópolis
Foz do Iguaçu, Paraná, Brasil, CEP: 85856-530
Site: www.juriscons.org
Contato: juriscons@juriscons.org

OIC – Organização Internacional de Conscienciologia

Fundação: 06/09/2003
***Campus* OIC:** Av. Felipe Wandscheer, 5.935, Cognópolis
Foz do Iguaçu, Paraná, Brasil, CEP: 85856-530
Tel.: +55 (45) 3025-1404 / 2102-1402
Site: www.oic.org.br
Contato: aco@oic.org.br

REAPRENDENTIA – Associação Internacional de Parapedagogia e Reeducação Consciencial

Fundação: 21/10/2007
Sede: Av. Felipe Wandscheer, 6.560, Cognópolis
Foz do Iguaçu, Paraná, Brasil, CEP: 85856-530
Site: www.reaprendentia.org
Contato: contato@reaprendentia.org.br

RECONSCIENTIA – Associação Internacional de Pesquisologia para Megaconscientização

Fundação: 02/07/2011

Sede: Felipe Wandscheer 6.200, Sala 104, Cognópolis

Foz do Iguaçu, Paraná, Brasil, CEP: 85856-530

Tel.: +55 (45) 9993-2000

Contato: pesquisologia@gmail.com

IC TENEPES – Associação Internacional de Tenepessologia

Fundação: 11/06/2016

Sede: Felipe Wandscheer 6.200, Sala 205, Cognópolis

Foz do Iguaçu, Paraná, Brasil, CEP: 85856-530

Tel.: +55 (45) 9131-2855

***Site:* www.ictenepes.org**

UNICIN – União das Instituições Conscienciocêntricas Internacionais

Fundação: 22/01/2005

Sede: Av. Felipe Wandscheer, 6.200, sala 105, Cognópolis

Foz do Iguaçu, Paraná, Brasil, CEP: 85856-530

Tel.: +55 (45) 2102-1405

Site: www.unicin.org

Contato: unicin@unicin.org

UNIESCON – União Internacional de Escritores da Conscienciologia

Fundação: 23/11/2008

Sede: Rua da Cosmoética, 1.635, Cognópolis

Foz do Iguaçu, Paraná, Brasil, CEP: 85853-755

Tel.: +55 (45) 3525-2652 – Fax:+55 (45) 3525-5511

Site: www.uniescon.org

Contato: uniescon.ccci@gmail.com

Títulos Publicados pela Editares

AUTOR	*TÍTULO*
Alessandra Nascimento / Felix Wong (Orgs.)	CONSCIENCIOLOGIA É NOTÍCIA – PROJECIOLOGIA
Alexandre Nonato	JK E OS BASTIDORES DA CONSTRUÇÃO DE BRASÍLIA
Alexandre Nonato *et. al.*	ACOPLAMENTO ENERGÉTICO
Alexandre Nonato *et. al.*	INVERSÃO EXISTENCIAL
Aline Niemeyer	MEGAPENSENES TRIVOCABULARES DA INTERASSISTENCIALIDADE
Alzemiro Rufino de Matos	VIDA: OPORTUNIDADE DE APRENDER
Ana Seno	COMUNICAÇÃO EVOLUTIVA
Antonio Pitaguari / Marina Thomaz	REDAÇÃO E ESTILÍSTICA CONSCIENCIOLÓGICA
Arlindo Alcadipani	ITINERÁRIO EVOLUTIVO DE UM RECICLANTE
Bárbara Ceotto	DIÁRIO DE AUTOCURA
Cesar Machado	ANTIVITIMIZAÇÃO
	PROATIVIDADE EVOLUTIVA
Cirleine Couto	CONTRAPONTOS DO PARAPSIQUISMO
	INTELIGÊNCIA EVOLUTIVA COTIDIANA
Dalva Morem	SEMPRE É TEMPO
Dayane Rossa	OPORTUNIDADE DE VIVER
Dulce Daou	AUTOCONSCIÊNCIA E MULTIDIMENSIONALIDADE
	VONTADE: CONSCIÊNCIA INTEIRA
Eduardo Martins	HIGIENE CONSCIENCIAL
Fernando R. Sivelli / Marineide C. Gregório	AUTOEXPERIMENTOGRAFIA PROJECIOLÓGICA
Flavia Rogick	MUDAR OU MUDAR
	CONSCIÊNCIA CENTRADA NA ASSISTÊNCIA
Flávio Amado (Org.)	TEÁTICAS DA TENEPES
Flávio Buononato	ANUÁRIO DA CONSCIENCIOLOGIA 2012
	ANUÁRIO DA CONSCIENCIOLOGIA 2013
	FATOS E PARAFATOS DA COGNÓPOLIS FOZ DO IGUAÇU
Graça Razera	HIPERATIVIDADE EFICAZ
Guilherme Kunz	MANUAL DO MATERPENSENE
Jaqueline Nahas / Pedro Fernandes (Orgs.)	HOMO LEXICOGRAPHUS
Jayme Pereira	BÁRBARAH VAI À ESTRELA
	PRINCÍPIOS DO ESTADO MUNDIAL COSMOÉTICO
João Aurélio / Kátia Arakaki	COGNÓPOLIS FOZ: UM LUGAR PARA SE VIVER

João Paulo Costa / Dayane Rossa	MANUAL DA CONSCIN-COBAIA
Julieta Mendonça	MANUAL DO TEXTO DISSERTATIVO
Julio Almeida	QUALIFICAÇÕES DA CONSCIÊNCIA
	QUALIFICAÇÃO AUTORAL
Kátia Arakaki	ANTIBAGULHISMO ENERGÉTICO – MANUAL
	VIAGENS INTERNACIONAIS
Laura Sánchez	LASTANOSA: MEMÓRIA E HISTÓRIA DO INTELECTUAL E HOLOTECÁRIO DO SÉCULO XVII
Lilian Zolet	PARAPSIQUISMO NA INFÂNCIA
Lilian Zolet / Flávio Buononato	MANUAL DO *ACOPLAMENTARIUM*
Lilian Zolet / Guilherme Kunz	*ACOPLAMENTARIUM:* PRIMEIRA DÉCADA
Lourdes Pinheiro / Felipe Araújo	DICIONÁRIO DE VERBOS CONJUGADOS DA LÍNGUA PORTUGUESA
Luciana Lavôr (Org.)	NOITE DE GALA MNEMÔNICA
Luciano Vicenzi	CORAGEM PARA EVOLUIR
Lucy Lutfi	VOLTEI PARA CONTAR
Luiz Bonassi	PARADOXOS
Mabel Teles	PROFILAXIA DAS MANIPULAÇÕES CONSCIENCIAIS
	ZÉFIRO
Málu Balona	AUTOCURA ATRAVÉS DA RECONCILIAÇÃO
	SÍNDROME DO ESTRANGEIRO
Marcelo da Luz	ONDE A RELIGIÃO TERMINA?
Maria Thereza Lacerda	A PEDRA DO CAMINHO
Marina Thomaz / Antonio Pitaguari (Orgs.)	TENEPES: ASSISTÊNCIA INTERDIMENSIONAL LÚCIDA
Maximiliano Haymann	PRESCRIÇÕES PARA O AUTODESASSÉDIO
	SÍNDROME DO OSTRACISMO
Miguel Cirera	*EVOLUCIÓN DE LA INTELIGENCIA PARAPSÍQUICA*
Moacir Gonçalves / Rosemary Salles	DINÂMICAS PARAPSÍQUICAS
Osmar Ramos Filho	CRISTO ESPERA POR TI (Edição Comentada)
Phelipe Mansur	EMPREENDEDORISMO EVOLUTIVO
Reinalda Fritzen	CAMINHOS DE AUTOSSUPERAÇÃO
Roberto Leimig	VIDAS DE NATURALISTA
Rodrigo Medeiros	CLARIVIDÊNCIA
Rosa Nader	MANUAL DE VERBETOGRAFIA
Roseli Oliveira	DICIONÁRIO DE EUFEMISMOS DA LÍNGUA PORTUGUESA

Rosemary Salles	CONSCIÊNCIA EM REVOLUÇÃO
	CONCIENCIA EN REVOLUCIÓN
Sandra Tornieri	MAPEAMENTO DA SINALÉTICA ENERGÉTICA PARAPSÍQUICA
Silda Dries	TEORIA E PRÁTICA DA EXPERIÊNCIA FORA DO CORPO
Tatiana Lopes	DESENVOLVIMENTO DA PROJETABILIDADE LÚCIDA
Tathiana Mota	CURSO INTERMISSIVO
Tony Musskopf	AUTENTICIDADE CONSCIENCIAL
Vera Hoffmann	SEM MEDO DA MORTE
Vera Tanuri	PERDÃO
Wagner Alegretti	RETROCOGNIÇÕES
Waldo Vieira	500 VERBETÓGRAFOS DA ENCICLOPÉDIA DA CONSCIENCIOLOGIA
	700 EXPERIMENTOS DA CONSCIENCIOLOGIA
	DICIONÁRIO DE ARGUMENTOS DA CONSCIENCIOLOGIA
	DICIONÁRIO DE NEOLOGISMOS DA CONSCIENCIOLOGIA
	ENCICLOPÉDIA DA CONSCIENCIOLOGIA
	HOMO SAPIENS PACIFICUS
	HOMO SAPIENS REURBANISATUS
	LÉXICO DE ORTOPENSATAS
	MANUAL DA DUPLA EVOLUTIVA
	MANUAL DA PROÉXIS
	MANUAL DA TENEPES
	MANUAL DOS MEGAPENSENES TRIVOCABULARES
	NOSSA EVOLUÇÃO
	O QUE É A CONSCIENCIOLOGIA
	PROJECIOLOGIA
	PROJEÇÕES DA CONSCIÊNCIA

1. ÁREA DE PESQUISA:

ESTE LIVRO PESQUISA TEMAS DA

ASSISTENCIOLOGIA,

ESPECIALIDADE DA CONSCIENCIOLOGIA.

2. PRINCÍPIO DA DESCRENÇA:

NÃO ACREDITE EM NADA, NEM MESMO NAS INFORMAÇÕES EXPOSTAS NESTE LIVRO. O INTELIGENTE É FAZER PESQUISAS PESSOAIS SOBRE O TEMA.

www.ingramcontent.com/pod-product-compliance
Lightning Source LLC
LaVergne TN
LVHW090259051026
849518LV00005B/1576